疑难杂病证治系列丛书

疑难杂病证治：消化

YINAN ZABING ZHENGZHI: XIAOHUA

主　审　王永炎

总主编　胡元会　黄世敬

主　编　刘绍能

编　委　（以姓氏笔画为序）

马继征　王少丽　白宇宁

刘绍能　刘慧敏　吴红梅

孟　淼　倪媛元　陶夏平

姬航宇

河南科学技术出版社

·郑州·

内容提要

本书详细介绍了复发性口腔溃疡、胃食管反流病、慢性萎缩性胃炎、消化性溃疡、胃下垂、功能性消化不良、便秘、肠易激综合征、溃疡性结肠炎、非酒精性脂肪性肝病、自身免疫性肝炎、肝硬化、肝性脑病、慢性胆囊炎、胆石症、急性胰腺炎、慢性胰腺炎等疑难病的病因病机、诊断与鉴别诊断、西医治疗及中医治疗。每一病种均附有典型病案分析，使读者能够采用中西医两套方法解决疑难病的诊治问题。本书适合内科，尤其是消化科临床医师阅读参考。

图书在版编目（CIP）数据

疑难杂病证治：消化/刘绍能主编. —郑州：河南科学技术出版社，2021.9
ISBN 978-7-5725-0469-3

Ⅰ.①疑… Ⅱ.①刘… Ⅲ.①消化系统疾病—中医治疗法 Ⅳ.①R242

中国版本图书馆 CIP 数据核字（2021）第 122150 号

出版发行：河南科学技术出版社
　　　　　北京名医世纪文化传媒有限公司
　　　　　地址：北京市丰台区万丰路 316 号万开基地 B 座 1-115　　邮编：100161
　　　　　电话：010-63863186　010-63863168
策划编辑：焦万田
文字编辑：郭春喜
责任审读：周晓洲
责任校对：龚利霞
封面设计：中通世奥
版式设计：崔刚工作室
责任印制：苟小红
印　　刷：河南瑞之光印刷股份有限公司
经　　销：全国新华书店、医学书店、网店
开　　本：720 mm×1020 mm　1/16　　印张：13.75　　字数：270 千字
版　　次：2021 年 9 月第 1 版　　2021 年 9 月第 1 次印刷
定　　价：78.00 元

院士简介

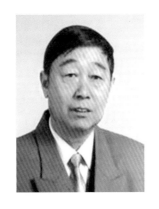

王永炎,男,汉族,出生于 1938 年 9 月,中医医药学家,中医内科学、神经内科学专家,教授、主任医师、博士生及博士后导师。现任国务院中央文史研究馆馆员、中国工程院院士、中国中医科学院名誉院长、中医临床基础医学研究所所长。兼任北京中医药大学脑病研究室主任,北京师范大学认知神经科学与国家重点实验室学术委员会、资源学院教学质量与学位委员会名誉主任,资源药物与中药资源研究所所长,广州中医药大学中药资源科学与工程研究中心主任,国务院学位委员会中医学、中药学学科评议组召集人,国家卫健委学位委员会委员,中国药典委员会委员。曾先后担任北京中医药大学校长、中国中医研究院院长、名誉院长、北京针灸骨伤学院院长,《中国科学》《科学通报》编委,国务院学位委员会中医学、国家自然基金委重大计划项目专家指导组组长,第十届全国人大常委。曾荣获全国五一劳动奖章和全国先进工作者荣誉称号。

1962 年毕业于北京中医学院,师从中医内科学泰斗董建华教授,从事中医内科医疗、教学、科学研究近 50 年,主要研究方向是中医药防治中风病与脑病的临床与基础。先后主持了世界卫生组织国际合作项目、国家"863""973"和国家"七五"至"十五"攻关课题等 20 余项,提出了痰热腑实、毒损脑络、证候要素、中药组分配伍、病络等创新理论。通过对缺血性中风系统临床观察,总结了证候演变、辨证治疗、调摄护理的规律。针对中风病急性期痰热证、痰热腑实证而研究设计的化痰通腑汤与清开灵注射液静脉滴注疗法,提高了临床显效率,减轻了病残程度,目前在全国范围内被广泛应用于临床。1999 年作为首席科学家,主持了国家重点基础研究发展规划项目"方剂关键科学问题的基础研究"的中医药基础研究,在国内外产生了较为重大的学术影响。

作为中医药"防治甲型 H1N1 流感专家委员会"组长,在 2009 年甲型 H1N1 流感暴发后,迅速组织中医药专家进行多次论证,总结甲型 H1N1 流感中医证候特征，制订并更新 4 版《中医药防治甲型流感》诊疗方案，为全国范围内中医药及时、安全、有效应对甲型 H1N1 流感提供指导，确保了中医药特色与优势的发挥。

2009 年作为中医药行业科研专项负责人，有效组织了中医药防治甲型 H1N1 流感等传染病的系统研究与体系建设。2009 年 9 月，针对甲型 H1N1 流感在我国的暴发与流行，国家中医药管理局及时启动了中医药行业科研专项——中医药防治甲型 H1N1 流感、手足口病与流行性乙型脑炎的临床方案与诊疗规律研究，开展甲型 H1N1 流感、手足口等传染病的中医药系统研究。作为专项负责人，积极组织开展了中医药防治甲型 H1N1 流感等传染病的理论、临床与实验研究，及时总结了不同传染病证候特征，肯定了中医药疗效，研发出有效中药并明确了作用机制，提高了中医药防治传染病整体研究水平。其中，中医药治疗甲型 H1N1 流感研究结果在美国 *Annals of Internal Medicine* 发表，引起了国际广泛关注，不仅肯定了中医药疗效，也推动了中医药走向世界的进程。此外，在全面开展中医药防治传染病研究的同时，重视中医药防治传染病人才培养与体系建设，建立了一支稳定的中医药防治传染病人才队伍和 41 家覆盖全国的中医药防治传染病重点研究室（临床基地），有效推动了中医药防治传染病体系建设；在中医应急方面，作为中医药应急专家工作委员会主任委员，积极组织中医药专家在手足口等疾病与突发公共卫生事件中发挥指导、保障作用。甲型 H1N1 流感暴发后，蜱传疾病、超级细菌等传染病也频繁出现，王院士未雨绸缪，积极组织专家进行应对，在疾病流行前制订中医药防治预案，做到防患于未然。2011 年 12 月 27 日，中医药应急专家委员会成立后，作为主任委员，针对手足口发病抬头的趋势，及时组织专家制订了中医药防治手足口病方案，为中医药积极应对进行了充分准备。

主持了"中医药基本名词术语规范化研究""中医病案书写规范""中医内科常见病诊疗指南"等标准化建设工作，依托中医临床基础医学研究所建立中医药标准化研究中心，在规范全国中医药名词术语、诊疗指南及引领中医药国际标准化建设等方面做出卓越贡献。

1999 年承担国家"973 方剂配伍规律研究"项目首席科学家。2002 年担任国家自然基金委重大计划项目专家指导组组长。1990 年以来，获国家科技进步一等级 1 项、二等奖 2 项、三等奖 3 项，获省部级科技进步一等奖 5 项。1998 年获何梁何利医药科技奖。2005 年获全国先进工作者荣誉称号。主编专著 12 部，发表论文 800 余篇，培养博士生 75 名、博士后 30 名。

疑难杂病证治系列丛书主审、总主编、副总主编名单

序

疑难杂病，"疑"表现在病无常病，"难"表现在法无定法。

疑难杂病临床表现极其复杂，表里上下、寒热温凉、脏腑经络、气血津液均有证候反映，特别是一些年久沉病，几经多医的病证，医者临之如面对一团乱麻，无从着手。疑难杂病病邪胶着、病性错杂、病位深痼、病势峻厉或淹缠。疑难杂病包括临床上众多的奇病、怪病、宿疾、顽症，以及病情复杂的疾病；可能包括某些功能性疾病、精神心理疾病、慢性疾病、罕见病、恶性疾病、众多的综合征和诸多诊断不明疾病等。疑难杂病可直接反映临床医师业务水平的高低，是临床医师经常遇到的、须努力攻克的重要课题。

基于古今医家经验颇丰，应多读经典。读经典著作必须下功夫钻进去，做到真正认知理解，全靠"悟"懂。"悟"即守正创新思维，深入哲理指导临床实践。如苏轼所述："匹夫而为百世师，一言而为天下法。"谨守核心病机，直面疑难杂病必须周详审查病史，认真聆听患者叙述，细致观察现症，全面分析病情，并借助于现代诊断技术，辨病与辨证相结合，中西医并重，优势互补。"各美其美，美美与共"，提倡合作，共同发展，企望殊途同归。紧紧把握病机特点，治法随机用药，尝试多种治疗方法，或者多法联用。

面对疑难杂病：辨证如剥笋，层层剖析；治病如抽丝，缕缕牵出。

中国中医科学院广安门医院"疑难杂病证治系列丛书"由各专科资深主任医师组织撰写，系统梳理了肿瘤、心血管、脑病、呼吸、消化、肾病、精神心理、内分泌等各专科所涉及的疑难杂病证治，内容翔实，系统全面，实用性强。相信该书是提高临床医师诊疗水平的好帮手。感谢编写丛书团队对我的信任鼓励，谨志数语，乐观厥成。

国务院中央文史研究馆馆员
中国工程院院士

王永炎　敬署
庚子孟夏

目 录

第 1 章

复发性口腔溃疡

复发性口腔溃疡(复发性口疮)是一种常见的口腔黏膜疾病,特点是溃疡反复发作,具有周期性复发的规律。常常出现单个或多个圆形或椭圆形白色潜在溃疡,有红色边缘,好发于上下唇的内侧、舌的边缘或两颊黏膜处,疼痛明显,尤其在进食和说话时,疼痛难忍。其病程有自限性,一般 10 天左右,但间歇一定时间后又反复发作,间歇期长短不一,可数天、数周、数月,甚至连续发作而无间歇。

口腔溃疡属于中医学的"口疮"范畴。《内经》首次记载"口疮",如《素问·气交变大论》中曰:"岁金不及,炎火上行……民病口疮,甚则心痛。"

一、病因病机

(一)病因

1. 饮食所伤,食积胃热

暴饮暴食,胃肠损伤;饮食膏粱厚味,辛辣炙热;烟酒成性,热郁于内。胃肠功能损伤,食积化热,邪热上承,熏灼口舌,其病乃成。明·陈实功在《外科正宗》曰:"口破者,有虚火实火之分……实火者,舌红而满口烂斑,甚者腮舌俱肿,脉实口干,此因膏粱厚味。醇酒炙煿,心火妄动发之。"

2. 外感邪热

风热外感,邪热入侵,热壅上焦;或热邪侵犯肺卫,不得宣散。热邪入内,胃热积滞,热郁化火,胃火上乘,灼伤口腔、舌面,引发口疮。如张景岳在《景岳全书·口疮》中言:"口舌生疮,因多由上焦之热。"

3. 情志过极

患者情志过极,郁而化火,心火亢盛,上炎熏灼口舌,或心火下移于小肠,或平素多有郁怒,肝郁气滞,郁而化火,循经上攻于口,均可致口舌生疮。

4. 素体阴亏

患者素体阴液不足,或久病阴损,虚火内生,虚火上灼口舌,乃至口舌生疮。

5. 劳倦内伤

劳倦过度,或久病伤脾,脾气虚损,水湿不运,上渍口舌,而致口疮。

(二)病机

本病的发病多因过食辛辣厚味、嗜烟好酒，或情志内伤、劳倦过度而致病。脾开窍于口，舌为心之苗，脾与胃脏腑相连互为表里，故口疮与心、脾、胃等脏腑关系最为密切。《素问·至真要大论》云："诸痛痒疮，皆属于心"，故中医治疗本病多从"火"与"热"论治。火热有虚实之分，上焦实火熏蒸，下焦虚火上炎，中焦升降失和，湿蕴化热，循经上炎，皆可导致本病。此病反复迁延，阴病及阳，易致脾肾阳虚。

二、临床表现

1. 症状

口腔黏膜发生单个或多个局限性溃疡，呈圆形或椭圆形，且具以下特点。

(1)复发性：有至少 2 次的口腔溃疡发作史。

(2)自限性：口腔溃疡能在 7 天左右自行愈合。

(3)周期性：口腔溃疡呈周期性反复发作，复发时间长短与口腔溃疡病程长短有密切关系，病程短者，可以几个月或一年发作 1 次，病程长者，可以一个月发作 1 次，或口腔溃疡此起彼伏，新旧病变交替出现。

2. 体征

一般只有局部表现，可见口腔、舌面有溃疡面，其上有黄白苔，肿胀。

3. 并发症

可并发口臭、慢性咽炎、局部淋巴结增大等，严重者还会影响饮食、说话。

三、辅助检查

1. 口腔临床检查、血细胞分析、自身免疫相关检查、活体组织病理检查及其他实验室检查

该组检查用以区分感染性口炎、非感染性口炎、内分泌系统疾病、自身免疫系统疾病及某些恶性肿瘤。

2. 电子结肠镜、电子胃镜检查

有研究显示，口腔溃疡患者常同时存在胃溃疡、十二指肠溃疡、溃疡性结肠炎、局限性肠炎等胃肠道疾病，该检查主要用于了解本病是否同时合并上述疾病。更重要的是有助于鉴别和排除克罗恩病、白塞病及结核病等全身性疾病。

四、诊断与鉴别诊断

1. 口腔溃疡诊断要点

(1)病史特点：具有复发性、周期性、自限性。

(2)临床特征：齿龈、舌体、两颊、上腭等处出现黄白色溃疡点，大小不等，甚至满口糜烂，疼痛流涎。

2. 鉴别诊断

(1)白塞病：本病是一种以同时或先后发生口腔黏膜溃疡及眼、生殖器、皮肤病损为主要临床特征的慢性疾病，其中口腔溃疡为其最基本的病损，约见于98%以上的患者，且多是本病的首发症状，每年发作至少3次，发作期间在颊黏膜、舌缘、唇、软腭等处出现不止一个的痛性红色小结，继以溃疡形成，溃疡直径一般为2～3mm。有的以疱疹起病，7～14天后自行消退，不留瘢痕。亦有持续数周不愈最后遗留瘢痕，溃疡此起彼伏。白塞病还可伴有关节、心血管、消化道、神经系统等全身症状或损害。

(2)慢性黏膜创伤性溃疡：引起创伤性溃疡的因素有残冠残根、不良修复体及错位萌出牙等对黏膜的损伤、不良咬舌、咬唇习惯等。临床检查可发现明显的刺激因素，溃疡部位、形态与刺激物相对应，形成纤维性肉芽肿样溃疡，基底较硬，周围增生凸起并有白色角化损害。组织病理学改变为非特异性炎性溃疡。去除刺激因素后，溃疡明显好转或痊愈。

(3)口腔恶性溃疡：老年人多见，溃疡多不规则，可呈菜花状，边缘外翻，基底出现浸润性硬结，无明显疼痛，病程长，经久不愈或逐渐扩大，病理检查可见癌变细胞。

五、治疗

(一)西医治疗

主要目的是消炎、镇痛，促进溃疡愈合。治疗方法较多，根据病情选用。

1. 局部治疗

(1)含漱剂：0.25%金霉素溶液，1:5000氯己定溶液，1:5000高锰酸钾溶液，1:5000呋喃西林溶液等，可选其中之一种进行含漱。

(2)含片：度米芬含片、溶菌酶含片、氯己定含片。

(3)散剂：复方倍他米松撒布亦有消炎、镇痛、促进溃疡愈合作用，用时先将溃疡处擦干，剪下与病变面积大小相近的药膜，贴于患处，不用涂抹。

(4)药膜：其基质中含有抗生素及可的松等药物。用时先将溃疡处擦干，剪下与病变面积大小相近的药膜，贴于溃疡处。有减轻疼痛、保护溃疡面、促进愈合的作用。

(5)镇痛药：有0.5%～1%普鲁卡因液，0.5%～1%达克罗宁液，0.5%～1%丁卡因液，用时涂于溃疡面上，连续2次，可选其中之一种用于进食前暂时镇痛。

(6)局部封闭：适用于腺周口疮。以2.5%醋酸泼尼松混悬液0.5～1ml加入1%普鲁卡因液1ml注射于溃疡下部组织内，每周1～2次，共用2～4次。有加速溃疡愈合作用。

(7)激光治疗：用氦氖激光照射，可使黏膜再生过程活跃，炎症反应下降，促进溃疡愈合。治疗时,照射时间为30秒至5分钟。每次照射不宜多于5个病损。

2. 免疫抑制药

目前认为本病与自身免疫性疾病有关,近年试用免疫抑制药治疗,部分病例有一定效果。若经检查确定为自身免疫性疾病,采用免疫抑制药则有明显疗效。常用药物为肾上腺皮质激素,泼尼松(强的松)每片5mg,地塞米松每片0.75mg,每日3~4次,每次1片。5天后病情控制则减量,每日减5~10mg。总疗程为7~10天后停药,如疗程长,为防止感染扩散,应加用抗生素。对严重白塞病,可住院后给予氢化可的松100mg或地塞米松5mg加入5%~10%葡萄糖液中,静脉滴注,病情好转后逐步减量。对有胃溃疡、糖尿病、活动期肺结核的患者应禁用或慎用。

3. 免疫调节药和增强药

(1)左旋咪唑:用于需增强细胞免疫作用者。成人每日3次,每次50mg,连服2日,停药5日,2~3个月为1个疗程。常见的不良反应有头痛、头晕、疲乏、关节酸痛等,少数病例可发生粒细胞减少,在治疗过程中应定期做血常规检查。

(2)丙种球蛋白:适用于体液免疫功能减退者。在溃疡急性期时肌内注射1支(3ml),必要时1周后可再注射3ml。不宜长期使用,因使用过多反造成人体免疫反应的抑制,称反馈抑制。

(3)转移因子:可将免疫功能转移给无免疫的机体,以恢复其免疫功能。适用于细胞免疫功能降低或缺陷者。1ml内含$5×10^9$个白细胞提取物。注射于淋巴回流丰富的部位如腋下或腹股沟处之皮下。每次1ml,每周1~2次,10次为1个疗程,一般用1个疗程即可。

4. 补充维生素

维生素类药物可维持正常的代谢功能,促进病损愈合。在溃疡发作时给予维生素B_2每次10mg,每日3次;维生素C 0.1~0.2g,每日3次;复合维生素B每次1片,每日3次。

5. 补充微量元素

有血清锌含量降低者补锌后病情有好转,可用1%硫酸锌糖浆每次10ml,每日3次;或硫酸锌片每次0.1g,每日3次。维酶素为核黄素衍生物,含有人体所必需的多种维生素、氨基酸、微量元素及一些辅酶,对有胃肠道疾病者有一定效果,可促进溃疡愈合。维酶素每次1g,每日3次。无不良反应,可较长期服用。

(二)中医治疗

1. 辨证治疗

复发性口腔溃疡的辨证应重视局部辨证与整体辨证相结合,从溃疡局部特征来看,实证、热证的溃疡多具有红、肿、热、痛的特点,溃疡周边充血水肿,伴有明显的疼痛和灼热感;虚证的溃疡一般较浅,充血不明显,疼痛较轻。再结合其他伴随症状和舌苔脉象,一般不难辨证。中医理论认为,脾开窍于口,心开窍于舌,肾脉连咽系舌本,两颊与齿龈属胃与大肠,其发病与脏腑功能的紊乱有着密切的关系,从脏腑论治口腔溃疡常能取得较好的效果。

(1)风热上扰证

主症:口疮突起,发热恶风,头痛咽痛,口干口渴,身痛体倦,小便短赤,大便秘结,失眠烦躁,时或热咳,痰黄,舌红,苔黄,脉浮数,或浮紧。

治法:疏风清热,泻火解毒。

方药:桑菊饮[60](《温病条辨》)加减。桑叶10g,菊花10g,杏仁9g,连翘10g,桔梗10g,芦根15g,柴胡10g,薄荷(后下)6g,牛蒡子10g,板蓝根20g,甘草6g。

加减:若肠燥便秘者,加瓜蒌30g,火麻仁30g;口渴者,加天花粉10g;咳甚伤络,咳痰夹血者,加藕节10g,仙鹤草30g,黄芩10g。

(2)脾胃伏火证

主症:病以青壮年多见,溃疡形状不规则,大小不等,相互融合,基底平坦,有黄色分泌物覆盖,周缘轻度水肿高起,溃疡周围充血面大而明显,灼热疼痛,面红口热,口渴口臭,唇红舌燥,大便干结,小便短黄,舌质偏红,舌苔黄或厚腻,脉实有力。

治法:清热泻火。

方药:清胃散[66](《脾胃论》)加减。升麻10g,黄连6g,当归10g,生地黄15g,牡丹皮15g,炒栀子10g,蒲公英20g,生石膏(先煎)30g。

加减:若肠燥便秘者,加大黄(后下)10g,火麻仁30g;口渴饮冷者,加玄参15g,天花粉10g;胃火炽盛之齿衄者,加仙鹤草30g,生石膏(先煎)30g。

(3)心火上炎证

主症:溃疡面积较小,可发生多个,多在舌尖,舌前部或舌侧缘发生,色红而痛,可伴有口热,口渴,心悸,心烦性急,小便短赤涩痛,夜寐不安,舌尖红,舌苔薄黄,脉实略数。

治法:清心降火。

方药:导赤散[33](《小儿药证直诀》)加减。生地黄15g,生甘草梢9g,淡竹叶10g,连翘10g,赤小豆20g,黄芩10g,金钱草30g。

加减:若心火较盛者,加黄连6g;心热移于小肠,小便不通,加车前子(包煎)20g,赤茯苓15g;阴虚较甚者,加麦冬10g。

(4)肝胆湿热证

主症:多见于女性,伴情志不舒,常由情绪改变或月经周期而发作或加重。溃疡可发生在舌侧边缘或唇黏膜及其他部位,米粒大小,形状可不规则,黄或灰白色基底,边缘有较宽红晕围绕,可伴有胸胁胀闷,心烦易怒,口苦咽干,失眠不寐,乳房经前胀痛,月经多有失调,舌红,舌苔黄腻,脉滑数。

治法:清肝胆湿热。

　　方药:龙胆泻肝汤[19](《医方集解》)加减。龙胆草 6g,茵陈 30g,黄连 6g,黄芩 15g,柴胡 10g,枳实 15g,升麻 9g,牡丹皮 15g,泽泻 10g,炒栀子 10g,浙贝母 12g,车前子(包煎)20g,当归 10g,生地黄 15g,金钱草 30g。

　　加减:①小便涩痛明显者,加白茅根 30g,滑石(包煎)20g;牙龈肿痛者,加知母 10g,黄柏 10g;咽喉肿痛者,加玄参 15g,桔梗 9g。

　　(5)阴虚火旺证

　　主症:溃疡反复发作,大小不等,圆形或椭圆形,基底呈浅蝶状,基底平坦呈灰黄色,有少许渗出液,边缘整齐清楚稍隆起,周围绕以狭窄红晕,有轻度灼痛。常伴有口燥咽干,口渴不欲饮,面热唇红或面色㿠白、颧红,头晕耳鸣,心悸健忘,心烦性急,手足心热,腰膝酸软,尿黄便干,舌尖或舌质偏红,苔薄黄,脉沉细数,或细弦数。

　　治法:滋阴清热。

　　方药:知柏地黄汤[40](《医宗金鉴》)加减。生地黄 20g,山茱萸 12g,山药 15g,泽泻 9g,茯苓 15g,牡丹皮 12g,知母 10g,黄柏 10g,浙贝母 12g,炒栀子 10g,白芍 15g。

　　加减:口干舌涩明显者,加玄参 15g,天花粉 10g;舌光红无苔、裂纹者,加麦冬 15g,玉竹 10g,生麦芽 20g;大便干结者,加玄参 20g,麦冬 15g,熟大黄 9g。

　　(6)脾胃虚弱证

　　主症:口疮反复发作,溃疡面积小,数目少,单个或多个,溃疡色呈淡红,基底呈淡黄色,溃疡较浅在,红肿轻,痛不重,病程长,愈合慢。常兼纳少便溏,神疲乏力,腹胀,面色萎黄,舌淡苔白,脉濡弱。

　　治法:补中益气,健脾和胃。

　　方药:补中益气汤[37](《脾胃论》)加减。党参 15g,生黄芪 20g,炒白术 12g,炙甘草 6g,当归 10g,陈皮 6g,柴胡 9g,升麻 6g,茯苓 15g,炒薏苡仁 20g,大枣 15g。

　　加减:若兼腹中痛者,加白芍 30g,乌药 15g;脘腹气滞者,加木香 9g,炒莱菔子 15g,枳壳 10g。

2. 中成药治疗

　　(1)冰硼散:每瓶装 3g。每次少量,每日数次,吹敷患处。清热解毒、消肿止痛,用于口腔溃疡因热毒蕴结、火毒上攻而致者。症见口舌溃烂,疼痛灼热,心烦,失眠,大便秘结,舌红苔黄,脉数。

　　(2)齿痛冰硼散:每瓶装 3g。每次少量,每日数次,吹敷患处。散郁火、止牙痛,用于口腔溃疡因火热上攻,蕴久火毒结聚,循经上发于口者。症见口腔黏膜充血发红,水肿破溃,渗出疼痛,口干口渴,口热喜冷饮,便干尿黄,舌红苔黄,脉弦数。

　　(3)导赤丸:每丸重 3g。每次 1 丸,每日 2 次,口服。清热泻火、利尿通便,用于口腔溃疡因心经热盛,心火循经上炎而致者。症见口舌生疮或糜烂,疼痛,灼热,口渴喜饮,便秘,尿赤,舌红苔黄,脉数。

(4)桂林西瓜霜含片:每片重 0.6g。每次 2 片,每日 5 次,含服。5～7 天为 1 个疗程。清热解毒、消肿止痛,用于口腔溃疡热毒蕴结者。症见咽喉肿痛,口舌生疮,牙龈肿痛或出血,口疮,舌红,苔黄,脉滑数。

(5)黄连上清片:每片重 0.3g。每次 6 片,每日 2 次,口服。散风清热、泻火止痛,用于口腔溃疡因风热邪毒内侵,或肺胃热盛,循经上攻于口所致者。症见口腔黏膜充血发红,水肿破溃,渗出疼痛,口热口臭,身痛,口干口渴,便干,尿黄,舌红苔黄,脉浮滑数。

(6)康复新液:每瓶装 50ml。每次 10ml,每日 3 次,口服。通利血脉、养阴生肌,用于口腔溃疡瘀血阻滞者。症见口腔溃疡,灼痛,舌暗紫,瘀斑,苔薄少,脉弦细涩。

(7)口腔溃疡散:每瓶装 3g。用消毒棉球蘸药搽患处,每日 2～3 次。清热消肿,止痛,用于口腔溃疡因火热内蕴,蕴久火毒结聚,循经上发于口所致者。症见口腔黏膜充血水肿,破溃有渗出,局部疼痛,口干灼热,口渴喜冷饮,便干,尿黄,舌红苔黄,脉弦数。

(8)口炎清颗粒:每袋装 3g。每次 2 袋,每日 1～2 次,口服。滋阴清热、解毒消肿,用于口腔溃疡阴虚火旺所致者。症见黏膜破溃,反复发作,口渴口干,失眠,乏力,手足心热,便干,尿黄,舌苔薄黄,脉沉细弦。

(9)六神丸:每1000 粒重 3.125g。成人每次 10 粒,每日 3 次,温开水吞服。清热解毒、消肿利咽、化腐止痛,用于口腔溃疡因热毒炽盛,上灼口腔而致者。症见口腔黏膜充血水肿,破溃有渗出,局部疼痛,口干灼热,口渴喜冷饮,便干,舌红苔黄,脉弦数。

(10)梅花点舌丸:每 10 丸重 1g。口服,每次 3 丸,每日 1～2 次;外用,用醋化开,敷于患处。清热解毒、消肿止痛,用于火毒内盛,循经上攻,熏蒸口舌而致者。症见口腔溃烂,舌根、舌下溃点,或溃面,色黄,周边红肿灼痛,进食痛甚,心烦,失眠,便秘,舌红苔黄,脉数。

(11)牛黄解毒丸:每丸重 3g。每次 1 丸,每日 2～3 次,口服。清热解毒,用于口腔溃疡因火热亢盛所致者。症见口舌生疮,疼痛剧烈,反复发作,口干喜饮,大便秘结,舌红,苔黄,脉沉实有力。

(12)牛黄清胃丸:每丸重 6g。每次 2 丸,每日 2 次,口服。清胃泻火、润燥通便,用于心胃火盛,熏蒸上焦,上攻于口所致者。症见口腔黏膜充血发红,水肿破溃,渗出灼热,疼痛,口臭,口干口渴,便干,尿黄,舌红苔黄,脉洪数。

(13)青黛散:先用凉开水或淡盐水洗净口腔,取药少许吹撒患处,每日 2～3 次。清热解毒,消肿止痛。用于火毒内蕴,循经上炎于口所致者。症见口腔黏膜充血水肿,糜烂溃疡,口黏口热,口干口渴,舌红苔黄,脉弦数。

(14)清胃黄连丸:大蜜丸每丸重 9g,水丸每袋 9g。每次 9g,每日 2 次,口服。

清胃泻火、解毒消肿,用于口腔溃疡由肺胃火盛,循经上蒸于口所致者。症见口腔黏膜充血发红,水肿破溃,口热口干,口黏口臭,大便秘结,小便短赤,舌苔黄,脉弦实数。

(15)双料喉风散:取药少许,吹敷患处,每日3次,每日2~3次。清热解毒、消肿利咽,用于口腔溃疡因肺胃热毒炽盛,循经上行,熏蒸口舌而致者。症见溃面色黄,周边红肿,灼热疼痛,发热,烦渴多饮,大便秘结,小便黄,舌红苔黄,脉数有力。

(16)锡类散:每用少许,吹敷患处,每日1~2次。解毒化腐、敛疮,用于口腔溃疡因心胃火盛,火热结毒,循经上达于口所致者。症见口腔黏膜充血发红,水肿破溃,渗出疼痛,口热口臭,舌红,苔黄,脉数。

(17)珍黛散:取药少许,涂搽患处,每日3~4次;症状较重者可加服1/2瓶,每日2~3次。清热解毒、止痛生肌,用于口腔溃疡毒火内蕴者。症见口腔黏膜充血,水肿渗出,糜烂破溃,疼痛,舌红苔黄,脉数。

(18)珠黄吹喉散:取药少许,吹于患处,每日3~5次。解毒化腐生肌,用于口腔溃疡火热内蕴者。症见口舌溃疡,局部疼痛、烧灼感,舌红,苔黄,脉数。

(19)珠黄散:取药少许吹于患处,每日2~3次。清热解毒、祛腐生肌,用于口腔溃疡火热内蕴者。症见口舌溃疡,局部疼痛、烧灼感,口干口臭,舌红苔黄,脉数。

3. 针灸治疗

(1)针刺治疗

取穴:水沟、大陵、风池、下关、太冲、足三里、内关、百会、行间。

方法:每次选3~5个穴位,行平补平泻手法,留针30分钟,每日1次,12次为1个疗程,疗程间休息3日,共治疗2个疗程。治疗期间忌生冷、油腻、辛辣、不易消化的食物,注意调节情志,保持心情舒畅。

(2)灸法治疗

取穴:照海、大陵、风池、神阙、太冲、足三里、内关、百会、三阴交。

方法:每次选3~5个穴位,艾条温和灸。每穴灸5~10分钟,至穴位皮肤潮红为度。隔日1次,10次为1个疗程,疗程间隔5~7天。亦可用温针灸。

(3)耳针治疗

取穴:胃、神门、齿、口、舌、皮质下。

方法:每次选3~4穴。耳针常规方法操作,留针30~40分钟。亦可采用埋针方法,可用王不留行贴压,每日按压3~5次。两耳交替针刺,10次为1个疗程。

六、预防与调护

1. 预防

(1)在饮食上应注意不要进食辛辣油腻之物,如酒、辣椒、葱、姜、蒜及油炸食品。多食新鲜蔬菜、水果、鲜奶、鸡蛋等,补充维生素(尤其是维生素B)及微量元素。

(2)要时刻保持口腔卫生清洁,做到饭后漱口,早晚刷牙,定期更换牙刷,使用牙线彻底清除牙缝中的食物残渣。

(3)掌握正确的刷牙方法,将牙刷倾斜45度,压于牙面与牙龈之间,刷毛尽量进入龈沟和牙缝间,然后顺着牙缝竖刷,并轻轻旋转刷头,用力不要过大,按顺序每个牙齿都要刷到,每次刷3分钟。

(4)调畅情志,劳逸结合,保证充足的睡眠。

2. 预后

对于轻度的口腔溃疡患者来说,预后较好,因为口腔溃疡属于自限性疾病,轻度口腔溃疡可以自行愈合,但常反复发作。对于重度的口腔溃疡来说,其对患者生活质量的影响较大,即使是重度口腔溃疡,发生癌变的概率很小,经过适当及时治疗也可治愈,总体来说口腔溃疡的预后较好。

3. 调护

(1)避免吃太硬或纤维太粗的食物,以免刺激创口,加重疼痛。

(2)食物不要挑口味过重,如太酸咸、太辛辣的食物,以免刺激黏膜;太烫或太冰的食物会加重口腔溃疡的疼痛感,宜避免。

(3)少喝酒及碳酸饮料等刺激创口的饮料。

(4)保持口腔清洁,每日清洁口腔2~3次,所用牙刷的梳毛不能太硬,以免伤及口腔黏膜。

七、典型病例

病例1

吕××,男,54岁,2017年3月14日初诊,ID:2252729。患者因口腔溃疡反复5年而就诊。自诉经常出现口腔溃疡,每月1~2次,每次持续10~14天,溃疡面灼痛,易上火、咽痛、反酸,纳少,大便正常,眠差,舌淡暗,苔微黄,脉弦细。西医诊断:口腔溃疡。中医诊断:口疮。辨证:气虚有瘀热。治法:益气活血,化瘀清热。处方:生黄芪15g,玄参15g,生石膏15g,生蒲黄10g,三七粉(冲服)6g,赤芍15g,蒲公英15g,甘草10g,当归10g,牡丹皮10g,麸炒白术15g,黄连6g。14剂,水煎服。2017年4月11日二诊:口腔溃疡已无,自觉易上火、咽痛、眠差,余无不适,舌淡暗,苔微黄,脉弦细。辨证:心火上炎,心神不宁。原方加清心养心安神之药:黄芪15g,党参15g,茯苓30g,生石膏15g,黄芩10g,防风10g,炒酸枣仁30g,龙眼肉15g,柴胡10g,升麻6g,姜半夏6g,木香10g,麸炒白术15g,陈皮10g,麸炒神曲10g,蜜甘草6g。14剂,水煎服。2017年5月9日三诊:未再出现口腔溃疡,时有易上火、咽痒,眠可,余无不适,舌淡暗,苔微黄,脉细滑。近一个月未出现口腔溃疡,药已见效,原方稍作加减继续服用2周。此后随访3个月均未出现口腔溃疡。

按：患者口腔溃疡面灼痛、易上火、咽痛、反酸、苔微黄为有热，纳少、舌淡，脉细为脾虚之证，舌暗为有瘀，溃疡乃肉腐而成，病在血分，综合而辨，为气虚有瘀热，故益气活血、化瘀清热为法，方中生黄芪、炒白术、当归益气血，生蒲黄、三七化瘀祛腐，赤芍、玄参、牡丹皮凉血化瘀，生石膏、蒲公英、黄连清热解毒。二诊时口腔溃疡已无，自觉易上火、咽痛、眠差，余无不适，舌淡暗，苔微黄，脉弦细。属虚火上炎，心神不宁，故原方加茯苓、炒酸枣仁、龙眼肉以养心安神。

病例2

万××，男，64岁，2018年9月4日初诊，ID号：769440。患者因口腔溃疡反复5年而来就诊。自诉常有口腔溃疡，此起彼伏，每周都有新溃疡出现，灼痛、口燥咽干、口渴不欲饮、面热唇红、头晕耳鸣、心悸健忘、心烦性急、腰膝酸软、尿黄便干、舌尖或舌质偏红，苔薄黄，脉沉细。西医诊断：口腔溃疡。中医诊断：口疮。辨证：阴虚火旺。治法：滋阴清热。处方：生地黄20g，山茱萸12g，山药15g，泽泻9g，茯苓15g，牡丹皮12g，知母10g，黄柏10g，炒栀子10g，玄参15g，白芍15g，生蒲黄（包煎）10g，三七粉（冲服）6g。14剂，水煎服。2018年9月18日二诊：口腔溃疡明显消退，灼痛减轻，大便干硬较明显，3～5日一行，余症均有减轻，舌尖或舌质偏红，苔薄黄，脉沉细。阴虚肠燥较为显著，原方加火麻仁30g。14剂，水煎服。2018年10月9日三诊：近两周未再出现口腔溃疡，大便已正常，余症明显减轻。原方加减继服，以巩固疗效。

按：患者口腔溃疡面灼痛时间长且反复发作，并有口燥咽干、口渴不欲饮、面热唇红、头晕耳鸣、心悸健忘、心烦性急、腰膝酸软等症状，属阴虚火旺之证，治宜滋阴清热。方中生地黄、山茱萸、山药、泽泻、茯苓、牡丹皮组成六味地黄丸，有滋阴补肾之作用，知母、黄柏、炒栀子清热，玄参、白芍养阴清热，溃疡为病在血分，乃肉腐而成，生蒲黄、三七化瘀祛腐。二诊时口腔溃疡已明显消退，而大便干硬较明显，乃阴虚肠燥故也，故原方加火麻仁以润肠通便。

第2章

胃食管反流病

胃食管反流病(GERD)是指过多胃、十二指肠内容物反流入食管引起烧灼感等症状,并可导致食管炎和咽、喉、气道等食管以外的组织损害。其主要临床表现为烧灼感、反酸、胸骨后灼痛、嗳气、恶心、呕吐等。此外,还伴有食管外症状,如慢性咳嗽、咽喉炎等。其中内镜下见食管黏膜充血、糜烂、溃疡等炎症病变者,称反流性食管炎;内镜下无食管损伤而有胃食管反流病表现者,称为非糜烂性胃食管反流病。

中医学无胃食管反流病之病名,根据其临床症状,将其归于中医"吐酸""嘈杂""反胃"等范畴。

一、病因病机

(一)病因

1. 外邪犯胃

外受寒邪,犯及胃府;过服寒凉,寒凉伤中,致使气机凝滞,胃气不和,寒邪犯胃,胃阳被遏,湿浊内停,郁而成酸,随胃气逆于上而出现反酸、嗳气等症状。《证治汇补·吞酸》曰:"若客寒犯胃,顷刻成酸,本无郁热,因寒所化者,酸之寒也。"

2. 饮食伤胃

过食肥甘厚味,湿热内生;过食生冷,寒邪客于脾胃;食不消化,胸膈郁塞,胃气不和,致使胃失和降,气逆于上而出现反酸、嗳气等症状。《证治汇补·吞酸》曰:"大凡积滞中焦,久郁成热,则本从火化,因而作酸者,酸之热也。"

3. 情志不畅

肝为刚脏,性喜条达而恶抑郁,肝主疏泄具有调节全身气机的功能。正常情况下,肝木疏泄条达可助脾之运化而升发清阳之气,亦可助胃之受纳腐熟而降浊阴之物,即"土得木而达"。若忧思恼怒,肝气郁结,肝失疏泄则横逆犯胃,致使胃失和降,气逆于上而出现反酸、嗳气等症状。正如《四明心法·吞酸》曰:"凡为吞酸尽属肝木,曲直作酸也。"《临证备要·吞酸》曰:"胃中反酸,嘈杂有烧灼感,多因于肝气犯胃。"明·秦景明在《症因脉治·外感吐酸水·内伤吐酸水》中论曰:"呕吐酸水之因,恼怒忧郁,伤肝胆之气,木能生火,乘胃克脾,则饮食不能消化,停积于胃,遂成酸水浸淫之患矣。"均说明吐酸的发生与肝有密切的关系。

(二)病机

初期多为气病,情志不遂、饮食不节、烟酒无度、平素脾虚、素患胆病等因素皆可导致胃失和降、浊气上逆,肝失疏泄或疏泄太过而横逆犯胃,从而诸症迭出而发为胃食管反流病。此时症状多为嗳气吞酸、脘腹饱胀等气分证的表现。随着病程日久、病情缠绵难愈,逐渐演变为难治性胃食管反流病。首先,"久病必虚",脾胃久损而致脾胃虚弱。脾胃居于中焦,为机体气机升降之枢纽。若脾胃功能健旺,则全身器官组织得到濡养,即"四季脾旺不受邪"。反之若脾胃虚弱,升降失常,不仅表现在自身,并且常累及相关脏腑的升降运动,尤其影响肝的疏泄功能。胃食管反流病进一步发展脾胃纳运失健、肝失疏泄,水液输布排泄障碍,化生痰浊。肝之经脉走胸胁,上入咽喉,肝气郁滞,痰浊之邪随气升降,循经上逆于食管。其次,肝体阴而用阳,胃为阳明燥土而喜润恶燥,二者均易从热化。肝气犯胃,导致肝胃郁热;同时痰浊中阻,郁久化热,上犯而作酸。正如《素问·阴阳应象大论》曰:"东方生风,风生木,木生酸,酸生肝。"《素问·至真要大论》曰:"诸逆冲上,皆属于火""诸呕吐酸,暴注下迫,皆属于热。"《症因脉治·呕吐论》中谓:"呕吐酸水之因,恼怒忧郁,伤肝胆之气,木能生火,乘胃克脾,则饮食不能消化,停积于胃,遂成酸水浸淫之患矣。"上述众多观点皆认为热邪可致酸。再次,"久病必瘀"。胃食管反流病进一步发展由于气机出入变化失常,气机郁滞;气机郁滞不通则不能推动血行,或气虚推动无力而致血瘀;痰浊壅塞络道,阻滞气机;热为阳邪,煎熬津液而使血液黏稠,均加重血运不畅而致血瘀,逐渐呈现出"由气及血,深入血分"的病机演变规律。最终痰、热、瘀诸邪共同蕴结食管脉络,发为难治性胃食管反流病。

胃食管反流病其病位在食管,而与脾、胃、肝、肺等脏腑关系密切,初期多为气病,久病则多虚多瘀,病理因素离不开气滞、郁热、血瘀、痰浊等。初起多在气分,证属肝脾不和、痰气交阻,或湿热蕴结,或胃阴被耗,诸邪涩滞食管。迁延日久,则深入血分,可及络脉,致痰、热、瘀交阻,脾胃升降失常,食管黏膜失于濡养,并受到损害并难以恢复,导致难治性胃食管反流病。

二、临床表现

1. 症状

(1)反流症状:反流、反酸、嗳气等。患者常以其中症状之一为主,也可同时出现多种反流症状,反流物多为酸性液体,也可是无味的液体,有时反流出苦水,是为伴有胆汁反流的证据。

(2)食管刺激症状:烧灼感、胸痛、咽部异样感、吞咽困难等。约半数以上的患者有烧灼感症状;胸痛为胸骨后,也可在剑突下疼痛,有时较剧烈,可放射到后背、肩部。

（3）食管外表现：部分 GERD 缺乏以上典型症状，而以食管外（如肺、咽喉部），甚至牙痛为主要症状，称为食管外表现。对于原因不明的顽固性咳嗽、哮喘、咽喉炎等表现，可作为 GERD 的非典型症状加以注意。

2. 体征

胃食管反流病患者常无明显的体征，有时仅在剑突下轻度按之不适感。

3. 并发症

（1）出血：因食管黏膜糜烂或溃疡可发生出血，表现为黑粪及少量呕血，偶尔有大量呕血。

（2）食管狭窄：反流性食管炎反复发作，食管壁纤维化结缔组织增生，管腔逐渐出现狭窄，一般发生在食管下段。

（3）食管癌：长期反流物刺激食管，导致食管腺癌发病率增加。

（4）食管外并发症：反流的胃液可侵蚀咽部、声带、气管而引起慢性咽炎、慢性声带炎、慢性气管炎，部分还可诱发哮喘。

三、辅助检查

1. X 线检查

食管吞钡 X 线检查，对中后期的食管溃疡、狭窄及伴随的疾病有一定的诊断价值，对轻症患者阳性率不高。对不愿接受或不能耐受内镜检查者进行该项检查，其目的主要是排除食管癌等其他食管疾病。

2. 内镜检查

内镜是诊断反流性食管炎的主要方法，其价值在于：排除上消化道不全性梗阻性疾病；确认食管炎的分级并做活检；明确有无 Barrett 食管、异型增生及食管狭窄等并发症；治疗疗效判定。反流性食管炎的内镜下表现为黏膜充血、血管模糊不清、片状出血、渗出、糜烂、溃疡、狭窄及息肉样增生。

（1）反流性食管炎内镜下分级：洛杉矶标准（LA）A 级：黏膜皱襞表面黏膜破损，但破损直径＜ 5mm ；B 级：黏膜皱襞表面黏膜破损直径＞ 5mm，但破损间无融合；C 级：黏膜破损相互融合，但尚未环绕食管壁四周；D 级：黏膜破损相互融合并累及至少食管四壁 75%。另附加描述有无食管狭窄、食管溃疡及 Barrett 食管。

（2）反流性食管炎的病理分级：反流性食管炎在组织学上主要表现为鳞状上皮基底细胞层的急性炎症改变，或深层纤维组织变性。病理变化：①鳞状上皮增生；②黏膜固有层乳头延伸；③上皮细胞层内炎细胞浸润；④黏膜糜烂；⑤溃疡形成；⑥Barrett 食管改变。根据病理表现，反流性食管炎可以分为轻、中、重三度。轻度：①＋②＋③；中度：①＋②＋③＋④；重度：具备①＋②＋③，同时有⑤和（或）⑥。

（3）Barrett 食管内镜诊断：中华消化病学会三亚共识意见：Barrett 食管内镜诊

断应明确区分鳞、柱状上皮(SCJ)和胃食管结合处(GEJ)是十分重要的。SCJ 标志鳞、柱状上皮交界构成齿状 Z 线;GEJ 标志食管与囊状胃交界,内镜下在少量充气状态下胃黏膜皱襞的近侧缘和食管下端纵行栅状血管末端为标志;BE 内镜下典型表现是 GEJ 近端出现橘红色柱状上皮,即 SCJ 与 GEJ 分离,长度从 EGJ 向上测量。若 SCJ 与 GEJ 间距≥3cm,称长段 Barrett 食管;间距<3cm 称短段 Barrett 食管;部分 Barrett 食管位于 Z 线上方,呈岛状或舌形橘红色黏膜。

3. 24 小时 pH 检测

应用便携式 pH 记录仪在生理状况下对患者进行 24 小时食管 pH 连续监测,可提供食管是否存在过度胃酸反流的客观证据,目前已被公认为是诊断胃食管反流病的重要诊断方法,尤其是在患者症状不典型更具重要诊断价值。一般认为,正常食管内 pH 为 5.5~7.0,当 pH<4 时被认为是酸反流指标,24 小时食管内 pH 监测的各项参数均以此作基础。常用以下 6 个参数作用判断指标:①24 小时内 pH<4 的总百分时间;②直立位 pH<4 的百分时间;③仰卧位 pH<4 的百分时间;④反流次数;⑤长于 5 分钟的反流次数;⑥持续最长的反流时间。将上述参数与正常值比较,可评价食管是否存在过度酸反流。

4. 食管滴酸试验

在滴酸过程中,出现胸骨后疼痛或烧灼感的患者为阳性,且多于滴酸的最初 15 分钟内出现,表明有活动性食管炎存在。

5. 食管测压

是确诊食管运动紊乱的重要方法之一。正常人食管下段(LES)基础压为 2.0~4.0kPa(15~30mmHg),如压力<1.3kPa(10mmHg)则显示 LES 松弛,导致反流。胃食管反流病内科治疗效果不好时可作为辅助性诊断方法。

四、诊断与鉴别诊断

1. 诊断要点

(1)有反流症状群(与反流相关的症状称反流症状群):包括反流的典型症状反酸、反流和烧灼感。

(2)内镜检查:显示累及远端的食管炎,但无十二指肠球部溃疡、幽门梗阻、呕吐等引起继发性的病因,为内镜阳性的反流患者。

(3)食管 24 小时 pH 值监测:显示过多的酸反流。

(4)PPI 试验阳性:如奥美拉唑 20mg,每日 2 次,共 7 日。患者症状消失或显著好转,提示为明显的酸相关性疾病,在除外消化性溃疡等疾病后,可考虑反流性食管炎的诊断。

符合(1)+(2)或(1)+(3)或(1)+(4)即可诊断。

2. 临床类型

(1)反流性食管炎(RE):指由于胃和(或)十二指肠内容物反流入食管,引起食管黏膜的炎症、糜烂、溃疡和纤维化等病变。

(2)非糜烂性反流病(NERD):存在与反流相关的不适症状,但内镜下没有食管黏膜破损。目前用于解释 NERD 烧灼感症状的产生,主要有三大机制:即食管敏感性增加、食管持久收缩及食管黏膜组织抵抗异常,而认为比较合理的是食管黏膜组织抵抗异常这一学说。

3. 鉴别诊断

(1)心绞痛:胃食管反流病有时其他反流症状不明显而以胸骨后疼痛为主要表现,酷似心绞痛;且冠心病心绞痛与胃食管反流疾病同属老年性疾病。二者极易混淆,须进行鉴别。鉴别借助于心电图、24 小时动态心电图、食管 24 小时 pH 监测。极难鉴别者可做冠状动脉造影术。

(2)食管肿瘤:食管肿瘤可有胃食管反流疾病症状,可通过钡餐、内镜鉴别。特别是内镜可一目了然地清晰地看到肿瘤的位置、大小、形态,结合活检病理确定其良恶性质。

(3)功能性消化不良:功能性消化不良常有胃食管反流疾病症状,二者鉴别需根据病史、胃食管测压、食管 24 小时 pH 测定、胃镜检查、钡餐检查。病史中应注意精神因素,胃食管测压可能显示胃食管内压降低或增高。钡餐检查可能表现食管胃蠕动增强或减弱,内镜下无病理发现或仅有轻度浅表胃炎。

五、治疗

(一)西医治疗

胃食管反流病的治疗目的是控制症状、治愈食管炎、减少复发和防止并发症。

1. 一般治疗

(1)改变生活方式:生活方式的改变应作为治疗的基本措施。抬高床头 15～20cm 是简单而有效的方法,这样可在睡眠时利用重力作用加强酸清除能力,减少夜间反流。

(2)饮食:高脂肪食物、巧克力、浓茶、咖啡等食物会降低下食管括约肌压力,应适当控制。烟草、酒精可削弱食管酸廓清能力,削弱食管上皮的保护功能,故应戒烟戒酒。避免睡前 3 小时饱食,同样可以减少夜间反流。

(3)保持大便通畅:保持大便通畅可减轻腹压,减少反流的发生。

(4)避免应用降低下食管括约肌张力的药物:包括肾上腺素能激动药(异丙肾上腺素)、α 肾上腺素能拮抗药、抗胆碱能药、多巴胺受体兴奋药、钙通道拮抗药、茶碱、咖啡因和前列腺素等。

2. 抑酸治疗

(1)药物

①中和胃酸药:氢氧化铝片每次 0.6～0.9g,每日 3 次,餐前 1 小时口服。近来

较常用的有铝碳酸镁每次 2 片,每日 3 次,饭后 2 小时嚼碎服下。

②H_2 受体阻断药(H_2RA):包括西咪替丁、雷尼替丁、法莫替丁、尼扎替丁等,H_2RA 长期使用会产生耐受性,一般不适合作为长期维持治疗的药物。

③质子泵抑制药(PPI):包括奥美拉唑、兰索拉唑、泮托拉唑、雷贝拉唑和埃索美拉唑等。这些药物作用强,疗效肯定,是治疗胃食管反流病的主要药物。

(2)治疗策略

①质子泵抑制药经验性治疗:标准剂量质子泵抑制药,每日 2 次,疗程 1～2 周。

②初始治疗:推荐采用标准剂量质子泵抑制药,每日 2 次,疗程 8 周。

③维持治疗:维持原剂量或减量、间歇用药、按需治疗。采取哪一种维持治疗方法,主要由医师根据患者症状及食管炎分级来选择药物与剂量,通常严重的反流性食管炎(LA C-D)需足量维持治疗。原剂量或减量维持:维持原剂量或减量使用质子泵抑制药,每日 1 次,长期使用以维持症状持久缓解,预防食管炎复发。按需治疗:按需治疗仅在出现症状时用药,症状缓解后即停药,NERD 常可采用按需治疗。

④夜间酸突破:若患者在每天早、晚餐前服用质子泵抑制药治疗的情况下,夜间胃内 pH$<$4 持续时间$>$1 小时,患者有夜间烧灼感,即出现夜间酸突破(NAB)。治疗方法常于睡前加用 1 次 H_2 受体阻断药,如果使用 H_2 受体阻断药连续 1 周后抑酸效果就会下降,而使用 1 个月后抑酸效果就不是很明显,这可能与 H_2 受体阻断药的耐药性有关,因此建议按需、间断使用 H_2 受体阻断药。

3. 促动力药

胃食管反流病虽是动力障碍性疾病,但促动力药物只作为抑酸治疗的辅助用药。对于伴有胃排空延迟的患者可考虑联合应用促动力药物,选用以下药物之一即可:多潘立酮为多巴胺受体拮抗药,对食管和胃平滑肌有促动力作用,每次 10mg,每日 3～4 次,餐前服。莫沙必利是 5-羟色胺受体激动药,对全胃肠平滑肌有促动力作用,还能提高食管下括约肌的张力,每次 10mg,每日 3～4 次,餐前服。

4. 黏膜保护治疗

当食管发生炎症、糜烂,甚至溃疡时,黏膜保护药可在受损黏膜表面形成一层保护膜,保护组织进一步受损,可促进修复、减轻症状。选用以下药物之一即可:枸橼酸铋钾片 120mg 或枸橼酸铋钾胶囊 110mg,每日 4 次,餐后及睡前服用。硫糖铝每次 1g,每日 4 次,餐后及睡前服用。铝碳酸镁(达喜)每次 1g,每日 3 次,餐后 1 小时服用。

由于食管的特殊性,黏膜保护药附着的量与时间有限,因此黏膜保护药治疗胃食管反流病的作用有限。

5. 联合治疗

根据临床分级,轻度可单独选用 PPI、促动力药、H_2RA;中度宜使用 PPI 或

H_2RA,与促动力药联合用;重度宜加大 PPI 口服剂量,或 PPI 与促动力药联用。

6. 内镜下治疗

(1)内镜下胃底折叠术

①腔内胃底折叠术:将缝合器安装在胃镜前端,于直视下在齿状线附近缝合胃壁组织形成皱褶,增加贲门附近的紧张度,延长腹腔内食管长度,从而减少反流。

②内镜下全层折叠术:是在内镜下于胃食管交界处进行浆膜对浆膜的折叠术,从而重建胃食管交界处的阀门屏障。

(2)射频治疗:通过内镜定位将带有球囊探头的射频导管经活检孔道送至齿状线附近,然后将球囊上展开的 4 个针样电极刺入胃食管连接处肌层,释放射频能量产生热能,引起组织破坏、再生,增加 LES 的厚度和压力,从而防止反流。

(3)内镜下注射治疗:内镜下植入 Enteryn(由 8% 次乙基乙烯醇共聚物溶于二甲氧硫中形成)引起 LES 膨胀,LES 压力和强度增加,贲门部适应胃内压力变化的能力增强,从而达到治疗的目的。

7. 手术治疗

分为开腹及腹腔镜下手术,目前按手术方式的不同,腹腔镜下抗反流手术可分为全胃底折叠术、部分胃底折叠术和贲门固定术等。手术与内镜治疗应综合考虑,慎重决定。正确地选择患者和术前评估是非常重要的,并且最重要的决定手术及内镜下治疗疗效的因素是外科及内镜操作医师的经验、操作例数及熟练程度。

8. 并发食管狭窄治疗

食管狭窄是反流性食管炎并发症之一,轻微的食管狭窄可以通过饮食限制及药物(PPI)治疗改善。短期单纯性狭窄可以用 Teflon 扩张器治疗(如 Hurst-malonney),弯曲或成角的狭窄可以通过内镜预置的引导钢丝或在 X 线监视下进行扩张。食管腔重建至 13～15mm 时,则患者可无吞咽困难。如果狭窄进行性加重,每 4～6 个月宜扩张 1 次,必要时可行支架置入治疗。部分患者亦可行外科抗反流手术。

(二)中医治疗

1. 辨证治疗

胃食管反流病的治疗应抓住通、降、和三法。脾胃位居中焦,胃气宜通、宜降、宜和,通则胃气降,降则气机和,和则纳运正常,纳运和,则反酸自除。根据其虚实分治,虚者补之,实者泻之,虚实夹杂者补消并用,分别予以健脾益气,养阴益胃,补气养血。祛邪则视具体证候,分别施以清热降火,理气解郁等。此外,制酸抗损也是必需的,有的中药如海螵蛸、瓦楞子、煅龙骨、煅牡蛎等,具有碱性,可中和胃酸,在治疗吐酸时常配伍使用。临床上常分以下几种证型进行治疗。

(1)肝胃不和证

主症:烧灼感,反酸,胸骨后或胃脘部疼痛,每因情志因素而发,胃脘胀闷,连及两胁,胸闷喜太息,嗳气频频,大便不畅,舌质淡红,苔薄白,脉弦。

治法:疏肝解郁,和胃降逆。

方药:柴胡疏肝散[54](《景岳全书》)加减。柴胡 9g,白芍 15g,川芎 9g,香附 12g,紫苏梗 15g,陈皮 9g,枳壳 15g,旋覆花(包煎)10g,郁金 15g,海螵蛸 15g。

加减:胸骨后或胃脘部疼痛者,加延胡索 12g,川楝子 6g;情绪抑郁者,加合欢皮 15g,绿萼梅 10g;嗳气频频者,加代赭石(先煎)15g,沉香(后下)3g;脘腹胀满明显者,加厚朴 9g,香橼皮 15g。

(2)肝胃郁热证

主症:烧灼感,反酸,胸骨后或胃脘部烧灼样疼痛,心烦易怒,嘈杂不适,口干口苦,大便干结,舌红苔黄,脉弦或数。

治法:疏肝泄热,和胃降逆。

方药:化肝煎[10](《景岳全书》)合左金丸[17](《丹溪心法》)加减。牡丹皮 12g,浙贝母 12g,栀子 9g,白芍 15g,陈皮 9g,清半夏 9g,茯苓 9g,青皮 6g,黄连 6g,吴茱萸 1g,煅瓦楞子(先煎)20g。

加减:口腔异味、舌苔黄腻等湿热明显者,加金钱草 15g,蒲公英 15g;反酸嘈杂明显者,加煅牡蛎(先煎)20g,海螵蛸 15g;心烦易怒者,加柴胡 10g,茯苓 30g。

(3)气郁痰阻证

主症:吞咽不利,咽中如有物梗阻,每因情志不畅而加重,时有烧灼感反酸,嘈杂不适,时有咽痒咳嗽或有痰鸣气喘发作,食欲缺乏,排便不爽,舌淡苔薄白,脉弦或滑。

治法:理气化痰,和胃降逆。

方药:半夏厚朴汤[28](《金匮要略》)加减。姜半夏 9g,厚朴 9g,紫苏梗 9g,陈皮 9g,茯苓 15g,白芍 15g,香附 9g,枳壳 9g,煅瓦楞子(先煎)15g,生姜 10g。

加减:痰郁化热者,加竹茹 9g,黄芩 15g 以清热化痰;呃逆明显者,加旋覆花(包煎)15g,代赭石(先煎)20g 以降逆除呃;肝郁气滞明显者,加郁金 12g,绿萼梅 12g,合欢皮 15g 以疏肝理气解郁。

(4)气滞血瘀证

主症:胸骨后或胃脘部刺痛,脘腹胀满,或有吐血黑粪,偶有烧灼感反酸,嗳气不舒,形体消瘦,吞咽困难,舌质紫暗或有瘀斑,脉涩。

治法:理气活血,和胃降逆。

方药:血府逐瘀汤[32](《医林改错》)加减。柴胡 10g,当归 9g,川芎 9g,桃仁 9g,丹参 20g,赤芍 15g,延胡索 12g,生地黄 12g,甘草 6g,桔梗 9g,枳壳 15g,牛膝 15g,海螵蛸 20g。

加减:若瘀痛入络,可加全蝎 3g,地龙 9g,莪术 9g,以破血通络止痛;气机郁滞较重,加川楝子 6g,香附 10g,青皮 9g,以疏肝理气止痛;胁下有痞块,属血瘀者,可酌加莪术 9g,䗪虫 3g,水蛭 9g,以活血破瘀,消癥化滞。

(5)胃阴亏虚证

主症:胸骨后或胃脘部隐痛,嘈杂烧灼感,口干咽燥,五心烦热,消瘦乏力,口渴不欲饮,大便干结,舌红少津,脉细数。

治法:养阴益胃,和中降逆。

方药:益胃汤[57](《温病条辨》)合芍药甘草汤[29](《伤寒论》)加减。北沙参15g,生地黄 15g,麦冬 9g,玉竹 9g,白芍 15g,延胡索 9g,茯苓 15g,陈皮 9g,法半夏9g,煅瓦楞子 15g,香橼皮 9g,甘草 6g。

加减:若神疲乏力、汗多、气短、兼有气虚明显者,加党参 15g,黄芪 30g,五味子9g,以健脾益气敛汗;食后脘胀者,加炒神曲 15g,枳实 20g,以理气消食导滞;大便秘结者,加火麻仁 30g,瓜蒌 20g,肉苁蓉 20g,以理气润肠通便。

(6)寒热错杂证

主症:胸骨后或胃脘部烧灼感反酸明显,胃痛隐隐,喜温喜按,空腹时胃脘痛甚,得食痛减,泛吐清水,食欲缺乏,神疲乏力,手足不温,大便溏薄,舌质红,苔微黄,脉虚弱。

治法:辛开苦降,和胃降逆。

方药:半夏泻心汤[27](《伤寒论》)合左金丸[17](《丹溪心法》)加减。法半夏 9g,黄连 6g,黄芩 12g,干姜 6g,吴茱萸 1g,煅瓦楞子 30g,陈皮 9g,茯苓 15g,党参 15g,枳实 15g,大枣 15g,甘草 5g。

加减:呕吐痰涎清水明显者,加竹茹 9g,生姜 10g 以化痰降逆止呕;神疲乏力明显者,加黄芪 30g,砂仁(后下)6g,炒白术 15g 以健脾益气;畏寒肢冷、大便溏薄者,加炒白术 15g,炮姜 10g,制附子(先煎)8g,以温中健脾;④湿热蕴结、舌苔厚腻者,可去党参、甘草、大枣、干姜,加蒲公英 15g,竹茹 12g,浙贝母 12g,以清热祛湿。

2. 难治性胃食管反流病的治疗

难治性胃食管反流病主要由于痰瘀郁热阻滞,导致脾胃升降失调所致,故治疗要点在于痰瘀郁热,恢复脾升胃降之功能,使其升降相宜。

(1)祛除痰瘀郁热:中医药治疗胃食管反流病一般以和胃降逆、清热化痰为法,选方常用半夏泻心汤、旋覆代赭汤、半夏厚朴汤、四逆散、乌贝散等。而难治性胃食管反流病多在胃食管反流病的基础上,发病日久、病情加重,"由气及血,深入血分"。此阶段诸邪胶结入络,难以肃清,往往气滞、痰浊、郁热、血瘀诸因素相互作用、交织一起,病机复杂,故治疗应缓缓图之,方能治愈此沉疴痼疾。治疗本病时,若仅停留在降气和胃、清化痰热等治疗气分病的层面,则滞留于食管脉络之中的痰、热、瘀诸邪难以清除,疗效欠佳。在临床中治疗难治性胃食管反流病时注重清除络脉中"痰、热、瘀"诸邪。

(2)升降相宜:脾胃同居中州,共为后天之本,脾主运化,胃主受纳,脾主升清,胃主通降,胃的通降包括小肠将食物残渣下输大肠及大肠传化糟粕的功能。有清气之升,方有浊阴之降,有浊阴之降,方有清气之升,二者相辅相成,共为中焦气机升降之枢纽,清升浊降,气机调畅,人体方能维持正常的功能。正如何梦瑶在《医碥·五脏配五行八卦说》所云:"脾胃居中,为上下升降之枢纽。"因此,治疗难治性胃食管反流病时,在降胃气的基础上,加入升脾气的药物才可恢复脾升胃降的生理功能,减少或避免病情复发。对有脾虚表现的患者或在反酸症状得到控制以后,方中加入生黄芪以健脾益气升阳,或加入小量的柴胡、升麻,3~5g为宜,与原方中诸降药相配合,以达升降之统一,调补善后,患者多获痊愈。

3. 中成药治疗

(1)沉香化气丸:水丸,每袋6g。每次3~6g,每日2次,口服。理气疏肝,消积和胃,用于胃食管反流病因肝胃气滞而引起者。症见嗳气反酸,烧灼感,脘腹胀痛,胸膈痞满,不思饮食,舌淡红,苔薄白,脉弦。

(2)复方胃宁片:糖衣片。每次4~5片,每日3次,口服。理气止痛,制酸,用于胃食管反流病因肝胃不和引起者。症见吞酸,嗳气,胃腹胀或胃脘疼痛,舌淡红,苔薄白,脉弦。

(3)健胃片:薄膜衣片,每片重0.32g。每次6片,每日3次,口服。疏肝和胃,消食导滞,理气止痛,用于胃食管反流病因肝胃不和、饮食停滞而引起者。症见嘈杂食少,嗳气口臭,胃脘胀痛,痞满,大便不调,舌质淡红,苔白厚腻,脉弦滑。

(4)快胃片:薄膜衣片,每片重0.35g。每次6片,每日3次,饭前1~2小时服。制酸和胃,收敛止痛,用于胃食管反流病因肝胃不和而引起者。症见嗳气反酸、胃脘胀满,胃脘疼痛,恶心呕吐,纳食减少,舌淡红,苔薄白,脉弦。

(5)四方胃片:薄膜衣片,每片重0.65g。每次3片,每日2~3次,口服。调肝和胃,制酸止痛,用于胃食管反流病因肝胃不和而引起者。症见胃脘嘈杂,嗳气反酸,胃脘疼痛,恶心呕吐,食少便溏,舌淡,苔薄白,脉弦细。

(6)舒肝和胃丸:大蜜丸,每丸重6g。每次2丸,每日2次,口服。疏肝解郁,和胃止痛,用于胃食管反流病因肝胃不和所致者。症见两肋胀满,胃脘疼痛,嗳气反酸,食欲缺乏,呃逆,恶心呕吐,大便不调,舌淡红,苔薄白,脉弦。

(7)舒肝健胃丸:水丸,每袋6g。每次3~6g,每日3次,口服。疏肝开郁,导滞和中,用于胃食管反流病因肝胃不和引起者。症见吞酸嘈杂,嗳气,胃脘胀痛,胸胁满闷,恶心呕吐,腹胀,便秘,舌淡红,苔薄白,脉弦。

(8)舒肝平胃丸:水丸,每100丸重6g。每次4.5g,每日2次,口服。疏肝和胃,化湿导滞,用于胃食管反流病因肝胃不和、湿浊中阻所致者。症见胃中嘈杂,嗳气反酸,胸胁胀满,胃脘痞塞疼痛,恶心呕吐,大便不调,舌淡,苔白厚腻,脉弦滑。

(9)调胃舒肝丸:大蜜丸,每丸重9g。每次1丸,每日3次,口服。疏肝和胃,解郁止痛,用于胃食管反流病因脾胃不和、肝郁不舒引起者。症见嗳气吞酸,胃脘疼痛,两胁胀满,饮食无味,舌淡红,苔薄白,脉弦。

(10)胃逆康胶囊:胶囊剂,每粒 0.4g。每次 4 粒,每日 3 次,饭前口服,一个月为 1 个疗程。疏肝泄热,和胃降逆,制酸止痛,用于胃食管反流病因肝胃郁热所致者。症见嗳气吐酸,胃中嘈杂,胸脘胁痛,呃逆,胃脘胀满,纳呆,口干口苦,舌红,苔微黄,脉弦数。

(11)戊己丸:水丸。每次 3～6g,每日 2 次,口服。泻肝和胃,降逆止呕,用于胃食管反流病因肝火犯胃、肝胃不和所致者。症见胃脘灼热疼痛,口苦嘈杂,呕吐吞酸,腹痛泄泻,舌红,苔黄,脉滑数。

4. 针灸治疗

(1)针刺治疗

主穴:上脘、中脘、下脘、气海、天枢、足三里、内关、期门、章门。

配穴:失眠者,加神门、百会、四神聪;咽痒、咳嗽者,加天突、人迎、尺泽、丰隆。

方法:上、中、下脘穴针尖向下斜刺入 1～1.5 寸,得气为度;天枢、气海直刺 0.5～1.5 寸,无痛为佳;期门、章门,针尖向两侧轻轻斜刺 0.5～1.5 寸;内关穴采用斜刺 0.5～1 寸,左侧针尖向心方向,右侧离心方向,局部酸胀为度。

(2)灸法治疗

取穴:中脘、脾俞、胃俞、足三里、内关。

方法:艾条温和灸。每穴灸 5～10 分钟,至穴位皮肤潮红为度。隔日 1 次,10次为 1 个疗程,疗程间隔 5～7 日。亦可用温针灸。

(3)耳针治疗

取穴:胃、神门、交感、皮质下、肝、脾。

方法:每次选 3～4 穴。耳针常规方法操作,留针 30～40 分钟。亦可采用埋针方法,可用王不留行贴压,每日按压 3～5 次。两耳交替针刺,每 10 次为 1 个疗程。

六、预防与调护

1. 预防

(1)过度肥胖者会增大腹压而促成反流,所以应避免摄入促进反流的高脂肪食物,减轻体重。

(2)避免在生活中长久增加腹压的各种动作和姿势,包括穿紧身衣及束紧腰带,有助于防止反流。

(3)治疗咳嗽、便秘,减少因腹压增加而诱发反流。

(4)避免药物致病因素的影响,如服用硝酸甘油或钙通道阻滞药可加重反流;一些支气管哮喘合并胃食管反流病患者使用茶碱类药物可加重反流;阿司匹林等非甾体消炎药对食管黏膜有腐蚀性,也应避免使用。

2. 预后

对北京、上海两地调查发现,胃食管反流症状发生率为 8.97%,患病率为

5.77％，反流性食管炎的发生率为 1.92％。可见胃食管反流病并不少见。临床上，即便有典型的胃食管反流症状，X 线、内镜检查亦可无异常发现；有的表现为心绞痛样胸痛或哮喘、咽喉炎等，可能在相当长的时间里不被认识，因而不能得到合理的治疗；部分严重者可发展成 Barrett 食管，甚至癌变。

3. 调护

(1)抬高床头，仰卧时保持头高位，这是物理抗反流。

(2)避免餐后立即卧床和睡前进食。

(3)戒烟戒酒，减少脂肪摄入，控制食用巧克力、辣椒、咖啡、洋葱、大蒜等。

(4)餐后 3 小时避免弯腰、端重物，以免增加腹压诱发反流。

(5)肥胖者避免穿紧身衣服，由于肥胖使腹内压力增加，可诱发或加重反流。

(6)保持情绪稳定。

(7)观察患者疼痛部位、性质、程度、持续时间及伴随症状，及时发现和处理异常情况。

七、典型病例

病例 1

段×，女，61 岁，2010 年 8 月 14 日初诊。因烧灼感反酸 2 月余而就诊。患者平素情志不畅，烧灼感，反酸，胃胀嗳气，呃逆频多，易上火，大便偏干，2～3 日一行，舌淡暗苔薄白，脉沉弦。胃镜提示：反流性食管炎，慢性浅表性胃炎。中医诊断：反酸。证属肝胃不和，胃气上逆，治以疏肝理气、和胃降逆。予柴胡疏肝散加减：柴胡 10g，枳实 10g，白术 20g，大腹皮 10g，虎杖 15g，厚朴 10g，陈皮 6g，香附 10g，莱菔子 10g，甘草 6g，白芍 15g，蒲公英 15g，姜半夏 9g。每日 1 剂，水煎服。服药 7 剂，大便已正常，其余症状较前明显好转，继服前方加减 14 剂，烧灼感反酸消失，病告痊愈。

按：此患者平素情志不舒，肝气郁结，横逆犯胃，胃气上逆，故见烧灼感反酸等症状。考虑肝气郁滞为其疾病主因，故治疗当疏肝解郁、和胃降逆，药用柴胡疏肝散为主方。患者大便干硬，3 日一行，腑中气滞，不利于胃气和降，故酌加枳实、大腹皮、虎杖、厚朴等理气通腑之品，使气机条畅，诸症缓解。

病例 2

韦×，女，40 岁，2010 年 7 月 17 日初诊。因烧灼感，反酸 10 余年而就诊。患者常有烧灼感，反酸，曾服奥美拉唑、雷贝拉唑等多种西药治疗，效果不甚明显。来诊时曾服中药数月，用过疏肝、和胃、清热、理气、制酸等类药物。仍有烧灼感反酸，胸骨后烧灼样疼痛，胃脘胀痛，气窜感明显，嗳气明显，二便尚可，舌暗红有瘀斑，苔黄，脉弦。胃镜示：反流性食管炎；慢性浅表性胃炎。中医诊断：反酸。证属瘀热互结，治宜化瘀宽胸、清热和胃，以血府逐瘀汤加减治疗：当归 10g，生地黄 15g，桃仁

10g,红花 6g,枳壳 10g,赤芍 15g,柴胡 10g,甘草 6g,川芎 10g,牛膝 15g,瓦楞子 15g,竹茹 10g,旋覆花(包煎)10g,代赭石(先煎)20g。每日 1 剂,水煎服。服药 14 剂。二诊时诸症好转,仍偶有胸痛,前方基础上加生蒲黄(包煎)10g,五灵脂 10g,加强镇痛之功,继服 2 月余病情明显改善。

按:考虑此患者既往胃食管反流病病史较长,此前中西药物治疗无效,结合患者有胸骨后灼痛、舌暗红有瘀斑、苔黄等表现,为有瘀热之象,故用血府逐瘀汤化裁,以活血化瘀,行气止痛。患者反酸明显,胃酸上逆是病之由,故加瓦楞子以制酸,加竹茹、旋覆花、代赭石以和胃降逆。药物得当,加之患者守方治疗,最终获得良好疗效。

病例 3

李×,女,73 岁,2011 年 8 月 3 日初诊。因烧灼感、反酸半年而就诊。患者经常烧灼感反酸,嗳气胃胀,口苦,胃中怕凉明显,大便每日 3～5 次,不成形,舌淡暗苔微黄腻,脉弦细。胃镜示:反流性食管炎(B 级);慢性浅表性胃炎。肠镜示:直肠息肉。中医诊断:反酸。证属脾虚胃热、寒热错杂,治以健脾清胃、寒热并调,以半夏泻心汤加减治疗:姜半夏 9g,黄连 6g,黄芩 10g,干姜 6g,党参 10g,甘草 6g,麸炒苍术 15g,海螵蛸 15g,吴茱萸 1g,蒲公英 15g,神曲 10g,旋覆花(包煎)10g,代赭石(先煎)20g,砂仁 6g。每日 1 剂,水煎服。服药 7 剂,患者诉烧灼感反酸减轻,排便次数减少,质可成形,原方再服月余得愈。

按:患者烧灼感,反酸、口苦、舌苔黄为胃热于上的表现,同时又有胃中畏凉、大便溏泄、舌质淡,正是脾虚寒于下的表现。证属脾虚胃热、寒热错杂之证,故用寒热并调之法治疗。方中加用旋覆花、代赭石等药是为加强和胃降逆之力,黄连与吴茱萸合用取左金丸之意,应用海螵蛸有制酸和胃之作用。

第3章

慢性萎缩性胃炎

慢性萎缩性胃炎是慢性胃炎的一种类型,以胃黏膜上皮和腺体萎缩,数目减少,胃黏膜变薄,黏膜基层增厚,或伴幽门腺化生和肠腺化生,或有异型增生为特征的慢性消化系统疾病,是一种多致病因素性疾病及癌前疾病。常表现为上腹部隐痛、胀满、嗳气、食欲缺乏,或消瘦、贫血等,无特异性。慢性萎缩性胃炎的病因比较复杂,一般认为以幽门螺杆菌感染和免疫因素为主,而饮酒、吸烟、饮食不节、精神因素、胆汁反流、各种慢性病及损伤胃黏膜的药物等均可引起或诱发本病。

慢性萎缩性胃炎为现代医学病名,可归属中医"胃痞""胃痛"等病范畴。《内经》称"否""否膈",如《内经·至真要大论》言:"寒厥入胃……心胃生寒,胸膈不利,心痛痞满。"胃痞是指上腹部近心窝处痞满、堵闷、食后加重,或兼胀痛等症状为主的病症。

一、病因病机

(一)病因

1. 外邪犯胃

外受寒邪,犯及胃府;过服寒凉,寒凉伤中,致使气机凝滞,胃气不和,收引作痛。《素问·举痛论》说:"寒气客于肠胃之间,膜原之下,血不得散,小络急引,故痛。"

2. 饮食伤胃

饮食过量,过食生冷,过食肥甘厚味、辛辣、饮酒等,损及脾胃,脾胃气机不和,遂成胃痛。《素问·痹论》说:"饮食自倍,肠胃乃伤。"《医学正传·胃脘痛》言:"初致病之由,多因纵恣口腹,喜好辛酸,恣饮热酒……复餐寒凉生冷,朝伤暮损,日积月深……故胃脘疼痛。"

3. 情志不畅

恼怒伤肝,肝失疏泄,气失条达,肝气郁结,横逆犯胃,气机阻滞,故致胃痛。肝郁日久化火,郁火乘胃,肝胃郁热,可致胃脘灼热而痛。气滞日久,血行不畅,血脉凝涩,瘀血内结,遂成胃脘刺痛,其病势缠绵难愈。故《增评柳选四家医案·评选继志堂医案上卷·脘腹痛门》言:"肝胃气痛,痛久则气血瘀凝。"忧思伤脾,脾弱肝旺,木贼土虚,胃腑受克,故脘痛而胀。另外,思则气结,胃气不得宣通,故郁而作痛。

4. 药物为害

"药以治病,以毒为能",药物是有毒性的,只是毒性大小不同罢了,俗话也说"是药三分毒。"药源性疾病越来越受到临床的关注。有些药物偏于酸性,有些药物偏于碱性,即使中药也有辛、甘、酸、苦、咸五味的不同。这些药物在对身体疾病产生治疗效用的同时,也会对身体造成一定的不良反应。绝大多数的药物均要通过胃肠系统进行传递、消化和吸收,并对疾病发生作用,所以胃肠道首当其冲地就会受到某些药物的刺激及损害。尤其是一些过辛、过苦的药物,易于损伤脾胃,导致胃痛。

5. 体虚久病

素体脾胃虚弱,或久病脾胃受损,或劳倦过度,均可致中焦虚寒,寒从内生,脉络失于温养,故胃脘隐隐作痛。若脾胃虚寒,复因感受外寒,内外合邪、则成寒积胃痛。

(二)病机

慢性萎缩性胃炎的病位在胃,初病以胃为主,病久常波及于脾,并与肝密切相关,乃胃、脾、肝三脏相关之病。初病在气,以气滞、气虚为主;久病入血,以血瘀、血虚为多。本病属本虚标实之证,本虚在于胃阴亏虚及中气不足,甚则气阴两虚;标实在于兼夹气滞、蕴热、食积、湿阻、痰凝、血瘀等。脾胃虚弱,气机壅滞是萎缩性胃炎的基本病机,但其演变较为复杂。脾胃气虚,升清无力,使胃中浊阴不降而滞于胃,壅聚成痞。脾胃气虚进一步发展则成脾胃阳虚,虚则纳化无权,水谷不化,聚湿生痰,痰湿郁而化热,热甚灼津耗阴,胃阴渐亏,日久则成气阴两虚之证。气虚运血无力,痰湿阻遏气机,则可导致血瘀。此外,阴津耗伤,血液黏滞,也可致血瘀。由于瘀结痰凝,本病可发展为胃痛、胃癌及血证等病。病以正虚为本,正愈虚则邪愈结,邪愈结则正愈虚。

二、临床表现

1. 症状

病程中可有中、上腹部隐痛,也可发生在右上腹,多于进食后发作。其他尚有消化不良症状,如上腹胀满、嗳气、恶心、反胃、食欲缺乏、反酸、烧灼感等,以进食后多见。慢性胃炎患者的临床症状无特异性表现,并且症状之轻重与病变的程度不平行。

2. 体征

慢性萎缩性胃炎患者无特异性体征,因此体格检查对慢性萎缩胃炎的诊断帮助不大。患者可出现上腹部轻度局限性压痛或不适。

3. 并发症

(1)胃出血:慢性萎缩性胃炎出血并不少见,黏膜萎缩变薄、血管显露、粗糙食物磨搓、黏膜糜烂出血，以黑粪为主要表现。若出血量大时可突然吐血，重者头晕、心慌、眼前发黑、大汗，甚至休克等。

（2）贫血：慢性萎缩性胃炎常伴有两种贫血：①巨幼红细胞贫血，即恶性贫血，患者具有贫血表现，头晕、乏力、心悸、面色苍白。②缺铁性贫血，一是慢性失血所致；二是慢性胃炎患者吃饭少，营养不足引起；三是胃酸缺乏，导致铁的吸收障碍。

（3）胃癌：据国际卫生组织统计，在胃癌高发区，经 10～20 年随访，平均胃癌发生率为 10%。它们的发展脉络为：浅表性胃炎→慢性萎缩性胃炎→肠化生或异型增生→胃癌。慢性胃炎的癌变与胃炎性增生密切有关。有两种情况的慢性胃炎易癌变：①慢性胃炎伴有恶性贫血者，癌变发生率比其他胃肠病要高出 20 倍以上，要引起胃肠病患者重视；②萎缩性胃炎伴肠化及重度异型增生者。

三、辅助检查

1. 胃液分析

测定基础胃液分泌量（BAO）及增大组胺或五肽胃泌素后测定量大泌酸量（MAO）和高峰泌酸量（PAO）以判断胃泌酸功能，有助于萎缩性胃炎的诊断及指导临床治疗。浅表性胃炎胃酸多正常，广泛而严重的萎缩胃炎胃酸降低，尤以胃体胃炎更为明显，胃窦炎一般正常或有轻度障碍。浅表性胃炎，如疣状胃炎也可有胃酸增高。

2. 血清学检测

慢性萎缩性胃体炎患者血清中存在 B 细胞抗体（PCA）和内因子抗体（IFA），其血清胃泌素常中度升高，这是因胃酸缺乏不能抑制 G 细胞分泌之故。若病变严重，不但胃酸和胃蛋白酶原分泌减少，内因子分泌也减少，因而影响维生素 B_{12} 也下降；血清 PCA 常呈阳性（75% 以上），慢性胃窦胃炎时血清胃泌素下降，下降程度随 G 细胞破坏程度而定；血清 PCA 也有一定的阳性率（30%～40%）。

3. 胃肠 X 线钡餐检查

用气钡双重造影显示胃黏膜细微结构时，萎缩性胃炎可出现胃黏膜皱襞相对平坦、减少。胃窦胃炎 X 线征表现为胃窦黏膜呈钝锯齿状及胃窦部痉挛，或幽门前段持续性向心性狭窄，黏膜粗乱等。疣状胃炎 X 线钡餐特征改变为胃窦部有结节状粗大皱襞，某些皱襞结节的中央有钡斑。

4. 胃镜检查

胃镜检查是诊断慢性胃炎的重要方法，萎缩性胃炎有以下胃镜表现。

（1）胃黏膜颜色改变：正常胃黏膜为橘红色，萎缩时呈灰白、灰黄或灰绿色。同一部位的黏膜颜色也不一样，红色强的地方也带灰白色，而灰白灰黄的地方也有略隆起的小红点或红斑存在；萎缩黏膜的范围也不一致，可以是弥散的，也可以是局部的，甚至呈小灶状，境界常不明显。

（2）胃黏膜变薄，血管透见：因腺体萎缩而使胃黏膜变薄，血管隐约可见。萎缩初期可见到黏膜内小血管，重者可见到黏膜下大血管，呈暗红色树枝状。

（3）增生性改变：腺体萎缩后，腺窝可增生延长或有肠上皮化生，此时不能看到黏膜下血管，只见黏膜表面粗糙不平，颗粒或结节僵硬感，光泽也有变化。

5. 活组织病理检查

胃镜检查的同时取活组织做病理检查是诊断慢性萎缩性胃炎的主要方法。

（1）炎细胞浸润：黏膜及小凹上皮的变性常是慢性胃炎最先出现的病变，有轻有重，轻者远端细胞膜不整齐，膜的游离缘模糊；重者游离缘破碎，胞核深染，甚至固缩，细胞内容漏出，或邻近的上皮细胞膜消失，互相融合，形成合体细胞；更重者上皮细胞脱落，形成浅表性糜烂。固有膜浅层常有水肿、充血及炎性细胞的浸润，其中主要为淋巴细胞及浆细胞，有时可见嗜酸性粒细胞杂于其间，有的病例并可见到不少中性粒细胞浸润于表面上皮及小凹上皮细胞之间，该处上皮细胞变性，胞质碎裂及胞核固缩更为明显，这种变化往往出现于急性活动性病变。炎症消退后，胃黏膜可恢复正常。

根据炎性细胞浸润黏膜层的深浅将本病分为轻、中、重三度。凡浸润黏膜浅层 1/3 者为轻度；涉及中 1/3 的为中度；超过黏膜层 2/3 为重度。

（2）胃腺体萎缩：以胃黏膜固有腺体萎缩为其突出病变，主要表现在胃黏膜固有腺的数量减少，功能减低。腺体萎缩是萎缩性胃炎的基本病变，也是病理诊断的主要依据。萎缩多发生于腺体颈部以下的腺体，腺体变短，数量减少，重者腺体可以完全消失，黏膜变薄。在萎缩区有大量淋巴细胞和浆细胞的浸润，常波及黏膜全层，可形成淋巴滤泡。

轻度萎缩：胃黏膜厚度正常，仅有个别或局灶的腺体萎缩，腺体数减少不超过原有的 1/3。中度萎缩：胃黏膜变薄，腺体排列紊乱，腺体数减少 1/3～1/2。重度萎缩：胃黏膜明显变薄，腺体减少超过半数，而黏膜肌层明显增厚。

（3）肠腺化生：在萎缩的基础上常有肠上皮化生，化生的程度一般与固有腺体萎缩程度呈正相关，即固有腺体萎缩越重，化生腺体也越多。肠化有小肠型和大肠型两种。小肠型又称不完全型，具有小肠黏膜的特征，分化较好，一般不会癌变；大肠型又称不完全型，与大肠黏膜相似，有两个亚型，Ⅱa 型能分泌非硫酸化黏蛋白，Ⅱb 型能分泌硫酸化黏蛋白，其与胃癌发生的关系密切，被认为是胃癌的癌前病变。

轻度化生：肠上皮化生限于颈腺。中度化生：上皮化生波及颈腺及表面黏膜上皮。重度化生：上皮化生占黏膜全层，达黏膜肌层。

（4）异型增生：胃黏膜上皮异型增生主要发生在肠化生的基础上，也有一部分发生于胃小凹上皮等处。①轻度：腺管结构轻度不规则，排列紊乱或疏密不均，主要分布于黏膜浅层，杯状细胞减少，核深染，呈椭圆形或杆状，体积稍增大，核密集排列于细胞基底侧。②中度：腺管结构不规则，呈分支状，形态大小不整，排列紧密，常常呈灶状改变，有较清楚的界线，其深部常见囊状扩张的腺管，杯状细胞甚少，核椭圆或杆状，大而深染，密集于细胞基底侧，排列稍显紊乱。③重度：腺管结构紊乱，形态大小不等，上皮细胞呈柱状或立方形，核深染或为疏松网状，呈类圆形或杆状，多为复层或假复层排列。

（5）假幽门腺化生：假幽门腺化生是指胃体或胃底黏膜中出现类似正常幽门腺的腺体，主要由柱状黏液细胞组成，一般不见内分泌细胞。而真幽门腺有较多的胃泌素细胞，假幽门腺化生可能与胃黏膜的损失有关。

（6）其他组织学变化：除上述较常见的病理变化外，慢性萎缩性胃炎可同时伴有其他一些组织学改变，非特异性变化如淋巴滤泡、小凹上皮增生、胰腺化生等；特异性改变如肉芽肿、集簇性嗜酸性粒细胞浸润等。

6. 幽门螺杆菌检查

幽门螺杆菌（Hp）检查的方法有很多，常用的有以下几种：①直接从胃黏膜组织中检查 Hp，包括细菌培养、组织涂片或切片染色镜检细菌；②取胃黏膜快速尿素酶试验；③^{13}C 呼气试验；④应用多聚酶链式反应（PCR）技术测定 Hp-DNA。Hp 检查对指导治疗有较大帮助。

四、诊断与鉴别诊断

1. 诊断要点

（1）慢性萎缩性胃炎症状无特异性，临床表现以上腹部胀满较多见，伴有或不伴疼痛，食欲不佳、乏力、腹泻等，病情较重时有出血、贫血、消瘦等症状。体征很少，X线检查一般只有助于排除其他胃部疾病，故确诊要靠胃镜检查及胃黏膜活组织检查。

（2）胃镜可见胃黏膜色泽灰暗，灰黄或灰绿，血管透见，如伴有上皮细胞增生或化生改变，则黏膜增厚、粗糙，呈颗粒或结节性僵硬感。

（3）病理可以明确诊断，并能确定萎缩的程度，可见固有腺体萎缩，常伴有肠上皮化生及异型增生。

2. 鉴别诊断

慢性萎缩性胃炎的临床表现无特异性，故需与有类似症状和体征的一些疾病相鉴别。

（1）消化性溃疡：消化性溃疡包括胃溃疡和十二指肠溃疡，其发生与胃酸分泌增强有关，可表现有类似胃炎的症状如胃痛、嗳气、胃胀等，但其与萎缩性胃炎是有区别的，表现在以下几个方面：①病史，萎缩性胃炎一般呈持续性或缓慢的病情加重，而溃疡则呈复发性，即病情复发时有症状，而缓解时可无任何症状，有周期性、季节性发作的特点。②临床特点不同，萎缩性胃炎以胃胀、消化不良、纳食减少为突出表现；溃疡则以胃痛为突出表现，且有胃痛的规律性，即胃溃疡进食后作痛，空腹时缓解，十二指肠溃疡则饥饿时痛而进食可以缓解。萎缩性胃炎即使有胃痛也无此规律性。③胃镜检查可明确两者的诊断。故在症状、体征不能区别诊断时，建议胃镜检查。

（2）胃下垂：胃下垂多见于瘦长型患者，临床表现与萎缩性胃炎相似，以胃脘胀满、纳食减少为主症，但两者是有区别的。①胃下垂之胃胀胃痛伴有坠胀感，站立时加重，卧位时减轻；萎缩性胃炎一般无坠胀感，而以隐痛、痞满为突出表现。②胃下垂之胃痛部位多下降至脐周或小腹；萎缩性胃炎之痛胀在上腹部。③胃肠 X 线钡餐检查可资区别，胃下垂时胃蠕动无力，胃小弯弧线最低点在髂连线以下；萎缩性胃炎则无此征象。④胃下垂时亦可伴有萎缩性胃炎，胃镜检查可明确诊断。

（3）胃癌：胃癌亦可表现为消瘦、胃脘不适，有时难与萎缩性胃炎区别，注意以下几点可为鉴别两者提供依据。①一般来讲，萎缩性胃炎病史长，有慢性的胃脘不适、消化不良过程；而胃癌发病后进展快，病程短，消瘦明显。②萎缩性胃炎患者的大便一般正常，或消化不良大便；胃癌患者常合并少量胃出血，故大便常呈黑色或大便潜血试验持续阳性。③明确两者的诊断有赖于胃肠钡餐造影和胃镜检查，尤其是胃镜下取黏膜做病理检查。由于萎缩性胃炎可演变为胃癌，而胃癌与萎缩性胃炎又可并存，故对疑似病例一定要胃镜检查。

（4）慢性胆囊炎和胆石症：该病表现为右上腹痛者与萎缩性胃炎容易区别，但少数慢性胆囊炎和胆石症无明显的右上腹痛，而出现胃脘痛或胃痞不适、纳食减少或厌油腻，此时应与萎缩性胃炎相区别。区别的关键在于腹部 B 超检查和胃镜检查，B 超可发现胆结石和胆囊炎，胃镜可明确萎缩性胃炎的诊断。

（5）慢性非萎缩性胃炎：慢性非萎缩性胃炎与慢性萎缩性胃炎统称为慢性胃炎，两者的区别在于以下几点。①病程：慢性非萎缩性胃炎一般病程较短；而萎缩性胃炎有长期的过程，常反复多年发作。②病情：慢性非萎缩性胃炎病情相对较轻，症状以胃脘部不适或消化不良为主，时轻时重；萎缩性胃炎相对较重，胃痞、消瘦明显。③胃镜表现不同：慢性非萎缩性胃炎胃镜下表现为黏膜充血、水肿，呈花斑状红白相间的改变，且以红相为主，或呈麻疹样改变，有灰白或黄白色分泌物附着，可见局部糜烂或出血点。这些均有别于萎缩性胃炎的黏膜苍白及黏膜下血管透见的改变。④病理改变：萎缩性胃炎常伴有腺体萎缩及肠上皮化生，而慢性非萎缩性胃炎无这些改变。

五、治疗

（一）西医治疗

慢性萎缩性胃炎尚无特效治疗药物和方法，主要是对症处理。以下治疗措施可改善病情。

1. 消除病因

祛除各种可能致病的因素,如避免进食对胃黏膜有强刺激的饮食及药品,戒烟忌酒。注意饮食卫生,防止暴饮暴食。积极治疗口、鼻、咽部的慢性疾患。加强锻炼提高身体素质。避免过度的劳累及精神紧张,保持乐观的情绪;避免暴饮暴食或饥饱无度,避免过度进食生冷及过烫和刺激性食物。慢性萎缩性胃炎患者应戒烟,有报道表明烟草中尼古丁等有害成分不利于血液循环,对萎缩性胃炎的恢复不利。避免过多饮用烈性酒而加重对胃黏膜的损伤作用。

2. 助消化治疗

慢性萎缩性胃炎者胃液分泌减少或缺如,导致胃酸和胃蛋白酶分泌不足,影响食物的消化。为帮助患者消化以改善症状,就餐时可选用以下助消化药物。①1%稀盐酸,每次 10ml,每日 3 次,口服。②胃蛋白酶合剂,每次 10ml,每日 3 次,口服。③多酶片,内含多种消化酶,每次 3 片,每日 3 次,口服。

3. 胃黏膜保护药

慢性萎缩性胃炎胃黏膜受损,黏膜抵抗力降低,易受各种损害因素的损伤,故胃黏膜保护治疗是必需而重要的。常用的药物有以下几种。

(1)胶体铋制剂:此类药物具有胶体特性,可在胃黏膜上形成牢固的保护膜,常用的胶体铋制剂主要有以下 3 种:①枸橼酸铋钾:每片含枸橼酸铋钾 120 mg。每次 240mg,每日 3 次,早餐前半小时及睡前服用。②胶体果胶铋:主要成分碱式果胶酸铋钾。每次 150mg,每日 3 次,于三餐前半小时服用,也可睡前加服 1 次。③胶体酒石酸铋,每次 165mg,每日 3 次,于三餐前半小时服用,也可睡前加服 1 次。本类药物长期使用可能致铋中毒,故应间断应用。铋盐与结肠内硫化氢反应生成氢化铋盐,使粪便变为黑色,并无大碍,应提醒患者免得惊慌。

(2)铝制剂:可在胃内形成保护膜,并可吸附胃蛋白酶和胆汁酸,保护胃黏膜。铝碳酸镁(达喜),每次 1g,每日 4 次,饭前 1 小时及睡前服用。硫糖铝,每次 1g,每日 4 次,饭前 1 小时及睡前服用。氢氧化铝凝胶,每次 10ml,每日 4 次,饭前 1 小时及睡前服用。

(3)胃柱状上皮细胞稳定药:促进胃柱状上皮细胞稳定性,抵抗各种损害,促进上皮细胞分裂、增殖和修复。麦滋林-S,每次 2g,每日 3 次,饭前 1 小时服。替普瑞酮(施维舒),每次 50mg,每日 3 次,饭前 1 小时服。

4. 抗幽门螺杆菌治疗

(1)治疗方案:目前认为,有胃黏膜异常的慢性胃炎若有幽门螺杆菌感染应抗幽门螺杆菌治疗,胃黏膜异常包括糜烂、出血、萎缩等。推荐的抗 Hp 方案有以下几种。

①标准三联法:三联疗法方案是标准剂量质子泵抑制药与两种抗生素组成,如质子泵抑制药＋克拉霉素＋阿莫西林,或质子泵抑制药＋克拉霉素＋甲硝唑。

第四次全国幽门螺杆菌感染处理共识报告提出:我国 Hp 感染率总体上仍然很高,成人中感染率达到 $40\%\sim60\%$,推荐的用于根除治疗的 6 种抗菌药物中,甲硝唑耐药率已达到 $60\%\sim70\%$,克拉霉素达到 $20\%\sim38\%$,左氧氟沙星达到 $30\%\sim38\%$,耐药显著影响根除率;阿莫西林、呋喃唑酮和四环素的耐药率仍很低($1\%\sim5\%$)。因此,标准三联疗法根除率已低于或远低于 80%。

②含铋四联疗法:由质子泵抑制药＋铋制剂＋两种抗生素组成的抗幽门螺杆菌方案称含铋四联疗法。共识意见推荐含铋四联疗法作为 Hp 治疗的首选方案,其中抗生素的组成方案有:阿莫西林＋克拉霉素;阿莫西林＋左氧氟沙星;阿莫西林＋呋喃唑酮;四环素＋甲硝唑或呋喃唑酮。青霉素过敏者推荐的抗菌药物组成方案为:克拉霉素＋左氧氟沙星;克拉霉素＋呋喃唑酮;四环素＋甲硝唑或呋喃唑酮;克拉霉素＋甲硝唑。疗程为 10 日或 14 日,放弃 7 日方案。不再细分一线和二线治疗方案,可选择其中的 1 种方案作为初始治疗,如初始治疗失败,可在剩余的方案中再选择 1 种方案进行补救治疗。补救治疗建议间隔 2～3 个月。上述四联方案中 2 种方案治疗,疗程均为 10 日或 14 日。两次正规方案治疗失败则还需给予第 3 次治疗,应先评估根除治疗的风险-获益比。此外,抑酸药在根除方案中起重要作用,选择作用稳定、效果高、受 CYP2C19 基因多态性影响较小的质子泵抑制药,可提高 Hp 根除率。

③序贯疗法:序贯疗法是意大利 De Francesco 医师等提出的根除幽门螺杆菌新方案。其具体操作如下:头 5 天为诱导期,应用质子泵抑制药标准剂量,每天 2 次,联合阿莫西林 1000mg,每日 2 次,口服;在接下来的 5 天中,应用质子泵抑制药标准剂量＋替硝唑 500mg＋克拉霉素 500mg 的三联治疗,均每天 2 次。共治疗 10 天。因为该方案中共含有 3 种抗生素,有学者会误认为是四联方案,其实并非如此。序贯疗法的机制不甚明了,前 5 天为诱导期,阿莫西林本身可杀灭幽门螺杆菌,还能减少患者的细菌负荷量,从而增加细菌对克拉霉素的敏感性。这是因为细菌可形成克拉霉素的泵出道,该通道能够快速将药物泵出细菌体外。阿莫西林可以破坏细菌的细胞壁,从而防止形成克拉霉素泵出道,增加了药物的抗菌作用。

④伴同疗法:伴同疗法是欧洲 Maastricht Ⅳ 共识推荐的抗 Hp 一线根除方案之一,其根除率、耐受性及安全性均令人满意。其方法是,同时服用质子泵抑制药和 3 种抗生素(如质子泵抑制药＋克拉霉素＋阿莫西林＋甲硝唑),疗程 7 日,10 日,或 14 日。在中国,与含铋四联疗法相比,序贯疗法与伴同疗法并未显示出优势,且需同时服用 3 种抗菌药物,不仅有可能增加抗菌药物不良反应,还使治疗失败后抗菌药物选用余地小。因此,除非在没有铋剂,或有铋剂使用禁忌时考虑序贯疗法或伴同疗法。

(2)初次治疗失败的处理:如果初次治疗失败,首先要分析所使用的方案是否合理,调整方案是重点,有以下几点建议。

①延长疗程：如果是疗程不够影响了治疗效果，可重复原治疗方案，但疗程需做调整，如果原应用的质子泵抑制药为基础方案中所用的抗生素为克拉霉素和阿莫西林，则该方案仍可重复应用，但疗程可调整为 10 日或 14 日。

②更换抗菌药物：改变治疗方案或根据药敏试验结果选择抗生素，如原应用的方案中包含甲硝唑，应避免再次应用，可替换成呋喃唑酮或阿莫西林。呋喃唑酮被推荐作为甲硝唑或克拉霉素的替代药物。目前幽门螺杆菌对呋喃唑酮和阿莫西林的耐药率均很低，为 1%～3%，因此当幽门螺杆菌对克拉霉素和甲硝唑均耐药时，应用呋喃唑酮和阿莫西林可获得较好的疗效。左氧氟沙星也有较强的抗幽门螺杆菌作用，用于补救治疗取得较好疗效。

③更换环境改变药：应用三联疗法而治疗效果仍不理想，可试着更换环境改变药，如果方案中有 H_2 受体拮抗药，可用质子泵抑制药替代；用铋制剂为基础的三联疗法亦可更换成质子泵抑制药；质子泵抑制药也有多种，其抑酸效果也不一样，雷贝拉唑受 CYP2C19 酶的影响较少，当其他质子泵抑制药无效时可选用该药。

④更换治疗方案：原来使用的方案是二联疗法，效果不理想时可换成三联疗法；若原来使用的是三联疗法，可换成四联疗法，或试用序贯疗法。

⑤患者的依从性也是导致治疗失败的原因之一，要了解患者是否按要求服药，是否服够疗程，若存在依从性差的情况，应督促患者服药才能有治疗效果。

（3）多次治疗失败的处理：对于多次正规治疗幽门螺杆菌而无效者，应做以下分析和处理。

①对于多次治疗失败者，可考虑让患者停药一段时间（一般为 3～6 个月），让细菌恢复到原来的活跃状态，以便提高再次治疗的幽门螺杆菌根除率。

②做幽门螺杆菌培养，并做药物敏感试验，根据药物敏感试验结果选择抗生素药物。

③分析导致根除失败的原因，尤其要了解患者生活密切接触者是否存在幽门螺杆菌感染。只有发现并同时治疗了与患者密切接触的感染者，才有可能切断其传染源，否则，有反复感染的可能。

5. 胃肠动力药

慢性萎缩性胃炎患者多因胃肠动力减弱造成腹胀痞满、嗳气、纳差等证候，故临床常用胃肠动力药物促进胃排空及肠蠕动，减轻或消除腹胀等证候。多潘立酮（吗丁啉）每次 10mg，每日 3 次，口服。

6. 解痉药

用于减轻痉挛性疼痛，但不可长期服用。复方颠茄片每次 1～2 片，每日 3 次，口服。溴丙胺太林（普鲁本辛）每次 15～30mg，每日 3 次，饭前服。

7. 贫血治疗

伴恶性贫血者应给予维生素 B_{12} 和叶酸。维生素 B_{12} 能促进红细胞的发育和成熟,提高叶酸利用率,每次 $50\sim200\mu g$,肌内注射,每日或隔日 1 次。叶酸每次 10mg,每日 3 次,口服。缺铁性贫血患者应补充铁剂,可口服琥珀酸亚铁每次 100mg,每日 3 次。对胃肠功能较差者,可用右旋糖酐铁静脉滴注。

8. 阻止癌变治疗

目前尚无确切的药物和方法能够阻止萎缩性胃炎癌变,有资料表明,以下两种药物在一定程度上可以延缓或减少癌变的发生。

(1)维酶素:该药是用生物发酵法制得的含多种生物活性物质的防癌保健药物,能大量补充人体内的核黄素,改善萎缩性胃炎的癌前病变状态。每次 800～1000mg,每日 3 次,口服。使用注意:①个别患者服药后口中带有本药特殊气味而略有不快感。②从理论上讲有阻止癌前病变的作用,但临床效果尚不肯定,故治疗的意义不大,更不能因治疗而忽视癌变监测。

(2)叶酸片(美天福):主要成分为叶酸,对萎缩性、异型增生性胃炎在组织学上有明显的改善作用,同时也能改善患者的消化不良症状,对胃癌及胃癌前病变有一定的阻断作用。其机制可能与其提高 DNA 甲基化水平,限制某些癌基因的表达,阻断萎缩性胃炎的发展,防止癌变。每次 10mg,每日 3 次,口服。

9. 手术治疗

慢性萎缩性胃炎一般不需手术治疗,经药物治疗和生活调养多数可获得长期缓解或稳定。以下情况应特殊处理,必要时考虑手术治疗:①伴有异型增生者,应密切观察及定期胃镜活检复查。②伴有重度异型增生者,可考虑手术治疗。③证实有癌变或重度异型增生有恶变倾向者,应手术治疗。

(二)中医治疗

1. 辨证治疗

胃痞有虚实之分,早期以实痞为主,随着萎缩性胃炎的进展,病程延长,反复发作,每由实痞转化成虚痞,同时兼有实邪,属本标实之证。

(1)脾胃湿热证

主症:胃脘痞满,灼热急迫,或胃嘈杂不舒,心中烦热,咽干不欲饮,口苦,舌红苔黄腻,脉滑数。

治法:清热化湿,和胃消痞。

方药:泻心汤[41](《金匮要略》)合连朴饮[35](《霍乱论》)加减。大黄 10g,黄连 10g,栀子 10g,厚朴 10g,半夏 9g,芦根 10g,黄芩 10g,石菖蒲 10g,甘草 6g。

加减:若便秘者,加全瓜蒌 30g,枳实 10g,虎杖 10g;口渴欲饮者,加天花粉 10g,沙参 10g;恶心呕吐明显者,加生姜 10g,旋覆花(包煎)10g;胃中嘈杂明显者,加吴茱萸 1g,海螵蛸 15g,浙贝母 10g。

(2)饮食停滞证

主症:胃脘痞满而胀,进食尤甚,嗳腐吞酸,恶心呕吐,厌食,腹中矢气频作,大便不调,味臭如败卵,舌苔厚腻,脉滑。

治法:消食和胃,行气消痞。

方药:保和丸[51](《丹溪心法》)加减。炒山楂 15g,神曲 10g,莱菔子 10g,半夏 9g,陈皮 10g,茯苓 15g,黄连 6g,枳实 10g,鸡内金 10g,厚朴 10g,炒白术 15g。

加减:食积较甚者,加谷芽 10g,麦芽 10g;食积化热,大便秘结者,加大黄 6g,槟榔 10g;脾虚食积,大便溏薄者,加黄芪 15g,扁豆 15g。

(3)痰湿内阻证

主症:脘腹痞满,闷塞不舒,胸膈满闷,头重如裹,身重肢倦,恶心呕吐,不思饮食,口淡不渴,小便不利,舌体胖大,边有齿痕,苔白厚腻,脉沉滑。

治法:燥湿化痰,理气和中。

方药:二陈汤[2](《太平惠民和剂局方》)合平胃散[20](《太平惠民和剂局方》)加减。苍术 15g,半夏 9g,厚朴 10g,陈皮 10g,茯苓 15g,紫苏梗 10g,枳实 10g,甘草 6g。

加减:气逆不降,噫气不除者,加旋覆花(包煎)20g,代赭石(先煎)10g;胸膈满闷较甚者,加薤白 10g,菖蒲 10g,瓜蒌 30g;兼脾胃虚弱者,加党参 15g,白术 15g。

(4)肝郁气滞证

主症:胃脘痞满闷塞,脘腹不舒,胸膈胀满,心烦易怒,喜太息,恶心嗳气,大便不爽,常因情志因素而加重,舌淡红,苔薄白,脉弦。

治法:疏肝解郁,和胃消痞。

方药:越鞠丸[69](《丹溪心法》)加减。香附 10g,川芎 10g,苍术 15g,神曲 10g,栀子 10g,枳实 10g,白术 10g,柴胡 10g。

加减:气郁较甚,胀满明显者,加郁金 10g,枳壳 10g;若气郁化火,口苦咽干者,加龙胆草 6g,或加黄连 6g,吴茱萸 1g;恶心呕吐,或嗳气者,加姜半夏 9g,生姜 6g。

(5)脾胃虚弱证

主症:胃脘痞闷,胀满时减,喜温喜按,食少不饥,身倦乏力,少气懒言,大便溏薄,舌质淡,苔薄白,脉沉弱或虚大无力。

治法:健脾益气,升清降浊。

方药:补中益气汤[37](《脾胃论》)加减。人参 15g,黄芪 15g,白术 15g,当归 10g,陈皮 6g,升麻 6g,柴胡 6g,炙甘草 6g,半夏 9g,枳实 10g。

加减:痞满较甚者,加木香 10g,砂仁(后下)6g,厚朴 10g;脾阳虚弱,畏寒怕冷者,加干姜 6g,附子(先煎)10g;湿浊内盛,苔厚纳呆者,加茯苓 15g,薏苡仁 15g,泽泻 10g;纳呆厌食者,加神曲 10g,鸡内金 10g。

(6)胃阴不足证

主症:胃脘痞闷不适或隐隐灼痛,似饥而不欲食,口燥咽干,五心烦热,口渴思饮,形瘦乏力,大便干燥,舌红少津,苔少,脉细或细数。

治法:养阴生津,益胃和中。

方药:沙参麦冬汤[36](《温病条辨》)加减。沙参 10g,麦冬 10g,半夏 9g,天花粉 10g,玉竹 10g,百合 15g,生地黄 15g,白芍 15g,甘草 6g。

加减:胃脘胀满、嗳气者,加醋香附 10g,厚朴 10g,佛手 10g;大便干结者,加火麻仁 30g,虎杖 15g,瓜蒌 30g;嘈杂反酸者,加黄连 6g,吴茱萸 1g,浙贝母 10g,海螵蛸 15g;瘀血积留者,加生蒲黄(包煎)10g,五灵脂 10g;纳少者,加醋鸡内金 20g,麸炒神曲 10g。

(7)胃络瘀阻证

主症:胃脘痞满或痛有定处,痛如针刺,胃痛拒按,食后加剧,入夜尤甚,或见呕血黑粪,面色暗滞,舌质暗红或有瘀点、瘀斑,脉弦涩。

治法:活血通络,理气化瘀。

方药:血府逐瘀汤[32](《医林改错》)加减。生地黄 15g,桃仁 10g,红花 10g,枳壳 10g,柴胡 10g,川芎 10g,桔梗 10g,甘草 6g,当归 10g,牛膝 10g,赤芍 15g。

加减:瘀血化热者,加黄连 6g,蒲公英 15g;气虚明显者,加党参 15g,黄芪 15g;黑粪者,加三七粉(冲服)6g,白及 10g。

2. 中成药治疗

(1)丹桂香颗粒:每袋装 6g。每次 1 袋,每日 3 次,饭前半小时服用,8 周为 1 个疗程,或遵医嘱。益气温胃,散寒行气,活血止痛,用于慢性萎缩性胃炎因脾胃虚寒、气滞血瘀者。症见胃脘胀痛而温之则舒,食少纳差,嗳气,嘈杂,腹胀,舌质淡暗,苔薄白,脉涩。

(2)猴菇菌片:每片含猴菇菌干浸膏 0.13g。每次 4 片,每日 3 次,口服。增强胃黏膜屏障功能,促进炎症消退。对萎缩性胃炎、肠化生及异型增生亦有一定的治疗作用。

(3)摩罗丹:浓缩丸。每次 12 粒,每日 3 次,饭前用米汤或白开水服下,3 个月为 1 个疗程。和胃降逆,健脾消胀,通络定痛,用于萎缩性胃炎因脾胃不和、胃阴不足、血瘀阻络者。症见胃痛,胃胀,烧灼感,纳少,嗳气,口干,舌质暗红少苔,脉细。

(4)胃安胶囊:每粒 0.25g。每次 8 粒,饭后 2 小时服用。养阴益胃,柔肝止痛,用于萎缩性胃炎辨证属肝胃阴虚、胃失和降者。症见胃脘隐痛,胃胀,纳少,嘈杂,咽干口燥,舌红少津,脉细数。

(5)胃复春片:每次 4 片,每日 3 次,口服。健脾益气,活血解毒,用于慢性萎缩性胃炎辨证属脾胃虚弱、气虚血瘀所致者。症见胃脘部隐痛或痛如针刺,痛处固定,夜间较重,食少纳差,倦怠乏力,少气懒言,舌淡或有瘀斑。

(6)胃乐舒口服液:每支 10ml。每次 1 支,每日 3 次,口服。健脾和中,止痛,用于萎缩性胃炎辨证属脾胃虚弱者。症见胃痛,胃胀,胃凉,纳少,乏力,大便溏,舌淡,苔白,脉细。

(7)温胃舒颗粒:每包 10g。每次 1 包,每日 2 次,口服。补肾健脾,温中养胃,行气止痛,用于萎缩性胃炎辨证属脾肾阳虚。症见胃脘冷痛,嗳气,纳差,畏寒,乏力,舌淡,苔薄白,脉弱。

(8)胃脘舒颗粒:每袋 7g。每次 7g,每日 2 次,口服。益气阴,健脾胃,消痞满,用于萎缩性胃炎辨证属气阴两虚、脾胃气滞者。症见胃脘痞满,隐痛,嗳气,纳差,乏力,口干,舌红少苔,脉细数。

(9)胃乐新颗粒:每袋 5g。每次 5g,每日 3 次,口服。养胃和中,用于萎缩性胃炎辨证属脾胃虚弱者。症见胃痛,胃胀,纳少,乏力,大便溏,舌质淡,苔白,脉细。

(10)养胃颗粒:每袋 5g。每次 1 袋,每日 3 次,开水冲服。养胃健脾,理气和中,用于萎缩性胃炎辨证属脾虚气滞者。症见胃痛,胃胀,嗳气不舒,纳呆食少,神疲乏力,舌质淡,苔白,脉细。

(11)养胃舒胶囊:每粒 0.4g。每次 3 粒,每日 2 次,口服。滋阴养胃,用于慢性萎缩性胃炎辨证属气阴两虚者。症见胃脘灼热痛,胃胀,神疲乏力,手足心热,口干口苦,纳差,消瘦,舌红少苔,脉细数。

(12)养阴清胃颗粒:每袋 15g。每次 15g,每日 2 次,饭前 30 分钟开水冲服。养阴清胃,健脾和中,用于慢性萎缩性胃炎因胃热伤及气阴所致者。症见胃脘痞满或疼痛,胃中灼热,恶心呕吐,泛酸呕苦,口臭不爽,大便干,舌红少苔而黄,脉细数。

3. 针灸治疗

(1)针刺治疗

主穴:足三里、中脘。

配穴:肝气犯胃者,加内关、公孙;脾胃虚寒者,加膈俞、肝俞、脾俞、胃俞。

方法:毫针直刺,留针 20 分钟,肝气犯胃证用泻法,脾胃虚寒证用补法。隔日治疗 1 次,2 周为 1 个疗程。

(2)灸法治疗

选穴:足三里、中脘、梁门。肝气犯胃者,加太冲;食滞于中者,加胃俞;寒邪犯胃者,加合谷;瘀血阻滞者,加内关。

方法:每日施灸 1 次,每穴 3～5 壮,亦可艾条悬灸,7 日为 1 个疗程。

(3)耳针治疗

取穴:胃、胰、脾、肝、交感、神门。

方法:用毫针刺法,中等刺激,留针 30 分钟,隔日 1 次,10 次为 1 个疗程,休息 5 日后再进行下一个疗程治疗。亦可取上述耳穴贴压王不留行,给以较强刺激,以患者感耳郭发热为度,嘱患者每天自行按压 3～5 下,每 5 天换 1 次,两侧交替使用。

六、预防与调护

1. 预防

（1）积极治疗急性及慢性胃炎，避免进展到萎缩性胃炎。

（2）戒除不良嗜好，如戒烟、戒酒，少饮浓茶、可乐及咖啡。

（3）合理饮食，饮食要冷热适度，三餐要有规律，少食辛辣刺激性强的食物，避免暴饮暴食。

（4）避免服用损害胃黏膜的药物，非甾体类抗炎药如阿司匹林、吲哚美辛、保泰松等及激素、利血平等药物要慎用。如为治疗所必须，可饭后服用，同时服用胃黏膜保护药或制酸药。

（5）有些疾病易于出现慢性胃炎，如肝硬化、尿毒症、甲状旁腺功能亢进症等，应予及时治疗，以减少慢性萎缩性胃炎的发生。

（6）养成良好的卫生习惯，实行分餐制，避免幽门螺杆菌传染，有幽门螺杆菌感染时，及时根除幽门螺杆菌。

2. 预后

慢性浅表性胃炎，预后良好，少数可演变为萎缩性胃炎。萎缩性胃炎伴有重度肠腺化生和（或）异型增生者有癌变可能，对这类患者应加强随访，一般 6～12 个月胃镜及病理复查 1 次。

3. 调护

（1）注意保暖：胃部受凉，受到风寒的侵蚀，在体质比较弱的时候，使肠胃受到了很大的影响，所以平日我们要多注意天气的变化，天冷时要多穿衣物，注意保暖，这样有利于预防疾病。

（2）注意饮食：过冷过热的食物都会对肠胃起到一定的刺激作用，影响胃功能的消化，还能使黏膜受到刺激，患者要多加注意不要吃冷的食物，多喝热水，保证良好的胃功能。

（3）合理休息：身体健康才能不会突发其他疾病，经常性的加班、熬夜、作息时间不规律等对身体都会有影响，也是容易诱发肠胃疾病的。

（4）强身健体：适当地增加体育运动，这有助于抵抗能力的增强，有了强壮的身体才能治好疾病。

七、典型病例

病例 1

患者刘×，男，61 岁。初诊时间：2011 年 6 月 9 日。胃胀痛半年来诊。患者近半年来经常出现胃痛，纳差，胃胀发凉，左上腹经常隐痛，无明显反酸，烧灼感，嗳气，排气多，大便稍干有不畅感，日一行，活动后气短，舌淡暗，有齿痕，裂纹，苔白稍滑,脉细弦,右弦明显。胃镜及病理:萎缩性胃炎,病理提示中度萎缩性胃炎,中度异型增生。西医诊断:慢性萎缩性胃炎。中医诊断:胃痛,证属脾胃虚弱,运化不行,邪毒瘀滞,胃络失和。治法:健脾益气和胃,化瘀解毒活络。方药:太子参30g,茯苓20g,麸炒白术15g,醋鸡内金12g,紫苏梗12g,石菖蒲12g,郁金12g,夏枯草15g,焦槟榔10g,醋莪术10g,丹参30g,浙贝母15g,藤梨根15g,预知子15g,甘草6g,生谷芽15g,生麦芽15g,三七粉(冲服)3g。14剂,水煎分2次温服,每日1剂。2011年6月23日二诊:胃胀胃痛减轻,胃中时有隐痛,嗳气,头有发蒙感,舌淡暗,苔白,脉弦细。证属脾胃不和,痰气阻络,胃阴受损。治法:健脾和胃,化瘀解毒活络,兼顾胃阴。方药:太子参20g,北沙参12g,瓜蒌30g,麸炒枳实15g,茯苓20g,生白术30g,醋莪术10g,丹参30g,藤梨根20g,预知子15g,生地黄30g,夏枯草12g,浙贝母15g,焦槟榔10g,甘草6g,熟大黄6g,三七粉(冲服)3g。14剂,水煎分2次温服,每日1剂。2011年7月7日三诊:胃胀痛已无,偶有嗳气,舌淡暗,苔白干,脉弦细。证属脾胃不和,痰气阻络,胃阴受损。治法:健脾和胃,化瘀解毒活络,兼顾胃阴。方药:太子参30g,北沙参12g,茯苓20g,生白术40g,瓜蒌30g,麸炒枳实15g,石菖蒲12g,炙远志10g,丹参20g,醋莪术10g,浙贝母15g,焦槟榔10g,醋鸡内金15g,甘草6g。14剂,水煎分2次温服,每日1剂。

按:患者经常胃痛,纳差,胃胀发凉,活动后气短,舌淡暗,有齿痕,苔白稍滑,脉细弦,右弦明显,说明有脾胃虚弱;舌淡暗说明在气虚的基础上有瘀阻血络的存在;舌有裂纹说明已有胃阴受损。辨证应为脾胃虚弱,胃络瘀阻,胃阴受损。治法:健脾和胃,化瘀解毒活络,兼顾胃阴。方中用太子参、茯苓、炒白术健脾益气,醋鸡内金、生谷芽、生麦芽健脾助运;醋莪术、丹参、三七粉化瘀通络,浙贝母、瓜蒌化痰通络,夏枯草、藤梨根解毒通络;北沙参养胃阴;紫苏梗、郁金、焦槟榔理气和络。诸药合用,健脾益气,气阴兼顾,解毒通络,标本同治。本案体现了辨病辨证相结合的治疗思路,萎缩性胃炎并异型增生,这种增生病灶属癥瘕范畴,乃瘀毒伤络所致,治疗上要应用通络散结之法。胃之络脉瘀滞,其病理因素有三:一是瘀,即瘀血阻络,要用化瘀通络之法,常用莪术、生蒲黄、三七粉等药;二是痰阻络脉,要用化痰通络之法,常用浙贝母、瓜蒌、杏仁、半夏等药;三是毒阻络脉,萎缩性胃炎属癌前病变,而导致癌的发生被认为是毒邪阻滞所致,故认为萎缩性胃炎存在癌毒的成分,要用解毒通络之法,常用夏枯草、藤梨根、白花蛇舌草、蜂房、苦参、土茯苓等药。

病例2

患者汪××,男,56岁。ID号408206,2013年8月12日来诊。胃胀5年来诊。患者自诉近5年来时常胃胀,食后为甚,无胃痛,偶有胃烧灼感,嗳气无反酸,纳少,大便偏溏日3次,舌淡红苔白黄间腻,脉弦细,胃腹无压痛。胃镜及病理:中度萎缩性胃炎。西医诊断:慢性萎缩性胃炎。中医诊断:痞满。辨证:脾虚胃热,寒热错杂。治法:健脾清胃,寒热并调。方药:麸炒白术15g,茯苓15g,姜半夏9g,黄连 6g,党参 15g,甘草 6g,黄芩 10g,干姜 6g,生黄芪 15g,陈皮 10g,砂仁 6g,炒薏苡仁 30g,姜厚朴 10g。水煎服,每日 1 剂。2013 年 8 月 19 日二诊:胃胀减轻,食后为甚,无胃痛,胃烧灼感,嗳气无反酸,大便偏溏日 2 次,舌淡红苔白黄间腻,脉弦细,胃腹无压痛。处方:姜半夏 9g,黄连 6g,黄芩 10g,干姜 6g,党参 15g,甘草 6g,砂仁 6g,麸炒白术 15g,炒薏苡仁 30g,姜厚朴 10g,海螵蛸 15g,浙贝母 10g。水煎服,每日 1 剂。原方加减调治 4 个月之久,后胃镜复及病理复查:轻度萎缩性胃炎。

按:寒热错杂证在慢性萎缩性胃炎的胃痞中较为常见,寒者是脾气虚也,气为阳,气虚则寒;热者乃胃热也,慢性萎缩性胃炎的寒热错杂常是脾虚胃热,以寒热并调的半夏泻心汤治疗。二诊时,胃胀轻而胃中灼热明显,慢性萎缩性胃炎出现胃中灼热乃胃酸过损伤膜之因,属热,如《素问·至真要大论篇》曰:"诸呕吐酸,暴注下迫,皆属于热。"故于方中加海螵蛸、浙贝母以制酸和胃。

第4章

消化性溃疡

消化性溃疡主要指发生于胃和十二指肠的慢性溃疡，是一多发病、常见病。溃疡的形成有各种因素，其中酸性胃液对黏膜的消化作用是溃疡形成的基本因素，因此得名。酸性胃液接触的任何部位，如食管下段、胃肠吻合术后吻合口、空肠及具有异位胃黏膜的 Meckel 憩室，绝大多数的溃疡发生于十二指肠和胃，故又称胃、十二指肠溃疡。胃酸分泌过多、幽门螺杆菌感染和胃黏膜保护作用减弱等因素是引起消化性溃疡的主要原因。胃排空延缓和胆汁反流、遗传因素、药物因素、环境因素和精神因素等，均与消化性溃疡的发生有关。

消化性溃疡为现代医学病名，可归属中医学"胃痛""吞酸""嘈杂"等病范畴。

一、病因病机

(一)病因

1. 外邪犯胃

外受寒邪，犯及胃府；过服寒凉，寒凉伤中，致使气机凝滞，胃气不和，收引作痛。《素问·举痛论》说："寒气客于肠胃之间，膜原之下，血不得散，小络急引，故痛。"

2. 饮食伤胃

饮食过量、过食生冷，过食肥甘厚味、辛辣、饮烈酒等，损及脾胃，脾胃气机不和，遂成胃痛。《素问·痹论》说："饮食自倍，肠胃乃伤。"《医学正传·胃脘痛》言："初致病之由，多因纵恣口腹，喜好辛酸，恣饮热酒……复餐寒凉生冷，朝伤暮损，日积月深……故胃脘疼痛。"

3. 情志不畅

恼怒伤肝，肝失疏泄，气失条达，肝气郁结，横逆犯胃，气机阻滞，故致胃痛。肝郁日久化火，郁火乘胃，肝胃郁热，可致胃脘灼热而痛。气滞日久，血行不畅，血脉凝涩，瘀血内结，遂成胃脘刺痛，其病势缠绵难愈。故《增评柳选四家医案·评选继志堂医案上卷·脘腹痛门》言："肝胃气痛，痛久则气血瘀凝。"忧思伤脾，脾弱肝旺，木贼土虚，胃腑受克，故脘痛而胀。另外，思则气结，胃气不得宣通，故郁而作痛。

4. 药物为害

俗话说:"是药三分毒。"有些药物偏于酸性,有些药物偏于碱性,即使中药也有辛、甘、酸、苦、咸五味的不同。这些药物在对身体疾病产生治疗效用的同时,也会对身体造成一定的不良反应。绝大多数的药物均要通过胃肠系统进行传递、消化和吸收,并对疾病发生作用,所以胃肠道首当其冲地就会受到某些药物刺激及损害。尤其是一些过辛过苦的药物,易于损伤脾胃,导致胃痛。

5. 体虚久病

素体脾胃虚弱,或久病脾胃受损,或劳倦过度,均可致中焦虚寒,寒从内生,脉络失于温养,故胃脘隐隐作痛。若脾胃虚寒,复因感受外寒,内外合邪则成寒积胃痛。

(二)病机

中医认为,本病的发生与饮食不节、情志损伤、外邪犯胃、脾胃虚弱等相关。病变部位主要在胃,肝木与胃土相关,脾与胃燥湿相济,故其发病与肝脾最为相关。初起在气,多为气滞;久病入血,可兼见血病。病性总属本虚标实,脾胃虚弱是其发病基础,瘀血阻络为基本病理变化。胃痛初多由外邪、饮食、情志不遂所致,病因多单一,病机也单纯,常见有寒邪客胃、饮食停滞、肝气犯胃、肝胃郁热、脾胃湿热等证候,表现为实证;久则常见由实转虚,如寒邪日久损伤脾阳,热邪日久耗伤胃阴,多见脾胃虚寒、胃阴不足等证候,则属虚证。因实致虚,或因虚致实,皆可形成虚实并见证,如胃热兼有阴虚,脾胃阳虚兼见内寒,以及兼夹瘀、食、气滞、痰饮等。若气滞日久,血行瘀滞,或久痛入络,胃络受阻,或胃出血后,离经之血未除,以致瘀血内停,胃络阻滞不通,均可引起瘀血胃痛。《临证指南医案·胃脘痛》早已有关于这种病机的论述:"胃痛久而屡发,必有凝痰聚瘀。"脾胃主运化水湿,若脾胃不足,失于健运,湿邪内生,聚湿成痰成饮,蓄留胃脘,又可致痰饮胃痛。

二、临床表现

1. 症状

(1)特征性上腹痛:典型的消化性溃疡上腹痛具有以下特点:①慢性,病史较长,半年至数年不等。②周期性,表现为发作期与缓解期交替出现,气温多变的秋末冬初和冬春之交为好发季节。③节律性,胃溃疡饭后 30 分钟后痛,至下次餐前缓解。十二指肠溃疡有空腹痛、半夜痛,进食可以缓解。④疼痛部位,十二指肠溃疡的疼痛多出现于中上腹部,或在脐上方,或在脐上方偏右处;胃溃疡疼痛的位置也多在中上腹,但稍偏高处,或在剑突下和剑突下偏左处。⑤疼痛性质,多呈钝痛、灼痛或饥饿样痛,一般较轻而能耐受,持续性剧痛提示溃疡穿透或穿孔。⑥疼痛影响因素,疼痛常因精神刺激、过度疲劳、饮食不慎、用药不当、气候变化等因素诱发或加重;可因休息、进食、服制酸药等方法而减轻或缓解。

(2)其他症状：常伴反酸、烧灼感、嗳气、恶心呕吐等消化不良症状，全身症状可有失眠等神经官能症的表现，或有缓脉、多汗等自主神经系统不平衡的症状。

2. 体征

溃疡发作期，中上腹部可有局限性压痛，程度不重，其压痛部位多与溃疡的位置基本相符，胃溃疡压痛位于上腹部正中或偏左，十二指肠溃疡位于上腹部偏右。

3. 并发症

消化性溃疡主要并发症有出血、穿孔、梗阻和癌变。

(1)出血：出血是消化性溃疡最为常见的并发症。小量出血仅表现为粪便隐血阳性，大量出血表现为呕血和(或)黑粪。出血量多者可有头昏、面色略苍白、脉搏快速，大出血者可发生晕厥或休克。

(2)穿孔：溃疡深达浆膜层时可穿透而发生急性穿孔，胃或十二指肠内容物溢入腹腔，导致急性弥散性腹膜炎。临床表现为突然发生上腹剧痛，并向全身扩散，疼痛难忍，可有恶心呕吐，面色苍白，呼吸运动变浅，腹式呼吸消失，手足凉，出冷汗和血压下降等症状。继则体温升高，白细胞增多，全腹有明显压痛及反跳痛，腹肌强直呈板样硬，肝浊音界缩小或消失。

(3)幽门梗阻：患者多有长期溃疡发作史，多因十二指肠球部或幽门溃疡引起幽门痉挛，周围组织炎性水肿及愈后瘢痕而引起。并发幽门梗阻后，上腹痛失去节律性，餐后加重，有时为绞痛或饱胀不适，嗳气反酸，呕吐最为突出，多于晚餐后明显，吐物量大，有酸臭味并含有发酵的隔夜宿食，吐后上腹疼痛缓解。体征有上腹膨胀、胃型、蠕动波及震水音。

(4)癌变：少数胃溃疡可发生癌变，一般认为发生率很低。以下几点应提高警惕：①经积极内科治疗症状不见好转，或溃疡迁延不愈者；②无并发症而疼痛节律性消失，对原有治疗有效药物失效；③体重减轻；④粪便潜血试验持续阳性者。有上述情况者，应进一步胃镜复查及黏膜活检以排除早期癌变。

4. 特殊类型的溃疡

(1)无症状型溃疡：指无明显症状的消化性溃疡患者，因其他疾病做胃镜或X线钡餐检查时偶然被发现；或当发生出血或穿孔等并发症时才被发现。这类消化性溃疡可见于任何年龄，但以老年人尤为多见。

(2)老年消化性溃疡：胃溃疡多见，也可发生十二指肠溃疡，胃溃疡直径常可超过2.5cm，且多发生于高位胃体的后壁，老年消化性溃疡常表现为无规律的中上腹痛，呕血和(或)黑粪，消瘦，很少发生节律性痛，夜间痛及反酸，易并发大出血，常常难以控制。

(3)幽门管溃疡：较为少见，常伴胃酸分泌过高，其主要表现有：①餐后出现中上腹疼痛，其程度较为剧烈而无节律性，并可使患者惧食，制酸药物可使腹痛缓解；②好发呕吐，呕吐后疼痛随即缓解，腹痛、呕吐和饮食减少可导致体重减轻，此类消化性溃疡内科治疗的效果较差。

（4）球后溃疡：约占消化性溃疡的5％，溃疡多位于十二指肠乳头的近端，球后溃疡的夜间腹痛和背部放射性疼痛更为多见，并发大量出血者亦多见，内科治疗效果较差。

（5）复合性溃疡：指胃与十二指肠同时存在溃疡，多数是十二指肠的发生在先，胃溃疡在后，本病约占消化性溃疡的7％，多见于男性，其临床症状并无特异性，但幽门狭窄的发生率较高，出血的发生率高达30％～50％，出血多来自胃溃疡。本病病情较顽固，并发症发生率高。

（6）巨型溃疡：胃溃疡直径超过2.5cm者，十二指肠溃疡直径在2cm以上者，称巨型溃疡。巨型溃疡并非都属于恶性，疼痛常不典型，往往不能为抗酸药所完全缓解，呕吐与体重减轻明显，并可发生致命性出血，有时可在腹部触到纤维组织形成的硬块，长病程的巨型胃溃疡往往需要外科手术治疗。

5. 消化性溃疡的非典型表现

由于溃疡病的演变过程不同及机体反应的差异，加上患者自行不规则服药治疗，可出现不典型的临床表现，仅有上腹部不适、压迫感、饥饿感，或仅有反酸、嗳气、流涎，或仅有自主神经功能失调症状。当出现慢性胃炎、十二指肠炎及出血、穿孔、幽门梗阻等时，特征性上腹痛也不明显。

三、辅助检查

1. 内镜检查

内镜检查是确诊消化性溃疡的主要方法，有条件者应首选胃镜检查，胃镜检查的优点是诊断准确性高，可结合活检鉴别溃疡的良恶性病变，还可取活检做Hp检查，必要时也可对溃疡治疗效果进行随访。在内镜直视下，消化性溃疡通常呈圆形、椭圆形或线形，边缘锐利，基底光滑，为灰白色或灰黄色苔膜所覆盖，周围黏膜充血、水肿，略隆起。内镜下将溃疡分为三期。

（1）活动期（A期）：分为A1及A2两期。

A1：圆形或椭圆形，中心覆盖白苔，常有小出血，周围潮红，有炎症性水肿。

A2：溃疡面覆黄或白色苔，无出血，周围炎症水肿减轻。

（2）愈合期（H期）：分为H1及H2两期。

H1：溃疡周边肿胀消失，黏膜呈红色，伴有新生毛细血管。

H2：溃疡变浅、变小，周围黏膜发生皱褶。

（3）瘢痕期（S期）：分为S1及S2两期。

S1：溃疡白苔消失，新生红色黏膜出现（红色瘢痕期）。

S2：红色瘢痕渐变为白色（白色瘢痕期）。

2. X线钡餐检查

目前多采用钡剂和空气双重对比造影技术。由钡剂充填溃疡凹陷而显示出来的龛影是诊断溃疡的直接征象,在正面观龛影呈圆形或椭圆形,边缘整齐。因溃疡周围的炎性水肿而形成环形透亮区。由于溃疡周围组织的炎症和局部痉挛等,X线钡餐检查时可发现局部压痛与激惹现象。溃疡愈合和瘢痕收缩,可使局部发生变形,尤多见于十二指肠球部溃疡,后者可呈三叶草形、花瓣样等变形。

3. Hp 感染的检测

Hp 感染的检测方法大致分为四类:①直接从胃黏膜组织中检查 Hp,包括细菌培养、组织涂片或切片染色镜检细菌。②用尿素酶试验、呼吸试验、胃液尿素氮检测等方法测定胃内尿素酶的活性。③血清学检查抗 Hp 抗体。④应用聚合酶链反应(PCR)技术测定 Hp-DNA。细菌培养是诊断 Hp 感染最可靠的方法。

4. 胃液分析

胃溃疡患者的胃酸分泌正常或低于正常,部分十二指肠溃疡患者则增多,但与正常人均有很大重叠,故胃液分析对消化性溃疡诊断和鉴别诊断价值不大。目前胃液分析主要用于胃泌素瘤的辅助诊断。

5. 粪隐血试验

阳性者常提示溃疡为活动性或并发出血,连续检查可作为判断出血治疗效果的指标。

四、诊断与鉴别诊断

1. 诊断要点

(1)症状与体征:慢性病程,周期性发作,常与季节、精神因素、饮食不当有关;发作时有上腹灼痛、钝痛、胀痛或隐痛,服碱性药物后可缓解。典型胃溃疡疼痛部位在剑突下偏左,好发于餐后半小时到 2 小时;十二指肠溃疡疼痛位于上中腹偏右,好发于餐后 3~4 小时或半夜,进食后可缓解,常伴嗳气、反酸。

(2)X 线钡餐检查:可见龛影及黏膜皱襞集中征象,单纯局部压痛、激惹或变形为间接征象,仅供诊断参考。

(3)内镜检查:可在胃、十二指肠发现圆形、椭圆形、线形,或霜降样溃疡,底部平整,覆有白色或灰白色苔,边缘多整齐,无结节状隆起,周围黏膜充血水肿,有时可见皱襞向溃疡集中。活检及细胞组织学检查可排除恶性病变。

2. 鉴别诊断

本病主要临床表现为上腹疼痛,所以需与其他有上腹疼痛症状的疾病鉴别。此外,亦需与表现为消化性溃疡的胃泌素瘤鉴别。

(1)慢性胃炎:本病症状可有胃痛表现,但发作的周期性与节律性一般不典型。胃镜检查是主要的鉴别方法。

(2)慢性胆囊炎和胆石症:每有周期性上腹痛,常与进食油腻食物有关,但疼痛多位于右上腹,常放射至右肩胛区,可有胆绞痛、发热、黄疸、Murphy 征阳性,B 超显像和 CT 检查常可发现胆系结石征象。

（3）胃癌：早期胃癌无特异性症状，内镜检查发现的胃溃疡均应取活检以排除恶性。晚期胃癌，则钡餐和内镜检查一般容易与良性溃疡鉴别。恶性溃疡 X 线钡餐检查示龛影位于胃腔之内，边缘不整，龛影周围胃壁强直，呈结节状，向溃疡聚集的皱襞有融合、中断现象。内镜下恶性溃疡形状不规则，底部凹凸不平，苔污秽，边缘呈结节状隆起。需要强调的是：①对于怀疑恶性溃疡而一次活检阴性者，必须在短期内复查内镜并再次活检。②强力抗酸分泌作用的药物治疗后，溃疡缩小或部分愈合不是判断良、恶性溃疡的可靠依据。③对治疗后愈合不良的难治性胃溃疡，需内镜复查随访，直至证实溃疡愈合。

五、治疗

消化性溃疡的治疗目的在于缓解症状、促进溃疡愈合、防止并发症、预防复发，西医、中医治疗均能取得较好的效果。活动期溃疡可用抑酸药或胃黏膜保护药治疗，亦可在中医辨证的基础上采用健脾益气、疏肝和胃、制酸护膜方法治疗，或结合中医针刺、耳针、穴位注射等特色治疗。有幽门螺杆菌感染时，可用西药四联疗法治疗，也可用加入中成药或汤药配合治疗。缓解期或预防复发治疗，中医药有较好的优势。

（一）西医治疗

西医治疗消化性溃疡常用的方法有降低胃酸、保护胃黏膜、根除幽门螺杆菌等。通常十二指肠溃疡治疗 4～6 周，胃溃疡治疗 6～8 周。

1. 一般治疗

（1）应将本病的基本知识介绍给患者，使其了解本病的发病诱因及规律，增强其对治疗的信心，积极配合治疗，建立规律的生活制度，避免发病与复发诱因。

（2）饮食要定时，进食不宜太快，避免过饱过饥，一般不必严格食谱，但应避免粗糙、过冷过热和刺激性大的食物，如香料、浓茶、咖啡等。急性活动期症状严重的患者可给流食或软食，进食次数不必过多，一般患者及症状缓解后可从软食逐步过渡到正常饮食。

（3）戒酒及戒烟亦为治疗的一部分。慎用能损伤胃黏膜的药物，如非甾体炎药阿司匹林、吲哚美辛、保泰松等。

（4）精神紧张、情绪波动明显者，可用安定药如四氢帕马丁、氯氮草、地西泮或多虑平等，以稳定情绪，解除焦虑，但不宜长期服用。

2. 降低胃酸

（1）制酸药：其作用机制是直接中和胃酸，同时还可降低胃蛋白酶的活性，缓解疼痛，促进溃疡愈合。现用于临床的有氢氧化铝、氧化镁、三硅酸镁、胃得乐、乐得胃、复方铝酸铋、碳酸钙等，其中含钙、铋、铝的制剂可致便秘，含镁制剂可致腹泻，故常将多种制酸药制成复合剂使用。制酸药疗效欠佳,且不良反应较多,包括水钠潴留、酸碱平衡失调、骨质疏松等,限制了其临床应用范围,可作为镇痛的辅助用药,一般不单独应用治疗溃疡。

(2)组胺 H_2 受体阻断药:H_2 受体拮抗药选择性地竞争结合壁细胞膜上的 H_2 受体,使壁细胞内 cAMP 产生,胃酸分泌减少,促进溃疡愈合。常用的有以下几种。

①西咪替丁:是第一个大规模应用的组胺 H_2 受体阻断药,其结构与组胺相似,含有一个咪唑环。由于其不良反应较多,现已较少应用。用法:每次 0.4g,每日 3～4 次,一般于饭后和睡前各服 1 次。

②雷尼替丁:为第二代组胺 H_2 受体阻断药,与西咪替丁不同的是它含有呋喃环,故又名呋喃硝胺。其抑酸强度是西咪替丁的 4～10 倍,且不良反应相对较少。用法:每次 150mg,每日 2 次,早晚饭时服。

③法莫替丁:为第三代组胺 H_2 受体阻断药,它的结构特点是含有噻唑环,具有对 H_2 受体亲和力高的特点,其抑制酸分泌的效能比雷尼替丁强 6～10 倍,比西咪替丁强 30～100 倍。用法:每次 20mg,每日 2 次,早晚饭时服。

④尼扎替丁:为新型组胺 H_2 受体阻断药,末端有一个硝基乙烯二胺结构,可以作用于胃黏膜细胞上的 H_2 受体,竞争性抑制组胺与 H_2 受体结合,从而抑制胃酸分泌,抑酸作用比西咪替丁强 8.9 倍。用法:每次 150mg,每日 2 次,早晚饭时服。

(3)质子泵抑制药:质子泵即是 H^+-K^+-ATP 酶,位于壁细胞分泌小管膜上,是壁细胞分泌胃酸的最终环节。质子泵抑制药能抑制位于壁细胞分泌面的质子泵,从而抑制氢离子和钾离子的交换而使氢离子不能最后进入胃腔,能抑制任何通路引起的胃酸分泌,促进溃疡愈合。常用的有以下几种。

①奥美拉唑:能特异性地作用于壁细胞的质子泵(H^+-K^+-ATP 酶)所在部位,并转化为亚磺酸胺活性成分,然后通过二巯键和质子泵的巯基呈不可逆的结合,生成亚磺酰胺与质子泵的复合物,阻断了胃酸分泌的最后步骤,选择性地浓缩在壁细胞的酸性环境中,存留达 24 小时,因而作用持久。用法:每次 20mg,每日 1～2 次,饭前服用。该药细胞色素同工酶 CYP2C19 的亲和力较 CYP3A4 大 10 倍。

②泮托拉唑:为合成的二烷氧基吡啶化合物,其生物利用度比奥美拉唑提高 7 倍,在胃壁细胞的酸性环境下被激活为环次磺胺,再特异性地与质子泵上的巯基以共价键结合,使其丧失泌酸功能。用法:每次 40mg,每日 1～2 次,饭前服用。本品通过肝细胞内的细胞色素 P450 酶系的第 Ⅰ 系统进行代谢,同时也可以通过第 Ⅱ 系统进行代谢。当与其他通过 P450 酶系代谢的药物伍用时,本品的代谢途径可以通过第 Ⅱ 酶系进行,从而不易发生药物代谢酶系的竞争性作用,减少体内药物间的相互作用。

③兰索拉唑：为新型质子泵抑制药,因在吡啶环 4 位侧链导入氟而且有三氟乙氧基取代基,使其生物利用度较奥美拉唑提高 30% 以上。用法：早晨餐前口服 30mg,每日 1 次。该药主要被肝的 P450ⅢA4 和 P450ⅡC18 代谢为砜基和羟基,次要代谢物为亚硫酸盐和羟基砜衍生物。

④雷贝拉唑：在吡啶和苯丙咪唑环进行不同基团衍生而来。在小管内低 pH 状态下,雷贝拉唑被快速活化,生成次磺酰胺残基,形成二硫基的共价键,使 H^+-K^+-ATP 酶失活,进而抑制胃酸分泌。用法：每次 20mg,每日 1 次,饭前服。该药可被 CYP450 的同工酶(CYP2C19 和 CYP3A4)代谢。

⑤埃索美拉唑：是奥美拉唑的 S-异构体,奥美拉唑的 R-异构体和 S-异构体具有相似的药效学特性。用法：每次 20mg 每日 1 次,饭前服。该药经细胞色素 P450 酶系统(CYP)代谢,大部分代谢依靠多形性的 CYP2C19,生成埃索美拉唑的羟化物和去甲基代谢物。剩余部分依靠另一特殊异构体 CYP3A4 代谢生成埃索美拉唑砜,后者为血浆中的主要代谢物。

⑥艾普拉唑：其结构属于苯并咪唑类,选择性地进入胃壁细胞,转化为次磺酰胺活性代谢物,与 H^+-K^+-ATP 酶上的巯基作用,形成二硫键的共价结合,不可逆抑制 H^+-K^+-ATP 酶,产生抑制胃酸分泌的作用。用法：每次 10mg 每日 1 次,饭前服。目前尚无确切数据说明本品是否经肝 CYP2C19 酶代谢,但现有的临床试验数据提示,人体中 CYP2C19 酶的基因多态性不影响本品的疗效。

3. 保护胃黏膜

胃黏膜保护药可保护和增强胃黏膜的防御功能,部分药物还可促使黏膜细胞分泌黏液、碱性离子、前列腺素等保护性物质,有增进黏膜修复的功效。常用的有以下几类。

(1)胶体铋制剂：此类药物具有胶体特性,可在胃黏膜上形成牢固的保护膜并通过铋离子对幽门螺杆菌的杀灭作用而发挥抗溃疡作用。常用的铋制剂主要有以下 3 种。①枸橼酸铋钾：每片含枸橼酸铋钾 120 mg,每次 240mg,三餐前半小时及睡前服。②胶体果胶铋：主要成分碱式果胶酸铋钾。每次 150mg,每日 3 次,于三餐前半小时服,也可睡前加服 1 次。③胶体酒石酸铋每次 165mg,每日 3 次,于三餐前半小时服,也可睡前加服 1 次。本类药物长期使用可能致铋中毒,故应间断应用。铋盐与结肠内硫化氢反应生成氢化铋盐,使粪便变为黑色。

(2)铝制剂：可覆盖于溃疡表面形成保护膜,有的还可吸附胃蛋白酶和胆汁酸,有利于溃疡愈合。铝碳酸镁(达喜),每次 1g,每日 4 次,饭前 1 小时及睡前服。硫糖铝每次 1g,每日 4 次,饭前 1 小时及睡前服。氢氧化铝凝胶每次 10ml,每日 4 次,饭前 1 小时及睡前服。

(3)胃柱状上皮细胞稳定剂：促进胃柱状上皮细胞稳定性,抵抗各种损害,促进上皮细胞分裂、增殖和修复。麦滋林-S 每次 2g,每日 3 次,饭前 1 小时服。替普瑞酮(施维舒)每次 50mg,每日 3 次,饭前 1 小时服。

4. 根除幽门螺杆菌

根除 Hp 可有效治疗溃疡,并减少溃疡的复发,且能阻止胃黏膜的进一步损伤,改善黏膜萎缩、肠上皮化生,从而降低胃癌发生的风险。

(1)三联疗法是最常用的 Hp 根除方案:目前大多数共识意见推荐的三联疗法方案是标准剂量质子泵抑制药加两种抗生素组成。标准剂量质子泵抑制药有奥美拉唑每日 40mg、泮托拉唑每日 80mg、雷贝拉唑每日 40mg、埃索美拉唑每日 40mg,应用其中一种,分 2 次饭前服;常用的抗生素有阿莫西林每日 2000mg、克拉霉素每日 1000mg、呋喃唑酮每日 100mg、甲硝唑每日 800mg 或替硝唑每日 1000mg、左氧氟沙星每日 500mg、四环素每日 1500mg。常用组合有质子泵抑制药＋阿莫西林＋克拉霉素、质子泵抑制药＋阿莫西林＋呋喃唑酮、质子泵抑制药＋克拉霉素＋甲硝唑、质子泵抑制药＋阿莫西林＋甲硝唑等。质子泵抑制药可替换为铋制剂或 H_2 受体拮抗药,但疗效相应下降。

(2)四联疗法为一线方案:由于 Hp 的耐药性发展较快,甲硝唑、替硝唑、左氧氟沙星等药的敏感性下降,严重影响了疗效。在三联疗法的基础上,加上铋制剂已成为治疗 Hp 一线方案。

既往治疗幽门螺杆菌疗程一般为 7 日,但是幽门螺杆菌往往得不到有效的根除,并且容易复发,所以现在治疗幽门螺杆菌疗程通常要求患者坚持 10～14 日,这样可以有效提高幽门螺杆菌的根除率。

5. 并发症治疗

(1)并发大出血

①一般治疗:有休克者应进行抗休克治疗,补充血容量,纠正酸中毒,维持电解质平衡,并密切观察生命体征。

②抑制胃酸分泌:在酸性环境下,纤溶酶活力增强,出血处血液不易形成血栓,破损的血管不能止血,因此要抑制胃酸,以便血液易于凝固。静脉途径应用奥美拉唑、雷贝拉唑等质子泵抑制药。

③应用止血药:局部止血可用冰盐水加去甲肾上腺素或凝血酶灌胃。也可酌情静脉应用氨甲环酸、氨基己酸等止血药。

④内镜下止血:内镜下止血是快速而有效的方法,通过喷洒止血药、高频电凝、激光、局部注射血管收缩药等方法止血,若是较大血管出血可放置缝合夹子止血。

(2)并发幽门梗阻

①禁食:禁食可减少胃内容物,缓解症状。

②胃肠减压:留置胃管,并持续胃肠减压,抽出胃内容物,让胃部得以休息,缓解症状。

③营养支持:在胃肠减压期间,应静脉补充营养,维持水、电解质及酸碱平衡。

④原发病治疗:应用有效的抗溃疡药,使溃疡愈合,幽门水肿消除,则非器质性幽门狭窄可以复通。

⑤内镜扩张术:一半以上的消化性溃疡并发幽门梗阻是由幽门出口处瘢痕所致,这类患者可选择在内镜下行扩张术,让狭窄的幽门出口扩大。

⑥手术治疗:对于经上述治疗无效的器质性幽门狭窄,应外科手术治疗。

(3)并发急性穿孔:消化性溃疡并发穿孔有3种类型,不同类型的穿孔可采取不同的治疗方法。

①游离穿孔:也称急性穿孔,出现胃内容物流入腹腔导致急性腹膜炎,对这种穿孔应给予内科积极治疗,包括禁食、胃肠减压、补液及应用抗生素,并尽快施行外科手术治疗。

②亚急性穿孔:是急性穿孔的一种较轻的特殊情况,因游离穿孔较小,很快被炎性组织和分泌物堵塞,不出现急性腹膜炎,或急性腹膜炎较轻。对这种穿孔也应与急性穿孔一样要进行积极内科治疗,效果不理想者应手术治疗。

③穿透:即溃疡穿透胃肠全层,但由于溃疡基底部被邻近脏器所封闭,因此胃肠道内容物不会流入腹腔,不会引起急性腹膜炎。对这种穿孔应以内科抗溃疡治疗为主,效果不佳,或病情进展者可考虑手术治疗。

6. 手术治疗

目前,药物治疗消化性溃疡能取得很好的效果,单纯溃疡已不主张手术治疗,但以下情况应考虑手术治疗:①溃疡并大量出血经内科治疗无效;②急性溃疡穿孔;③瘢痕性幽门梗阻;④胃溃疡癌变;⑤严格内科治疗无效的难治性溃疡,如球后溃疡、幽门管溃疡、巨大溃疡等。

(二)中医治疗

1. 辨证治疗

消化性溃疡属本虚标实之证,本虚是脾胃虚弱,标实有肝郁、气滞、瘀血、郁热等,本虚为主者,治本为主,脾胃虚寒者用温中健脾,胃阴不足者养阴益胃;标实为主者,治标为先,气滞者疏肝理气,血瘀者活血化瘀,郁热者清热和胃;标本并重者,标本兼顾。临床常按以下几种证型辨治。

(1)肝气犯胃证

主症:胃脘胀痛,窜及两胁,胸闷喜叹息,遇情志不遂胃痛加重,烦躁易怒,嘈杂反酸,口苦纳差,嗳气频繁,舌质淡红,苔薄白或薄黄脉弦。

治法:疏肝和胃,理气止痛。

方药:柴胡疏肝散[54](《景岳全书》)加减。柴胡10g,陈皮9g,香附10g,炒枳壳10g,川芎9g,延胡索10g,郁金10g,炒白芍15g,香橼9g,炒白术15g,炙甘草6g。

加减:疼痛较甚,加三七粉(冲服)6g;嗳气者,加旋覆花(包煎)30g,代赭石(先煎)10g;胃气壅滞而有胃胀者,加紫苏梗9g;气郁化火而有口干口苦者,加栀子

10g,牡丹皮 10g。

（2）肝胃郁热证

主症：胃脘灼痛，痛势急迫，反酸嘈杂，口干口苦，喜冷饮，情绪烦躁易怒，大便干结，舌质红，苔黄，脉弦或弦数。

治法：清泄郁热，理气和中。

方药：化肝煎[10]（《景岳全书》）加减。牡丹皮 10g，栀子 10g，蒲公英 15g，浙贝母 10g，青皮 10g，陈皮 10g，白芍 15g，香橼 10g，佛手 10g，绿萼梅 10g，甘草 6g，海螵蛸 15g。

加减：反酸者，加煅瓦楞子 30g；胃痛较剧者，加三七粉（冲服）6g，延胡索 10g；郁热伤阴、口干口渴者，加沙参 10g，麦冬 10g；热伤血络，呕血或便血者，加地榆 10g，仙鹤草 30g。

（3）脾胃湿热证

主症：胃脘疼痛，痞胀不适，纳谷不香，恶心欲吐，口苦口黏，口干不欲饮，肢重困倦，小便黄，大便溏而不爽，舌质红，苔黄腻，脉滑或滑数。

治法：清热化湿，运脾和中。

方药：王氏连朴饮[6]（《霍乱论》）合半夏泻心汤[27]（《伤寒论》）加减。黄连 6g，黄芩 10g，炒栀子 10g，炒薏苡仁 15g，芦根 15g，冬瓜仁 15g，厚朴 10g，法半夏 9g，枳壳 10g，蒲公英 15g，甘草 6g。

加减：湿重于热者，加苍术 15g，石菖蒲 10g，豆蔻（后下）6g；纳呆少食者，加炒神曲 10g。

（4）寒热错杂证

主症：胃脘灼痛，喜温喜按，口干苦或吐酸水。嗳气时作，嘈杂反酸，四肢不温，大便时干时稀，舌淡或淡红，体胖有齿痕，苔黄白相间或苔黄腻，脉弦细。

治法：寒温并用，和胃止痛。

方药：半夏泻心汤[27]（《伤寒论》）加减。黄连 6g，黄芩 10g，干姜 6g，法半夏 9g，甘草 6g，吴茱萸 1g，海螵蛸 15g，浙贝母 10g，柴胡 10g，白芍 15g，炒白术 15g，陈皮 6g。

加减：便秘者，加枳实 30g，虎杖 15g；血热者，加生地黄 15g，丹参 15g，玄参 9g；下焦热盛者，加黄柏 9g；干呕、腹中肠鸣，下利者，加生姜 6g，木香 10g，防风 10g。

（5）瘀血阻络证

主症：胃脘刺痛，痛处不移，入夜尤甚，胃痛剧烈，可痛彻胸背，肢冷，汗出，有呕血或黑粪史，舌质紫暗有瘀点、瘀斑，脉弦或涩。

治法：活血化瘀，通络止痛。

方药：失笑散[25]（《太平惠民和剂局方》）合丹参饮[11]（《时方歌括》）加减。五灵脂 10g，生蒲黄（包煎）10g，丹参 15g，砂仁（后下）3g，檀香（后下）3g，白芍 15g，延胡索 10g,三七粉(分 2 次冲服)6g,川芎 9g,当归 10g,煅瓦楞子 30g,甘草 6g。

加减:气滞而有胃脘作胀者,加木香 6g,陈皮 10g;气虚神疲乏力、脉细弱者,加黄芪 15g,党参 15g;腹部冷痛者,加干姜 6g,肉桂 3g。

(6)胃阴不足证

主症:胃脘隐隐灼痛,空腹时加重,嘈杂,似饥而不欲食,口干舌燥而不欲饮,大便干结,手足心热,舌红少津、有裂纹、少苔或花剥苔,脉细数。

治法:养阴和中,益胃生津。

方药:一贯煎[1]《柳州医话》合芍药甘草汤[29]《伤寒论》加减。沙参 10g,麦冬 10g,当归 10g,生地黄 15g,枸杞子 15g,香橼 10g,佛手 10g,白芍 15g,炙甘草 6g,川楝子 9g。

加减:大便秘结者,加火麻仁 30g;有虚热者,加地骨皮 10g,石斛 9g;阴虚而胃热偏盛者,加生石膏(先煎)20g,知母 9g,玉竹 9g,芦根 12g。

(7)脾胃虚寒证

主症:胃脘隐痛,喜温喜按,每遇冷或劳累易发作和加重,空腹痛重,得食痛减,食后腹胀,泛吐清水,畏寒肢冷,倦怠乏力,神疲懒言,大便溏薄,舌质淡嫩,边有齿印,苔薄白,脉细弱或沉细。

治法:温中健脾,缓急止痛。

方药:黄芪建中汤[62]《金匮要略》加减。炙黄芪 15g,桂枝 9g,白芍 15g,干姜 6g,佛手 10g,木香 6g,徐长卿 15g,延胡索 10g,三七粉(冲服)6g,炙甘草 6g。

加减:反酸者,加海螵蛸 15g,浙贝母 9g;纳呆、嗳腐者,加神曲 10g,鸡内金 20g;寒凝气滞者,加高良姜 6g,香附 9g。

2. 制酸抗损治疗

正常情况下,胃酸在胃中以助消化。异常情况下如胃酸过多、胃酸异位等,则导致疾病的发生。由于胃酸为液体之性,属中医之水湿痰浊范畴,即可从痰湿认识胃酸,从痰湿论治胃酸,寒化则为水湿,热化则有湿热之性。如高鼓峰言:"饮食太过,胃脘痞塞,脾气不运而酸者,是怫郁之极,湿热蒸变,如酒缸太甚则酸也。"中医制酸抗损治疗的方法有以下几种。

(1)中和法:许多中药如海螵蛸、螺蛳壳、煅瓦楞子等,这些药物含有较多量的碳酸钙,呈弱碱性,对胃酸有一定的中和作用,在一定程度上可缓解高胃酸引起的胃损伤。

(2)疏肝和胃法:高鼓峰在《四明心法·吞酸》中说:"凡为吞酸尽属肝木,曲直作酸也。"可见,胃酸为病,"总是木气所致"。因此,疏肝和胃是治疗胃酸过多的常用方法,常用方为柴胡疏肝散,亦可于方中酌加柴胡、香附、佛手等药。于方中加入左金丸治疗,亦可取得较好效果。

(3)燥湿健脾法:胃酸是胃分泌的液体,量适中而下走则为常,量多而不下走则为变,乃胃液过多或胃液性质有变也,其与中医的脾胃不化水湿相关,故可用燥湿健脾之法治疗。常用方为香砂六君子汤、二陈汤,亦可酌加吴茱萸、苍术、神曲等药。

(4)清热燥湿法:《素问·至真要大论》言:"诸呕吐酸,皆属于热。"高鼓峰在《四明心法·吞酸》中也说:"寒则阳气不舒,气不舒则郁而为热,热则酸矣。"脾失运化则生湿浊,湿郁日久则化热,而成湿热并见之证,当用清热燥湿之法治疗。可常用半夏泻心汤加减治疗,热明显者可加蒲公英,湿重者加厚朴,寒热并调才能热清湿除,病状康复。

3. 托疮生肌治疗消化性溃疡

胃镜检查是中医望诊的延伸,镜下所见溃疡深达肌层,表面有黄白苔,周围黏膜红肿、糜烂、出血,而临床表现又有上腹痛,具有红、肿、热、痛的特点,故可按疮疡认识消化性溃疡而应用托疮生肌法治疗。祛腐生肌是一切溃疡治疗的总则,内疡也不例外,如《医宗金鉴·外科心法》曰:"腐肉不去则新肉不生,盖以腐肉能浸淫好肉也,当速去之。"

(1)配伍祛腐敛疮药:在辨证用药的基础上,适当配伍具有祛腐敛疮生肌作用的药物,常用的有生蒲黄、三七、血竭、白及、珍珠粉、象皮粉等。

(2)应用中成药:常用的有康复新液、锡类散、生肌散、云南白药等,可选用其中一种配合治疗。在应用这些药物时,应少量频服,或与面糊、牛奶、米汤等和成糊状服下,以增加药物与损伤部位的接触时间,则效果更好。

4. 中医参与幽门螺杆菌治疗

中医药参与治疗幽门螺杆菌可以提高根除率及减少复发,减轻药物的不良反应,改善症状及疾病状态。

(1)单用:尽管体外药敏试验证实中医药对幽门螺杆菌有较好的抑杀作用,但单用中医药一种方法或药物治疗幽门螺杆菌感染的效果常不甚理想。

(2)联合西药治疗:在西药三联疗法、四联疗法、序贯疗法、伴同疗法等的基础上配合中药治疗是目前应用最多的方法,一般以中成药的应用较多,常用的有荆花胃康胶丸、三九胃泰胶囊、摩罗丹、温胃舒等。

(3)参与治疗难治性幽门螺杆菌感染:对于难治性幽门螺杆菌感染,中医认为与脾胃正气虚有关,一般先期用中医药调理一段时间,以改善机体状态和胃内环境,然后配合西药治疗,可取得较好的效果。

5. 中成药治疗

(1)安胃疡胶囊:每粒0.2g。每次2粒,每日4次,口服(三餐后和睡前)。补中益气,解毒生肌,用于消化性溃疡证属脾胃虚寒和脾胃气滞者。症见胃痛,胃胀,嗳气,畏寒喜暖,舌质淡嫩,边有齿印,苔薄白,脉细弱或沉细。

(2)安中片:每片0.5g。每次2~3片,每日3次,口服。温中散寒,理气止痛,和胃止呕,用于胃及十二指肠溃疡阳虚胃寒者。症见胃脘隐痛,畏寒喜暖,泛吐清水、神疲肢冷,舌质淡嫩,边有齿印,苔薄白,脉细弱或沉细。

(3)复方陈香胃片:每片0.28g或0.56g。每次1.12g,每日3次,口服。行气和胃,制酸止痛,用于消化性溃疡因脾胃气滞所致者。症见胃脘疼痛,脘腹痞满,嗳气吞酸,舌淡红苔薄,脉弦。

(4)复方田七胃痛胶囊:每粒0.5g。每次3~4粒,每日3次,口服。制酸止痛,理气化瘀,温中健脾,收敛止血,用于消化性溃疡因肝郁气滞,脾胃虚寒,瘀血阻络所致者。症见胃脘痛,灼烧感,嘈杂吞酸,舌质淡苔薄白,脉弦或舌质暗有瘀点、瘀斑,脉弦或涩。

(5)海洋胃药:每片0.3g。每次4~6片,每日3次,口服。益气健脾,温中止痛。用于消化性溃疡因脾胃虚弱所致者。症见胃寒隐痛,喜温喜按,遇冷或空腹痛重,反酸,舌质淡,苔白,脉细弱或沉细。

(6)健胃愈疡片:每片0.3g。每次4~5片,每日4次,口服。疏肝健脾,解痉止痛,止血生肌,用于消化性溃疡因肝郁脾虚、肝胃不和所致者。症见胃脘胀痛,嗳气,吐酸,烦躁不适,腹胀便溏,舌苔薄白,脉弦。

(7)荆花胃康胶丸:每粒80mg。每次2粒,每日3次,饭前服。理气散寒,清热化瘀,用于消化性溃疡因寒热错杂症,气滞血瘀所致者。症见胃脘胀闷,疼痛,嗳气,反酸,嘈杂,口苦,舌质紫暗或有瘀点、瘀斑,苔黄腻,脉弦或涩。

(8)溃得康颗粒:每袋10g。每次10g,每日2次,空腹口服。清热和胃,制酸止痛,用于消化性溃疡属胃脘郁热证者。症见胃脘痛,灼热感,反酸,嗳气,便秘,舌质红,苔黄,脉弦或弦数。

(9)小建中颗粒:每袋15g。每次1袋,每日3次,口服。温中补虚,缓急止痛,用于消化性溃疡证属脾胃虚寒者。症见脘腹疼痛,畏寒喜暖,喜温喜按,嘈杂吞酸,食少心悸,大便溏稀或排便无力,舌质淡,苔白,脉细弱或沉细。

(10)虚寒胃痛颗粒:每袋5g。每次1袋,每日3次,开水冲服。温胃止痛,健脾益气,用于消化性溃疡证属脾胃虚寒者。症见胃脘隐痛,喜温喜按,遇冷或空腹痛重,舌质淡,苔白,脉细弱或沉细。

(11)胃乃安胶囊:每次4粒,每日3次,口服。补气健脾,宁心安神,行气活血,消炎生肌,用于消化性溃疡证属脾胃气虚、瘀血阻滞者。症见胃脘隐痛或刺痛,纳少,食欲缺乏,舌质淡边有齿印,脉细弱或沉细,或舌质暗有瘀点、瘀斑,脉弦或涩。

(12)胃药胶囊:每粒0.5g。每次2~3粒,每日3次,口服。制酸止痛,用于消化性溃疡证属肝胃不和者。症见胃脘疼痛,胃酸过多,嘈杂反酸,舌苔薄白,脉弦。

6. 针灸治疗

(1)针刺治疗

主穴:中脘、内关、足三里。

配穴:脾胃虚寒者,加脾俞、胃俞、梁门、建里、公孙;肝胃不和者,加肝俞、胃俞、太冲、期门；胃阴不足者,加梁丘、太溪、阳陵泉；瘀血内阻者,加血海、膈俞、三阴交；胃中蕴热者,加胃俞、丰隆、天枢。

方法:虚证用提插捻转补法,实证用泻法或平补平泻法。留针15～30分钟,每日1次或隔日1次。10～14次为1个疗程,疗程间隔3～5日。

(2)灸法治疗

取穴:中脘、脾俞、胃俞、足三里。

方法:艾条温和灸。每穴灸5～10分钟,至穴位皮肤潮红为度。隔日1次,10次为1个疗程,疗程间隔5～7日。亦可用温针灸。

(3)耳针治疗

取穴:胃、神门、交感、皮质下为主穴。十二指肠溃疡者,加刺十二指肠；腹胀者,加三焦、脾、腹；呃逆反酸者,加肝、脾。

方法:每次选4～6穴。耳针常规方法操作,急性期每日1次,留针30～40分钟,亦可采用埋针方法。缓解期2～3日1次,可用王不留行贴压,每日按压3～5次。两耳交替针刺,10次为1个疗程。

六、预防与调护

1. 预防

(1)根除Hp:研究表明,根除Hp可使溃疡的年复发率降至5%左右,且出血并发症也明显减少,因此对Hp阳性的溃疡进行根除Hp治疗是预防溃疡复发、改善预后的有效的办法。

(2)长期治疗:告知患者长期复发的危险性和治疗依从性对预后的影响,确保患者能够听从临床医师的指导。

(3)避免复发因素:遵从医嘱,生活有规律,保持心情舒畅,戒烟、戒酒,少吃辛辣刺激的食物,切忌暴饮暴食,去除这些因素,才能真正控制复发。

2. 预后

消化性溃疡是慢性疾病,许多患者虽然反复出现溃疡,但均较轻,一般预后良好,经治疗尚能愈合。部分消化性溃疡具有自限性,即不治疗也能愈合,但愈合时间往往较长,至少3个月以上。所以,有些患者并不知道自己曾患过消化性溃疡,而在体检或因其他疾病行胃镜检查时才发现已有愈合的溃疡存在。溃疡具有复发性。近年来,强效抑酸药的应用及根除幽门螺杆菌的治疗,消化性溃疡的复发率已下降到10%以下。出现并发症时,其预后与出血、穿孔等并发症有关,若不及时处理,可导致2.5%～8.0%的病死率;大出血时若不经恰当处理,病死率可高达30%;少数胃溃疡患者可发生癌变,其预后不良。

3. 调护

(1)休息:消化性溃疡活动期应多休息,胃痛甚者要卧床休息。

（2）增强机体抗病能力：进行有关消化性溃疡病方面的卫生知识教育，提高自我保健能力，养成良好的生活习惯，保持健康的心理状态，放宽心胸，正确对待心理冲突，不断增进适应能力；采用合理的营养和保健措施，进行经常而适度的体育锻炼。

（3）注意生活习惯：如戒烟、戒酒，少饮浓茶、可乐及咖啡。

（4）合理饮食：饮食要冷热适度，三餐要有规律，少食辛辣刺激性强的食物，避免暴饮暴食。有活动性出血者应禁食，急性期溃疡宜选用营养丰富、清淡、易消化的食物，少量多餐，病情缓解后应定时进餐。

（5）避免服用损害胃黏膜的药物：非甾体类抗炎药如阿司匹林、吲哚美辛、保泰松等及激素、利血平等药物要慎用。如为治疗所必须，可饭后服用，同时服用胃黏膜保护药或制酸药。

（6）防治幽门螺杆菌感染：及时根除幽门螺杆菌感染，避免溃疡发生与复发；养成良好的卫生习惯，实行分餐制，避免幽门螺杆菌传染。

（7）注意观察病情变化：如突然出现的剧烈腹痛、呕血或黑粪，应明确是否有穿孔、出血并发症的发生。

七、典型病例

病例1

张×，女，47岁，2013年8月15日就诊。患者2年前即有胃痛，空腹时胃痛明显，进食可以缓解，时有反酸、嗳气，纳可，大便偏干，舌淡暗，苔薄黄，脉细弱，胃腹无压痛。2013年8月12日胃镜：十二指肠球部溃疡（A1），浅表性胃炎。西医诊断：十二指肠溃疡，浅表性胃炎。中医诊断：胃痛。辨证：气虚血瘀，胃有瘀热。治法：益气活血，化瘀清胃。方药：生黄芪20g，麸炒白术15g，蒲公英15g，黄连6g，制吴茱萸1g，醋香附10g，甘草10g，白芍15g，柴胡10g，海螵蛸15g，浙贝母10g，白及10g，三七粉（冲服）6g。14剂，水煎服。2013年9月12日二诊：时有胃痛，明显好转，反酸、嗳气较突出，纳可，大便偏干，舌淡暗，苔薄白，脉细弱。胃气上逆较为明显，故原方加旋覆花（包煎）10g，煅赭石（先煎）30g，枳实10g，虎杖15g，以和胃降逆，理气通腑。14剂，水煎服。2013年10月10日三诊：偶有反酸嗳气，无胃痛，纳可，大便正常，原方加减又服14剂。患者于2013年10月17日四诊：胃镜复查，提示溃疡已愈合。

按：方中生黄芪、白术、甘草健脾益气，蒲公英、黄连清热解毒，海螵蛸、浙贝母制酸和胃，白及、三七粉活血化瘀，托疮生肌，胃酸过多为害，常用疏肝之法。《四明心法·吞酸》曰："凡为吞酸，尽属肝木，曲直作酸也。"故黄连与吴茱萸组成左金丸，更用柴胡、香附、白芍等药疏肝和胃。二诊时患者嗳气反酸明显，故方中加用旋覆花、煅赭石、姜半夏以和胃降逆。直至三诊，原方加减又服14剂。四诊时患者胃痛消失,溃疡已愈。

病例 2

张××,女,26 岁,2013 年 9 月 16 日就诊。患者近 3 个月来常有胃痛,空腹、生气及食后加重,胃中有灼烧感,嗳气反酸,纳可食少,眠差,大便正常,舌淡暗红,苔薄白,脉弦细。胃部轻压痛,无反跳痛。胃镜:胃溃疡(A1),浅表性胃炎。西医诊断:胃溃疡(A1);慢性胃炎。中医诊断:胃痛。辨证:肝胃不和,气虚血瘀。治法:疏肝和胃,益气化瘀。方药:柴胡 10g,枳壳 10g,炒白芍 15g,甘草 6g,麸炒白术 15g,醋香附 10g,浙贝母 10g,三七粉 6g,蒲公英 15g,黄芪 15g,海螵蛸 15g。7 剂,水煎服。2013 年 9 月 27 日二诊:胃痛已明显减轻,嗳气反酸,纳可食少,眠差,大便正常,舌淡暗红,苔薄白,脉弦细。药已对症,患者对眠差甚是苦恼,原方加珍珠母(先煎)30g,14 剂,水煎服。因患者在外地工作,嘱可按原方服药至第 8 周,后复查胃镜溃疡已愈。

按:患者胃痛与情绪有关,辨证属肝胃不和,故方中用柴胡、枳壳、炒白芍、香附疏肝理气。因又有气虚血瘀,故用黄芪、白术益气健脾;三七粉化瘀止痛。溃疡之成无不与胃酸相关,故以海螵蛸、浙贝母制酸和胃。珍珠母既可制酸和胃,又能安神助眠,一药而收双功。

第5章

胃 下 垂

胃下垂是由于膈肌悬力不足,支撑内脏器官韧带松弛,或腹内压降低,腹肌松弛,导致站立时胃大弯抵达盆腔,胃小弯弧线最低点降到髂嵴连线以下,常伴有十二指肠球部位置的改变。胃下垂多发生于瘦长体型、经产妇、久病体弱者、腹部手术者等。临床以胃胀下坠感、胃痛、嘈杂等为主要表现。

《灵枢·本藏》曰:"胃下者,下管约不利;肉䐃不坚者,胃缓。"《灵枢·本藏·藏府应候》曰:"脾应肉,肉䐃坚大者,胃厚;肉䐃幺者,胃薄……肉䐃不坚者,胃缓。"胃下垂属于中医学"胃缓""胃下""胃痞""嘈杂"范畴。

一、病因病机

(一)病因

1. 饮食不节

长期饮食失节,导致脾胃受损,如《素问·痹论》言:"饮食自倍,肠胃乃伤。"脾胃运化不健,升降失司,气血化生不足,升举无力而下垂。

2. 情志不遂

情志不舒日久,致肝失条达,气机运行不畅,肝气乘脾,脾胃升降失调,导致胃下垂。气滞还可化火伤阴、生痰生瘀,加重病情。

3. 劳倦内伤

长期劳倦过度、生育过多,均可导致脏腑虚损,尤其是脾胃虚损与胃下垂相关。脾胃虚损,气血化源不足,脾胃升降失常,胃体不能维系而下垂。脾虚及肾则可形成脾肾两虚,脾肾虚而不化水湿则可导致水湿内停。

4. 素体虚弱

患者先天不足,或后天失于调养,导致脾胃气虚,清气不升,脏腑升举无力,无法维持胃的位置而下垂。

(二)病机

胃下垂以饮食不节、劳倦内伤、情志不遂及素体虚弱为主要发病因素,病位在胃,以中气下陷、升举无力为基本病机,病变过程中可因气机不畅而出现气滞血瘀。叶天士在《临证指南医案》中说:"气不展舒,阻痹脘中。"由于脾胃运化功能受损,则易致食积停滞;运化水湿不力则可形成痰湿内蕴,而这些病理因素郁久可化热。因此,胃下垂有虚有实,但总以虚证为多,或虚实夹杂互见。

二、临床表现

1. 症状

轻度胃下垂者一般无症状,中度以上下垂者可有胃肠动力减弱、消化不良的表现。

(1)腹胀及上腹不适:患者多自诉腹部有胀满感、沉重感、压迫感,腹胀常于餐后发生,久立及劳累后加重,平卧则减轻。

(2)腹痛:多为隐痛或胀痛,常于餐后发生,与食量有关,进食量愈大,其疼痛时间愈长,且疼痛亦较重。疼痛与活动有关,饭后活动往往使疼痛加重。

(3)其他症状:可出现嗳气、恶心、呕吐、厌食、便秘等消化症状。由于胃下垂的长期折磨,使患者精神负担过重,可产生失眠、心悸、头痛、头昏、迟钝、抑郁等症状。还可有消瘦、乏力及低血压等表现。

2. 体征

形体消瘦,肋下角常<90°。因胃排空延缓,有时在胃部可闻及振水音。进餐后叩诊,胃下极下降,甚者可下降至盆腔。由于胃下垂而使胃上部空虚,可在上腹部触及主动脉搏动,以站立位时明显。可同时发现肝、肾、结肠等其他内脏下垂的体征。

3. 并发症

(1)营养不良:长期消化不良,饮食减少,日久可出现营养不良,加重消瘦及胃下垂。

(2)贫血:多因营养不良引起,有的可出现铁的缺失而产生缺铁性贫血。

(3)精神症状:病程较长者,患者常有头昏、头痛、失眠、心悸、乏力等精神症状,少数甚至出现抑郁症状。

4. 其他

严重者同时伴有肝、脾、肾、横结肠等下垂。

三、辅助检查

1. X线钡餐造影检查

X线钡餐造影检查是诊断胃下垂的主要方法,可见胃的位置下降,紧张力低下、蠕动波稀疏,滞留物较多,胃由膨大形变为袋形或其他胃形。胃小弯角切迹低于髂嵴连线水平。十二指肠球部受牵引拉长,其上角尖锐,向左移位。

按胃下垂的程度,依据站立位时胃小弯切迹与两侧髂嵴连线的位置分为3度:胃小弯切迹低于髂嵴连线 1.0~5.0cm 为轻度,6.0~10cm 为中度,11cm 以上为重度。

2. 纤维胃镜检查

胃下垂时胃镜插入深度明显比正常人为深,一般可超过65cm(距门齿距离),同时见胃张力及蠕动减弱。纤维胃镜检查仅提示有胃下垂之可能,确诊还应做X线钡餐造影检查。

四、诊断与鉴别诊断

1. 诊断要点

(1)多发生于瘦长体型者,经产妇及消耗性疾病者。

(2)不同程度的腹部坠胀感,餐后、站立过久和劳累后加重。

(3)形体消瘦,肋下角常<90°。有时在胃部可闻及振水音。进餐后叩诊,胃下极下降,甚者可下降至盆腔。上腹部触及主动脉搏动,以站立位时明显。可同时发现肝、肾、结肠等其他内脏下垂。

(4)X线钡餐造影检查可见胃的位置下降、紧张力低下、蠕动波稀疏,滞留物较多,胃小弯角切迹低于髂嵴连线水平。

2. 鉴别诊断

(1)急性胃扩张:急性胃扩张常发生于创伤,麻醉和外科手术后数小时至一两天或饱餐后不久出现,患者感上腹胀满或持续性胀痛,继而出现呕吐,主要为胃内容物,量小,但发作频繁,虽吐而腹胀不减,患者可迅速出现水电解质紊乱,甚至休克,X线腹部平片可见扩大的胃泡和致密的食物残渣阴影,服少量的钡剂可见扩张的胃型。

(2)胃潴留:呕吐为本病的主要表现,日夜均可发生,呕吐物常为宿食,一般不含胆汁,上腹饱胀和疼痛亦多见,如有呕吐宿食,空腹时腹部有振水音,即提示胃潴留,进食4小时后,仍可从胃反出或自胃腔内抽出食物则可获证实。胃肠钡餐检查时,钡剂在4小时后的存留50%,或6小时后仍未排空,均为本症之佐证。

(3)慢性胃炎:二者均可出现腹胀、嗳气、恶心呕吐等症状,慢性胃炎胃镜检查会有胃黏膜水肿、充血、糜烂等变化,而X线钡餐造影检查胃小弯角切迹在髂嵴连线水平以上。

(4)功能性消化不良:以餐后饱胀、上腹胀痛、上腹部灼热感、早饱感、恶心、嗳气、食欲缺乏为主要症状,排除胃及肝、胆、胰等器质性病变方可做出诊断。X线钡餐造影检查胃小弯角切迹在髂嵴连线水平以上。

五、治疗

(一)西医治疗

目前对本病尚无特效方法,临床治疗大多是对症治疗,加强营养及锻炼以增强腹肌力量,有慢性消耗疾病者应积极治疗。

1. 祛除病因

由于职业原因需要长期站立而引起者,可考虑改变职业或工作姿势;由于长期饮食过量或其他原因导致胃肌张力减退者,注意改变生活习惯及去除可能的原因。

2. 对症治疗

嗳气、腹胀、胃排空缓慢者,可应用促胃动力药,如多潘立酮,每次 10～20mg,每日 3 次,口服;莫沙必利每次 5～10mg,每日 3 次,口服。胃痛者,可选用颠茄浸膏片或溴丙胺太林口服。有消化不良者,可选用助消化药物,胃蛋白酶合剂每次 10ml,每日 3 次,口服;多酶片每次 1～2 片,每日 3 次,口服;乳酶生每次 3～5 片,每日 3 次,口服。胃酸缺乏者,可给 1% 稀盐酸每次 2～5ml,每日 1 次,口服。呕吐者,可用甲氧氯普胺,每次 5～10mg,每日 3 次,口服。

3. 安置胃托

安置胃托以防止胃进一步下垂,帮助胃肌张力恢复。

(二)中医治疗

1. 辨证治疗

胃下垂的关键病机是脾虚气陷,故以益气升阳为治疗原则。但胃下垂的发病还与气虚、气滞、痰饮、血瘀、食积等因素有关,这些因素互相夹杂,形成寒热虚实并见,故不可一味强调益气升提,应根据临床特征进行辨证治疗。

(1)脾虚气陷证

主症:脘腹坠胀,食后、站立或劳累后加重,不思饮食,面色萎黄,精神倦怠,舌淡有齿痕,苔薄白,脉细或濡。

治法:补气升陷,健脾和胃。

方药:补中益气汤[37](《脾胃论》)加减。党参 15g,炙黄芪 18g,白术 9g,当归 9g,升麻 6g,柴胡 6g,陈皮 6g,枳壳 9g,炙甘草 6g。

加减:脘腹胀满者,加木香 6g,佛手 9g,香橼 6g;大便溏薄者,加山药 15g,白扁豆 9g,炒薏苡仁 9g;恶心呕吐者,旋覆花(包煎)20g,代赭石(先煎)30g;有寒象者,加附子(先煎)6g,肉桂 3g。

(2)脾虚饮停证

主症:脘腹胀满不舒,胃内振水声或水在肠间辘辘有声,呕吐清水痰涎,或伴头晕目眩,心悸气短,舌质淡胖有齿痕,苔白滑,脉弦滑或弦细。

治法:健脾和胃,温阳化饮。

方药:苓桂术甘汤[39](《金匮要略》)合小半夏汤[5](《金匮要略》)加减。茯苓 15g,桂枝 10g,白术 15g,姜半夏 9g,党参 15g,干姜 6g,陈皮 10g,甘草 6g。

加减:乏力、便溏者,加炒薏苡仁 15g,山药 15g;血虚者,加当归 9g,熟地黄 12g。

（3）胃阴不足证

主症：胃脘痞满，隐隐作坠疼痛，饥不欲食，口燥咽干，烦渴喜饮，纳呆消瘦，大便干结，舌质红或有裂纹，少津少苔，脉细数。

治法：滋养胃阴，和胃润燥。

方药：益胃汤[57]（《温病条辨》）加减。北沙参 12g，麦冬 12g，生地黄 12g，玉竹 9g，石斛 12g，陈皮 6g，白芍 15g，甘草 6g。

加减：兼气滞者，加枳壳 12g；气虚乏力者，加党参 12g，黄芪 15g；兼血瘀者，加桃仁 9g，红花 6g；肠燥便秘者，加生白术 30g，火麻仁 20g。

（4）肝胃不和证

主症：食后胃脘胀满，甚或胀及两胁，情志抑郁，喜太息，嗳气反酸，纳差，大便不爽，舌质淡或暗红，苔白腻或黄腻，脉细弦。

治法：疏肝和胃。

方药：柴胡疏肝散[54]（《景岳全书》）加减。柴胡 10g，陈皮 9g，香附 9g，炒枳壳 15g，川芎 9g，青皮 9g，郁金 10g，炒白芍 12g，香橼 9g，炒白术 15g，炙甘草 6g。

加减：气郁较重者，加川楝子 9g；胃气壅滞胃胀者，加紫苏梗 10g；情志不遂、烦躁不眠者，加合欢皮 30g，炒酸枣仁 30g。

（5）胃络瘀阻证

主症：脘腹坠胀，胃疼痛固定不移，食后或入夜痛甚，呕血或黑粪，面色晦暗，舌质紫暗或有瘀斑，苔白，脉沉细弦。

治法：活血化瘀。

方药：膈下逐瘀汤[73]（《医林改错》）加减。炒五灵脂 10g，川芎 9g，牡丹皮 9g，赤芍 9g，乌药 9g，当归 9g，桃仁 9g，红花 9g，甘草 6g，延胡索 9g，香附 9g，枳壳 9g。

加减：胃痛明显者，加三七粉（冲服）6g；大便色黑者，加三七粉（冲服）6g，仙鹤草 30g。

2. 中成药治疗

（1）补中益气丸：丸剂，每袋 6g。每次 1 袋，每日 3 次，口服。空腹或饭前服为佳，亦可在进食同时服。补中益气，升阳举陷，用于脾胃虚弱、中气下陷所致的胃下垂。症见脘腹坠胀，食后、站立或劳累后加重，不思饮食，面色萎黄，精神倦怠，舌淡有齿痕，苔薄白，脉细或濡。

（2）柴胡舒肝丸：丸剂，每丸 10g。每次 1 丸，每日 2 次，口服。疏肝理气，消胀止痛，用于胃下垂表现为肝气不舒、肝气犯胃者。症见胸肋痞闷，食滞不消，呕吐酸水，舌苔薄白，脉弦。

（3）附桂理中丸：丸剂，每袋 10g。每次 10g，每日 2 次，温开水送服。温中散寒，理脾止痛，用于脾胃虚寒的胃下垂。症见胃腹冷痛，脘痞，畏寒肢冷，口不渴，呕吐食少，大便溏泄，舌淡，苔白，脉迟细。

(4)理中丸：炼蜜丸，每丸重 9g，每次 1 丸，每日 2～3 次，温开水送服。温中散寒，健胃，用于脾胃虚寒证的胃下垂。症见脘腹绵绵作痛，喜温喜按，呕吐，大便稀溏，脘痞食少，畏寒肢冷，口不渴，舌淡苔白润，脉沉细或沉迟无力。

(5)人参健脾丸：蜜丸，每丸 6g。每次 2 丸，每日 2 次，口服。健脾益气，和胃止泻，用于脾胃虚弱所致的胃下垂。症见饮食不化，脘闷嘈杂，恶心呕吐，腹痛便溏，不思饮食，体弱倦怠，舌质淡，苔薄白，脉虚弱。

(6)舒肝丸：丸剂，每丸重 6g。每次 1 丸，每日 2～3 次，口服。疏肝和胃，理气止痛，用于肝郁气滞、肝胃不和所致的胃下垂。症见胸肋胀满，胃脘疼痛，嘈杂呕吐，嗳气反酸，舌淡红，苔薄白，脉弦。

(7)胃苓丸：丸剂，每 8 粒重 1g。口服，每次 6g，每日 1～2 次，口服。消胀利水，用于湿滞脾胃、运化失司所致的胃下垂。症见脘腹胀满，不思饮食，口淡无味，恶心呕吐，肢体沉重，怠惰嗜卧，大便下利，舌苔白腻而厚，脉缓。

(8)小建中颗粒：颗粒剂，每袋 15g。每次 1 袋，每日 3 次，口服。温中补虚，缓急止痛，用于脾胃虚寒所致的胃下垂。症见脘腹疼痛，畏寒喜暖，喜温喜按，嘈杂吞酸，食少心悸，大便溏稀或排便无力，舌质淡，苔白，脉细弱或沉细。

3. 针灸治疗

(1)针刺治疗

取穴：足三里、中脘、关元、胃上。

操作：用补法，胃上穴要平刺，刺在皮下；刺中脘、胃上穴时，必须使胃有收缩或上提的感觉。每日或隔日 1 次，10 次为 1 个疗程。

(2)灸法治疗

取穴：足三里、中脘、脾俞、胃俞、内关、天枢。

操作：每日施灸 1 次，每穴 3～5 壮，亦可艾条悬灸，10 日为 1 个疗程。

(3)耳针治疗

取穴：胃肠区。

操作：用毫针柄按压寻找敏感点，用毫针刺法，中等刺激，留针 20 分钟，隔日 1 次，10 次为 1 个疗程，休息 5 日后再进行下一个疗程治疗。亦可取上述耳穴贴压王不留行，给以较强刺激，以患者感耳郭发热为度，嘱患者每日自行按压 3～5 次，每 5 日换 1 次，两侧交替使用。

六、预防与调护

1. 预防

(1)对体瘦者，应增加营养，适当增重有利于防止胃下垂的发生。

(2)体质瘦弱者应积极参加体育锻炼，加强腹肌锻炼，以增强腹肌张力。

(3)已患慢性消耗性疾病，应积极彻底治疗，应选择富有营养、易消化、高热能的食物,防止体重过度下降。

(4)避免多次腹部手术和多孕多产,以减少该病的发生。

2. 转归

本病病情进展缓慢,易反复发作,缠绵难愈,治疗较难。轻度胃下垂多无症状,注意调养尚可康复。中度胃下垂调养、治疗不及时,可发展成重度胃下垂,可伴发慢性胃扩张、心悸、低血压等。

3. 调护

(1)要养成良好的饮食习惯,宜少食多餐,勿暴饮暴食,忌生冷食物及肥甘厚味。避免饭后剧烈运动。

(2)应积极参加体育锻炼,如散步、打太极拳等,强身健体,增加腹肌力量。

(3)保持乐观情绪,改变不良的工作和生活习惯。

七、典型病例

刘×莹,女,45 岁,104982082,2018 年 5 月 3 日就诊。患者胃胀 3 年。经常食后胃中明显作胀,并有下坠感,时胃胀引两胁不适,嗳气,纳少,大便溏,每日 2 次,舌淡苔白,脉细弱。上消化道造影:胃下垂。胃镜:浅表性胃炎。患者多处求治,观前方,多是疏肝和胃之剂,曾服舒肝和胃丸无效,遂来就诊。西医诊断:胃下垂,慢性胃炎。中医诊断:胃缓。辨证:脾胃虚弱。治法:健脾和胃。方药:党参 15g,姜半夏 9g,黄连 3g,炒白术 15g,柴胡 10g,神曲 10g,干姜 6g,陈皮 10g,鸡内金 20g,山药 15g,炒莱菔子 10g,茯苓 15g,当归 10g,炙黄芪 15g。14 剂,水煎服。2018 年 5 月 15 日二诊:胃胀减轻,无胁部不适及嗳气症状,仍有下坠感,大便正常,纳可,口干。舌淡苔微黄,脉弦细,有化热现象,故原方去炙黄芪,加黄芩。处方:党参 15g,姜半夏 9g,黄连 3g,炒白术 15g,柴胡 10g,神曲 10g,干姜 6g,陈皮 10g,鸡内金 20g,山药 15g,炒莱菔子 10g,茯苓 15g,黄芪 15g,当归 10g,黄芩 10g。14 剂,水煎服。此方稍做调整治疗 3 个月,患者症状明显减轻,体重增加了 2kg,复查上消化道造影,与前次比较,胃下缘上升 3cm。

按:患者有时胃胀引两胁不适、嗳气症状,前医以为肝气不舒,故服疏肝之药。然患者是为脾胃虚弱之故,脾胃虚则肝侮,肝胃不和,故有胃胀引两胁不适、嗳气症状。今以健脾和胃为主,稍佐疏肝,脾胃强则肝气不侮,症状得以解也。二诊时,有化热之迹,乃补之太过也,故去炙黄芪而改用生黄芪,更加黄芩清热。

第6章

功能性消化不良

功能性消化不良是指具有上腹痛、上腹胀、早饱、嗳气、食欲缺乏、恶心、呕吐等不适症状,经检查排除引起上述症状的器质性疾病的一组临床综合征,是临床上最常见的一种功能性胃肠病。其确切的病因和发病机制尚不甚清楚,可能涉及多种因素,其中包括胃及十二指肠黏膜慢性炎症、上胃肠道运动功能失调、神经精神因素等诸多方面。其他系统的疾病也可出现消化不良的临床表现,因此对功能性消化不良的诊断应持谨慎的态度,对患者必须进行全面检查后确实没有发现其他异常,才能做出本病的诊断。对于初步诊断为功能性消化不良的患者也应随诊观察。

功能性消化不良属中医学"胃痛""痞满""吐酸""嘈杂"等范畴。

一、病因病机

(一)病因

1. 外邪内陷

《伤寒论》云:"伤寒五六日,呕而发热……若心下硬痛者,此为结胸也……但满而不痛者,此为痞。"提出外感邪气,循经入里,结于胃肠;或伤寒阶段,医之早下,或滥用攻伐而致正虚邪陷,阻碍气机,升降失常发为痞满。

2. 饮食停滞

贪食过饱,恣食生冷,致使胃中气机阻滞,胃失和降,导致食滞气阻,发为痞满。《素问·太阴阳明论》谓:"饮食不节,起居不时者……阴入之则入五脏……入五脏则䐜满闭塞。"《兰室秘藏·中满腹胀》曰:"或多食寒凉及脾胃久虚之人,胃中寒则胀满。"

3. 情志失和

肝在五行属木,主疏泄而恶抑郁;脾主运化,胃主受纳,在五行属土。木土相关,脾胃的运化受纳有赖于肝的疏泄功能,正所谓"木能疏土"。情志抑郁,肝失疏泄,必然会使脾胃气机失于调畅,气机闭塞而成痞满。《血证论》曰:"木之性疏泄,食气入胃,全赖木气以疏泄之,而水谷乃化。设肝不能疏泄水谷,殄泄中满之证在所难免。"

4. 体虚久病

素体脾胃虚弱,或久病脾胃受损,或劳倦过度,均可致脾胃运化无力,气滞食阻而成痞满。

(二)病机

本病的发生在脾胃虚弱的基础上,饮食失节、情志不舒、外邪内犯、劳倦过度等多种因素导致肝失疏泄、脾胃气机升降失常,运化功能减退,中焦痞塞不通所致。其病位主要在胃,涉及肝、脾,以脾虚为本,气滞、食积、痰湿、血瘀等邪实为标,关键病机是脾虚气滞,气机失于通降。同时,本病在病机上常可发生转化,如虚实转化、寒热转化、由气及血等。脾气虚弱,运化失常,则水反为湿,谷反为滞,气滞、湿阻、痰浊、食积相因为患;肝气郁结,气机失畅,必然影响脾胃运化水谷功能;各种原因影响及胃,脾胃气机失降,受纳腐熟功能失常,必致变生诸症,如痞满、嗳气、恶心、呕吐、烧灼感、腹胀、纳呆、反胃等。

二、临床表现

1. 症状

功能性消化不良患者并无特征性的临床表现,主要有上腹痛、上腹胀、早饱、嗳气、食欲缺乏、恶心呕吐等。常以某一个或一组症状为主,在病程中症状也可发生变化,起病多缓慢,病程经年累月,呈持续性或反复发作,不少患者有饮食、精神等诱发因素。

上腹痛为常见症状,部分患者以上腹痛为主要症状,伴或不伴有其他上腹部症状。上腹痛多无规律性,部分患者上腹痛与进食有关,表现为饱痛,进食后缓解,或表现为餐后 0.5～3.0 小时腹痛持续存在。早饱、腹胀、嗳气亦为常见症状,可单独或以一组症状出现,伴或不伴有腹痛,早饱是指进食后不久即有饱胀感。

上腹胀多发生于餐后,或呈持续性进餐后加重。早饱和上腹胀常伴有嗳气,恶心、呕吐并不常见,往往发生在胃排空明显延迟的患者,呕吐多为当餐胃内容物。

不少患者同时伴有失眠、焦虑、抑郁、头痛、注意力不集中等精神症状。

2. 体征

功能性消化不良患者无特异性体征,少数患者可出现上腹部轻度局限性压痛或不适。体格检查对功能性消化不良的诊断帮助不大,但可作为除外其他疾病而进行的查体。

三、辅助检查

功能性消化不良是排除性诊断,应有足够的检查内容,以免误诊。基本检查项目有:血常规、尿常规、粪常规检查;肝功能、肾功能检查;病毒性肝炎免疫学检查;X 线检查;B 型超声检查;心血管检查;电解质检查;内镜检查除外糜烂、溃疡、肿瘤等器质性病变。

四、诊断与鉴别诊断

(一)诊断要点

功能性消化不良诊断主要建立在症状学和排除器质性病变的基础之上,目前普遍采用的是罗马Ⅳ标准。

1. 必须包括以下一条或多条,如餐后饱胀不适;早饱感;上腹痛;上腹烧灼感。

2. 没有可以解释上述症状的器质性疾病的证据。

3. 诊断前症状出现至少 6 个月,近 3 个月满足以上标准。

(1)餐后不适综合征:必须包括以下 1 条或 2 条。

①正常量进食后出现餐后饱胀不适感,每周至少发生数次。

②早饱感,抑制了正常进食,每周至少发生数次。

＊诊断前症状出现至少 6 个月,近 3 个月满足以上标准。

支持诊断的标准:上腹部胀气或餐后恶心或过度嗳气,可能同时存在上腹疼痛综合征。

(2)上腹疼痛综合征:必须包括以下所有条件:①中等程度以上的上腹部疼痛或烧灼感,每周至少 1 次;②间断性疼痛;③不是全腹痛,不位于腹部其他部位或胸部;④排便或排气后不能缓解;⑤不符合胆囊或 Oddi 括约肌疾病的诊断标准。

＊诊断前症状出现至少 6 个月,近 3 个月满足以上标准。

支持诊断的标准:疼痛可能为烧灼样但不包括胸骨后疼痛;疼痛通常由进食诱发或缓解,但也可能在禁食时发生;可能同时存在餐后不适综合征。

(二)鉴别诊断

1. 慢性胃炎

慢性胃炎的症状也以上腹部不适、疼痛、上腹饱胀为主,常发生于餐后,或餐后加重,并伴有嗳气、早饱、食欲下降、上腹隐痛或灼痛、恶心呕吐等,多规律反复地发作,其症状与体征与功能性消化不良相似。但慢性胃炎症状可有进食诱因,受情绪因素影响较少,部分患者有长期应用损伤胃黏膜的食物及药物的病史。若发现胃黏膜明显充血、糜烂或出血,甚至隆起糜烂及萎缩性改变,则应诊断为慢性胃炎。

2. 消化性溃疡

消化性溃疡有上腹饱胀、嗳气、反酸、烧灼感、恶心、呕吐、食欲减退等消化不良的症状,且可多年反复发作。但在消化性溃疡有典型的周期性和节律性发作的胃痛,多于秋冬及冬春季节交替时发生;也会有节律性,胃溃疡多于进餐后半小时左右发作,十二指肠壶腹部溃疡多于餐前空腹时发作,或夜间凌晨时空腹疼痛。内镜检查若能观察到溃疡病灶可明确消化性溃疡的诊断。

3. 胃癌

胃癌早期常无特异的症状,但随着肿瘤的不断增长,影响到胃功能时会出现消化不良的类似症状,在临床上主要表现为上腹部疼痛或不适感、食欲减退、恶心、呕吐等。但胃癌的发病年龄多>40岁,会同时伴有消瘦、乏力、贫血等提示恶性肿瘤的所谓"报警"症状。通过胃镜检查及活组织病理检查可确诊胃癌。

4. 慢性胰腺炎

轻度慢性胰腺炎可无明显临床症状或仅有轻度消化不良,而中重度慢性胰腺炎可有多种临床表现,主要有反复发作性腹痛、腹泻、糖尿病等胰腺内外分泌功能不全及并发症的表现。体征表现为腹部压痛与腹痛程度不相称,多仅有轻度压痛。但慢性胰腺炎患者多进食油腻食物后腹痛及腹泻发作频繁,且腹泻为脂肪泻,可助鉴别。胰腺增强 CT 及磁共振胆胰管造影等可协助明确诊断。

5. 慢性胆囊炎

慢性胆囊炎可长期无症状,也可出现反复的上腹饱胀、恶心、嗳气等消化不良症状,但多伴厌食油腻,症状发生于进餐后,油腻饮食后症状明显加重,多为右上腹部或中上腹疼痛,可放射至后背部及右肩部,有时还有右肩背不适或在夜间或晚餐后右肩部疼痛等症状。腹部 B 超、CT 等影像学检查多能发现胆囊炎征象,可资鉴别。

五、治疗

(一)西医治疗

主要是对症治疗,遵循综合治疗和个体化治疗相结合的原则。

1. 心理治疗

帮助患者分析可能的发病因素,予以开导、启发、精神支持,使患者消除不必要的恐惧及顾虑,树立战胜疾病的信心。

2. 饮食治疗

部分功能性消化不良患者诉说对某些食物不能耐受,甚至食物过敏。粗糙、刺激性食物常诱发本病。因此,饮食治疗的原则包括少量多餐,食物宜刺激性小、少油腻、易消化。同时,饮食量不宜过大。重症者以清淡流食为宜,忌烟酒、咖啡、巧克力、辛辣及油炸食品。

3. 抑酸治疗

并不是功能性消化不良患者存在高胃酸分泌状态,更有可能是内脏对酸的高敏感性。抑酸治疗适用于非进餐相关的以上腹痛、烧灼感为主要表现的患者。

(1)制酸药:如氢氧化铝凝胶每次 10ml,每日 3～4 次;三硅酸镁 0.9～1.5g,每日 3～4 次;乐得胃 2～3 片,每日 3～4 次,口服。

(2)H_2 受体拮抗药:如西咪替丁 800mg,每晚 1 次;或 400mg,每日 2 次。雷尼替丁 150mg,每日 2 次;或 300mg,每晚 1 次。

(3)质子泵抑制药:常用的有以下几种剂型,可选其中之一种进行治疗:奥美拉唑(洛赛克)20mg,每日 1 次,餐前 30 分钟口服。泮托拉唑 40mg,每日 1 次,餐前 30 分钟口服。雷贝拉唑 20mg,每日 1 次,餐前 15 分钟口服。埃索美拉唑 20mg,每日 1 次,餐前 30 分钟口服。

4. 促胃肠动力治疗

本类药物对运动障碍消化不良有效,常用的药物有甲氧氯普胺(胃复安)每次 10mg,每天 3 次,餐前 15～30 分钟服用,因不良反应多,临床应用逐渐减少。多潘立酮(吗丁啉)10～20mg,每日 3 次,餐前 15～30 分钟服用,疗程 2～4 周,但对下消化道功能性消化不良无作用。莫沙必利每次 5～10mg,每日 3 次,餐前 15～30 分钟服用,不良反应较少。

5. 抗幽门螺杆菌治疗

幽门螺杆菌与功能性消化不良的关系并不明确,但在部分指南中已提及根除幽门螺杆菌治疗。有临床荟萃分析表明,根除幽门螺杆菌可使部分消化不良患者的症状得到改善。因此,功能性消化不良伴幽门螺杆菌感染者可考虑抗幽门螺杆菌治疗。可参考"慢性萎缩性胃炎"一章。

6. 助消化治疗

对消化不良明显者,可给予助消化药物治疗,可选用以下之一种治疗:乳酶生每次 0.3～1.0g,每日 3 次,餐前服用。米曲菌胰酶片每次 2 片,每日 3 次,饭前用水吞服。复方阿嗪米特肠溶片,每次 2 片,每日 3 次,饭后用水吞服。

7. 胃黏膜保护药

常用的胃黏膜保护药有铋制剂和铝制剂。

(1)胶态铋制剂:枸橼酸铋钾 120mg 或丽珠得乐 110mg,每日 4 次,餐前及睡前服用,或每日 2 次,每次剂量加倍,疗程 4～6 周。不宜与牛奶及抗酸药使用,严重肾功能不全者慎用。

(2)铝制剂:硫糖铝每次 1g,每日 4 次,餐前及睡前服用。铝碳酸镁(达喜),每次 1.0g,每日 3 次,餐后 1 小时服用。

8. 抗抑郁治疗

抗抑郁药物在功能性消化不良中的治疗作用尚有争议,但对神经功能失调者可以酌情配合药物治疗,对改善症状有一定帮助。对焦虑、失眠者可用抗焦虑药,如地西泮(安定)2.5～5mg,每晚一次,口服。或阿普唑仑 0.2～0.4mg,每晚 1 次,口服。对明显精神抑郁者,可配合抗抑郁药,如多塞平(Doxepin)每次 12.5～25mg,每日 1～2 次,口服。或阿米替林,每次 12.5～25mg,每日 1～2 次,口服。用药中应注意其抗胆碱能不良反应。

(二)中医治疗

1. 辨证治疗

本病以中焦气机不利、升降失职为基本病机。病因有邪滞中焦之实和脾胃虚弱之虚,且常虚实夹杂。治疗原则本着实者泻之,分别施以泻热、消食、化痰、理气等法;虚则补之,施以温补脾胃之法。由于本病常表现为虚实夹杂之证,治疗时常攻补并用。临床常分以下证型治疗。

(1)脾虚气滞证

主症:胃部胀满或疼痛,餐后明显,胸脘不舒,反复发作,时轻时重,呃逆嗳气,气短乏力,大便稀溏,舌淡胖,苔白,脉弦细。

治法:健脾益气,理气消胀。

方药:四君子汤[22](《太平惠民和剂局方》)合枳术丸[47](《脾胃论》)加减。党参15g,白术15g,茯苓15g,陈皮10g,姜半夏9g,厚朴10g,炒莱菔子15g,枳实10g,神曲10g,炙甘草6g。

加减:脘腹疼痛明显者,加延胡索10g,木香9g,香附10g;胸脘满闷甚者,加瓜蒌皮15g,薤白10g;有痰者,加桔梗10g,瓜蒌15g。

(2)脾虚痰阻证

主症:胃部胀满或疼痛,胸脘痞塞,满闷不舒,呃逆嗳气,头晕目眩,呕吐痰涎,大便黏滞不爽,身重倦怠,疲乏无力,舌淡,苔白腻,脉细滑。

治法:健脾益气,祛湿化痰。

方药:六君子汤[13](《医学正传》)加减。党参15g,白术15g,茯苓15g,炙甘草6g,陈皮10g,法半夏9g,厚朴10g,炒莱菔子10g,焦三仙各10g。

加减:脘腹胀满甚者,加枳实10g,紫苏梗10g;嗳气明显者,加旋覆花(包煎)10g,代赭石(先煎)30g;疲乏无力明显者,加黄芪15g,红景天15g;痰多者,加紫苏子10g,白芥子3g。

(3)肝胃不和证

主症:胃部胀满或疼痛,痞塞不舒,纳少,泛恶,心烦易怒,两胁作胀,善太息,舌淡红,苔薄白,脉弦。

治法:疏肝解郁,理气和胃。

方药:柴胡疏肝散[54](《景岳全书》)加减。柴胡10g,姜半夏6g,白芍15g,枳壳10g,香附10g,川芎6g,茯苓15g,陈皮10g,甘草6g。

加减:胃痛者,加延胡索10g;胸脘满闷甚者,加厚朴10g,槟榔10g;气郁化火,口苦心烦轻者,加栀子10g,黄芩10g;痰多者,加茯苓15g,浙贝母10g。

(4)脾胃湿热证

主症:胃脘痞满,食少纳呆,口干不欲饮,口苦心烦,身重困倦,大便不爽,小便赤黄,舌红,苔黄腻,脉滑数。

治法:健脾和胃,清化湿热。

方药:清中汤[65](《医学心悟》)合连朴饮[35](《霍乱论》)加减。黄连6g,法半夏9g,茯苓15g,栀子10g,陈皮10g,豆蔻(后下)10g,甘草6g,厚朴10g。

加减：胃胀明显者，加槟榔 10g；嗳气呃逆明显者，加紫苏梗 10g，柿蒂 9g；舌苔厚腻，加藿香 10g，佩兰 10g；胸脘满闷者，加瓜蒌 15g，枳壳 10g；恶心呕吐者，加竹茹 10g，藿香 10g。

（5）饮食积滞证

主症：胃脘痞满，胀痛不舒，嗳腐吞酸，恶心呕吐，吐后症轻，矢气臭秽，舌苔垢腻，脉弦滑。

治法：消积导滞，和胃降逆。

方药：保和丸[51]（《丹溪心法》）加减。焦山楂 20g，焦神曲 10g，半夏 9g，陈皮 10g，炒莱菔子 10g，茯苓 10g，连翘 6g，厚朴 10g。

加减：胃胀明显者，加紫苏梗 10g，香附 10g；胃中灼热痛者，加海螵蛸 15g，浙贝母 10g；嗳气明显者，加旋覆花（包煎）10g，代赭石（先煎）30g；腹胀便秘者，加枳实 20g，虎杖 15g。

（6）寒热错杂证

主症：胃脘痞满，灼热不舒，喜进冷饮，嘈杂反酸，口干口苦，心烦燥热，畏寒肢冷，肠鸣，大便溏，舌淡，苔黄，脉沉细数。

治法：寒热并调，和中消痞。

方药：半夏泻心汤[27]（《伤寒论》）加减。法半夏 9g，黄芩 10g，干姜 6g，黄连 6g，吴茱萸 1g，党参 15g，煅瓦楞子 15g，海螵蛸 15g，陈皮 10g，神曲 10g，炙甘草 6g。

加减：胃中灼热明显者，加知母 9g，黄柏 9g；嘈杂反酸明显者，加煅龙骨（先煎）30g，煅牡蛎（先煎）30g，煅石膏（先煎）15g。③脘痞腹胀较甚者，加枳壳 10g，厚朴 10g；嗳气者，加旋覆花（包煎）10g，代赭石（先煎）30g；脘闷纳差者，加鸡内金 10g，焦山楂 15g。

2. 中成药治疗

（1）保和丸：水丸，每袋 6g。每次 1～2 丸，每日 2 次，口服。消食，导滞，和胃，用于功能性消化不良因食积停滞所致者。症见脘腹胀满，嗳腐吞酸，不欲饮食，恶心呕吐，大便溏泄，舌红，苔腻，脉滑。

（2）槟榔四消丸：水丸，每袋装 6g。每次 6g，每日 2 次，口服。消食导滞，行气泄水，用于功能性消化不良因食积所致者。症见消化不良，脘腹胀满，嗳气吞酸，大便秘结，舌红，苔腻，脉滑。

（3）沉香化滞丸：水丸，每 20 粒重 1g。每次 6g，每日 2 次，口服。理气化滞，用于功能性消化不良因食积所致者。症见饮食停滞，胸腹胀满，舌红，苔腻，脉滑。

（4）达立通颗粒：每袋装 6g。每次 1 袋，每日 3 次，口服。清热解郁，和胃降逆，通利消滞，用于功能性消化不良因肝胃郁热所致者。症见胃脘胀满，嗳气，纳差，胃中灼热，嘈杂吞酸，脘腹疼痛，口干口苦，舌红，苔薄白，脉弦。

（5）健脾颗粒：每袋 14g。每次 1 袋，每日 2 次，口服。健脾开胃，用于功能性消化不良因脾胃虚弱所致者。症见脘腹胀满,食少便溏,乏力,舌淡,苔白腻,脉细弱。

(6)开胸顺气丸:水丸,每袋 6g。每次 3～9g,每日 1～2 次,口服。消积化滞,行气止痛,用于功能性消化不良因气郁食滞所致者。症见胸胁胀满,胃脘疼痛,嗳气呕恶,食少纳呆,舌淡红,苔薄白,脉弦。

(7)六味安消胶囊:每粒 0.5g。每次 3～6 粒,每日 2～3 次,口服。健脾和胃,导滞消积,行血止痛,用于功能性消化不良因饮食积滞、气血瘀滞所致者。症见胃痛胃胀,消化不良,便秘,痛经,舌红,苔白腻,脉弦滑。

(8)木香顺气丸:丸剂,每粒装 6g。每次 6～9g,每日 2～3 次,口服。行气化湿,健脾和胃,用于功能性消化不良因湿浊阻滞气机所致者。症见脘腹胀满,食少,恶心呕吐,嗳气,舌淡,苔白腻,脉弦滑。

(9)舒肝片:每片 0.6g。每次 4 片,每日 2 次,口服。助消化,舒气开胃,消积滞,止痛除烦,用于功能性消化不良因肝郁气滞所致者。症见两胁刺痛,饮食无味,消化不良,呕吐酸水,倒饱嘈杂,周身窜痛,舌红,苔白,脉弦。

(10)调中四消丸:水丸,每袋 6g。每次 6g,每日 1 次,口服。消食化滞,利水止痛,用于功能性消化不良因饮食积滞所致者。症见腹胀脘痛,不思饮食,二便不利,舌红,苔腻,脉滑。

(11)醒脾开胃颗粒:每袋 14g。每次 1 袋,每日 2 次,口服。醒脾调中,升发胃气,用于功能性消化不良因脾虚食滞所致者。症见面黄乏力,食欲低下,腹胀腹痛,食少便多,舌淡,苔白,脉虚。

(12)香砂六君丸:浓缩丸,每盒装 200 丸。每次 12 丸,每日 2～3 次,口服。益气健脾,和胃,用于功能性消化不良因脾虚气滞所致者。症见消化不良,嗳气食少,脘腹胀满,大便溏泻,舌淡,苔白,脉沉。

(13)香砂养胃丸:浓缩丸,每盒装 200 丸。每次 8 丸,每日 2 次,口服。温中和胃,用于功能性消化不良因胃阳不足、湿阻气滞所致者。症见胃痛隐隐,脘闷不舒,呕吐酸水,嘈杂不适,不思饮食,四肢倦怠,舌淡暗,苔白腻,脉沉濡。

(14)枳实导滞丸:水蜜丸,每袋 6g。每次 6～9g,每日 2 次,口服。消积导滞,清利湿热,用于功能性消化不良因饮食积滞、湿热内阻所致者。症见脘腹胀痛,不思饮食,大便秘结,或痢疾里急后重,舌红,苔黄腻,脉滑。

3. 针灸治疗

(1)针刺治疗

主穴:足三里、中脘、大肠俞、公孙。

配穴:肝气犯胃者,加内关、公孙;脾胃虚寒者,加膈俞、肝俞、脾俞、胃俞;脾胃湿热者,加合谷、曲池。

方法:毫针直刺,留针 20 分钟,肝气犯胃证、脾胃湿热用泻法,脾胃虚寒证用补法。隔日治疗 1 次,2 周为 1 个疗程。

（2）灸法治疗

选穴：足三里、中脘。肝气犯胃者，加太冲；食滞于中者，加胃俞；寒邪犯胃者，加合谷；瘀血阻滞者，加内关；脾胃湿热者，加曲池。

方法：每日施灸 1 次，每穴 3～5 壮，亦可艾条悬灸，7 日为 1 个疗程。

（3）耳针治疗

取穴：胃、胰、脾、肝、交感、神门。

方法：用毫针刺法，中等刺激，留针 30 分钟，隔日 1 次，10 次为 1 个疗程，休息 5 日后再进行下一个疗程治疗。亦可取上述耳穴贴压王不留行，给以较强刺激，以患者感耳郭发热为度，嘱患者每天自行按压 3～5 次，每 5 天换 1 次，两侧交替使用。

六、预防与调护

1. 预防

（1）减轻精神压力，适当体育锻炼，合理饮食结构等。

（2）需要注意与器质性疾病鉴别，注意随访跟踪。

2. 预后

功能性消化不良是一种良性胃肠道功能性疾病，经适当治疗可得到有效控制，其预后良好。临床症状（早饱、食欲缺乏、恶心、呕吐等）如不能缓解，长期消化不良，饮食减少，可出现维生素缺乏、低蛋白症等。

3. 调护

（1）功能性消化不良患者在饮食中应避免油腻及刺激性食物，戒烟，戒酒，养成良好的生活习惯，避免暴饮暴食及睡前进食过量。

（2）加强体育锻炼，适当活动。

（3）要特别注意保持愉快的心情和良好的心境。

七、典型病例

病例 1

常×，女，51 岁，ID：111013663，2017 年 10 月 30 日初诊。患者胃胀满反复 7 年而就诊。自诉 7 年前即有胃胀，食后明显，无胃痛，常有嗳气反酸，无烧灼感，胃中怕凉，纳可，眠可，大便正常，舌淡，苔薄白微腻，脉弱。2017 年 9 月 11 日胃镜：慢性浅表性胃炎。腹 B 超：无异常。西医诊断：功能性消化不良。中医诊断：胃痞病。辨证：脾胃虚弱，气滞痰阻。治法：健脾和胃，理气化痰。方药：党参 20g，旋覆花（包煎）10g，黄芩 10g，海螵蛸 20g，浙贝母 10g，炙甘草 6g，炒白术 15g，枳实 12g，虎杖 15g，紫苏叶 10g，炒香附 10g，干姜 6g，炒陈皮 6g，姜半夏 6g，黄连 3g，代赭石（先煎）30g。7 剂，水煎服，每日 1 剂。2017 年 11 月 6 日二诊：食后明显胃胀减轻，嗳气反酸减轻,纳可,大便正常,舌淡,苔薄微黄腻,脉弱。处方:柴胡12g,炙甘草6g,紫苏梗10g,浙贝母10g,海螵蛸20g,代赭石(先煎)30g,旋覆花(包煎)10g,黄芩10g,党参20g,黄连3g,姜半夏12g,炒陈皮6g,干姜6g,虎杖15g,枳实12g,炒白术15g。14剂,水煎服,每日1剂。2017年11月20日三诊:胃胀基本消失,嗳气于矢气后减轻,无反酸,纳可,大便正常,舌淡,苔薄白,脉弱。健脾和胃为主以善其后。处方:党参20g,炒白术15g,炙甘草6g,厚朴10g,柴胡10g,浙贝母10g,海螵蛸20g,代赭石(先煎)30g,旋覆花(包煎)10g,黄连3g,姜半夏9g,陈皮6g,干姜6g,虎杖15g,枳实10g。14剂,水煎服,每日1剂。

按:患者因食后胃胀为主诉,诊为胃痞病。且伴有嗳气、反酸、胃凉,结合舌脉舌淡、苔薄白微腻、脉弱,辨为脾胃虚弱,气滞痰阻证。患者因脾胃虚弱,运化、腐熟功能减退,脾胃升降失调,水谷精微难以正常输布而成为痰,痰浊阻滞中焦,气机不畅,胃气上逆,因而有胃胀、嗳气、反酸等。治以健脾和胃、行气化痰为法。方中党参、炒白术、炙甘草健脾益气,以补中气虚弱之本;旋覆花下气消痰,和胃降逆,代赭石重镇降逆,二药同用,降逆下气化痰;半夏祛痰散结,降逆和胃;干姜祛除痰饮;痰浊内阻,易郁而化热,方中稍加黄连反佐,以防化热。二诊时舌苔偏黄,已有化热,故加黄芩、黄连清热燥湿化痰;枳实行气消痞,紫苏叶行气宽中,香附疏肝理气,陈皮燥湿化痰,健脾行气,四药同用,行中焦之滞气;虎杖行气通腑,除肠道气滞;海螵蛸、浙贝母制酸和胃。诸药同用,共奏健脾和胃、行气化痰之功。三诊时患者症状减轻明显,故以健脾和胃为主,以善其后。

病例2

崔×,女,64岁,ID:101258194,2017年9月25日初诊。患者近10年来常有胃胀,食后明显,偶有胃部隐痛,反酸烧灼感,胃凉,嗳气,纳差,眠差,大便不成形,每日一行,舌淡,苔薄微黄,脉细弱。2017年9月15日胃镜:慢性浅表性胃炎。腹部B超及生化检查均无异常。西医诊断:功能性消化不良。中医诊断:胃痞病。辨证:脾胃虚弱,寒热错杂证。治法:健脾清胃,平调寒热。处方:党参20g,炙甘草6g,香附10g,浙贝母10g,海螵蛸20g,黄连6g,黄芩10g,干姜6g,陈皮12g,炒神曲10g,姜半夏6g,厚朴9g,炒白术20g,延胡索10g。14剂,每日1剂,水煎服。2017年10月10日二诊:胃胀减轻,偶胃部隐痛烧灼感,偶有反酸,胃凉,嗳气,纳差,眠差,大便不成形,每日一行,舌淡,苔薄白,脉细弱。处方:党参20g,炒白术20g,茯苓30g,柴胡10g,黄芩10g,炙甘草6g,延胡索10g,香附10g,浙贝母10g,海螵蛸20g,黄连3g,炮姜炭6g,陈皮10g,炒神曲10g,姜半夏6g。14剂,每日1剂,水煎服。2017年10月26日三诊:胃胀减轻,胃部隐痛减轻,反酸、烧灼感、胃凉、嗳气减轻,纳差,眠差,大便正常,每日一行,舌淡,苔薄白,脉细弱。热已不明显,健脾理气为治。处方:党参20g,炒白术20g,姜半夏6g,炒神曲10g,炒陈皮12g,炮姜炭6g,海螵蛸20g,浙贝母10g,炒香附10g,延胡索10g,炙甘草6g,柴胡10g,茯苓30g,黄芩 10g。

按：患者主因胃胀前来就诊，诊断为胃痞病，并伴反酸烧灼感，胃凉，嗳气，纳眠差，大便不成形，结合舌脉，辨为脾胃虚弱、寒热错杂证。患者因年老体虚，脾胃气虚，导致脾胃气机升降失司，气机阻滞而有胃胀，胃气上逆而有嗳气、反酸；脾虚运化失司，水谷清浊不分，故有纳差而便溏；脾气亏虚，日久损及脾阳，则出现胃隐痛、胃凉症；脾易虚，胃易热，因此患者多出现寒热错杂证候，临床常有烧灼感的表现。治以寒热平调、散结除痞。方用半夏泻心汤加减。方中半夏散结除痞，且能降逆，干姜温中散寒，黄连泄热除痞；三药合用，辛开苦降，散结除痞；党参、炒白术甘温益气，以复脾之阳气；厚朴行气除满以增加消痞散结之效；香附疏肝理气，以助脾胃纳运正常；乌贝散制酸止痛；延胡索行气止痛；陈皮理气健脾；神曲消食和胃，助脾胃吸收之力；炙甘草健脾益气，兼能调和诸药。诸药合用，共奏寒热平调、散结除痞之功。

病例 3

王×，男，54 岁，ID 号：1641149，2013 年 11 月 25 日初诊。患者近 3 年来常有胃痛，每于心情不佳时及饮食不慎时出现胃痛，胃中灼热感，嗳气反酸水，曾多次胃镜检查为"慢性胃炎"，用过多种药物，病不见好转。纳少，多食则胃胀，大便略干，每天一次，舌淡暗，苔薄微黄，脉弦细。近来体检，做过多种检查均无异常发现。西医诊断：功能性消化不良。中医诊断：胃痛。辨证：肝郁脾虚胃热，血瘀阻络。治法：疏肝健脾清热，化瘀通络止痛。药物：柴胡 10g，生蒲黄（包煎）10g，五灵脂 10g，蒲公英 15g，黄连 6g，吴茱萸 1g，白术 15g，香附 10g，甘草 10g，白芍 15g，海螵蛸 30g，浙贝母 10g，三七粉（冲服）6g。2013 年 12 月 2 日二诊：服药后胃痛减轻，胃中灼热感已不明显，仍嗳气、大便干，舌淡暗，苔薄白，脉弦细。脾虚气滞较明显，故加强健脾理气通腑治疗。处方：生蒲黄（包煎）10g，五灵脂 10g，蒲公英 15g，黄连 6g，吴茱萸 1g，香附 10g，甘草 10g，柴胡 10g，海螵蛸 30g，浙贝母 10g，三七粉（冲服）6g，赤芍 15g，枳实 10g，虎杖 15g。2013 年 12 月 19 日三诊：偶有胃痛，大便已正常，余症状已不明显，舌淡暗，苔薄白，脉弦细。胃热已除，仍有脾虚血瘀。处方：党参 15g，白术 15g，生蒲黄（包煎）10g，蒲公英 15g，黄连 6g，吴茱萸 1g，香附 10g，甘草 10g，柴胡 10g，海螵蛸 30g，浙贝母 10g，三七粉（冲服）6g，白芍 15g，佛手 10g，炮姜 6g。2014 年 1 月 2 日四诊：偶有胃部不适、嗳气，余症状已不明显，舌淡暗，苔薄白，脉弦细。善后调理：党参 15g，白术 15g，蒲公英 15g，黄连 6g，吴茱萸 1g，香附 10g，甘草 10g，柴胡 10g，海螵蛸 30g，浙贝母 10g，三七粉（冲服）6g，白芍 15g，佛手 10g，炮姜 6g，枳壳 10g，旋覆花（包煎）10g，代赭石（先煎）20g。

按：患者每于心情不佳时出现胃痛、脉弦，为有肝郁存在。长期胃痛，纳少、多食则胃胀、舌淡、脉细为脾胃虚弱，胃中灼热、舌苔黄为胃有热。患者长期胃痛、舌暗为有瘀之表现，正如叶天士所言："胃痛久而屡发，必有凝痰聚瘀。"辨证为肝郁脾虚胃热、血瘀阻络,治疗当疏肝健脾清热、化瘀通络止痛。方中柴胡、香附、白芍疏肝和胃;白术、甘草健脾;生蒲黄、五灵脂、三七粉活血化瘀止痛;蒲公英、黄连、吴茱萸清胃热;海螵蛸、浙贝母合为"乌贝散",能制酸和胃。二诊时胃痛已轻,而便秘不减,故于方中加入枳实、虎杖二味以通腑。三诊时,胃热已除,脾虚渐显,故加党参诸药以健脾和胃。

第7章

便 秘

便秘是指排便间隔时间延长,或虽不延长但排便困难者。表现为排便次数少于每周3次,伴有排便不畅,时间延长,粪便量少,质硬,或有排便不尽感。功能性便秘是指肠道功能异常导致的便秘,而经各种检查未发现器质性病变。

便秘,又称大便秘结。对便秘诊断的认识,中西医的观点基本一致,凡粪便在肠道内滞留过久,干燥坚硬,排出困难,或排便次数少,通常三日以上不排便者,称为便秘。但在中医学中,对便秘有不同的称谓,尤其在古典医籍中名称更多。《伤寒论》中称"大便难""脾约""不大便""不更衣""阳结""阴结";宋朝《活人书》称"大便秘";金元时代又有"虚秘""风秘""气秘""热秘""寒秘""湿秘""热燥""风燥"之分。

一、病因病机

(一)病因

1. 饮食不节

过食辛辣肥甘厚味,或饮酒过多,导致胃肠积热,大便干结;或过食生冷,致阴寒凝滞,胃肠传导失司,导致便秘。

2. 情志失调

忧愁思虑过度,或久坐少动,致气机郁滞,不能宣达,通降失常,传导失司,糟粕内停而不得下,形成便秘。

3. 感受外邪

外感寒邪则阴寒内盛,凝滞胃肠而失于传导,糟粕内停而不得下,形成便秘;外感热邪则肠胃燥热,耗伤津液,大肠失润,大便干燥难于排出,导致便秘。

4. 病后体弱

素体虚弱,或年老体虚及病后、产后体弱,气血阴阳诸不足,气虚则大肠传送无力;血虚则津枯,肠道失润,阴虚则肠道不润,导致大便干结难行;阳虚则肠道失于温煦,阴寒内盛,导致便下无力,大便艰涩。

5. 药物影响

过用寒凉之药则阴寒内盛,凝滞胃肠而失于传导,糟粕内停而不得下,形成便秘。过用辛热之药,燥热内盛,耗伤津液,大肠失润,大便干燥难于排出,导致便秘。药物过用或滥用,损伤人体,日久导致气血阴阳的虚损,出现便秘。

(二)病机

饮食入胃,经过胃之腐熟,脾之运化,吸收其精微之后,所剩糟粕由大肠传送而出,成为粪便,整个过程需 24～48 小时。正如《儒门事亲·斥十膈五噎浪分支派》云:"胃为水谷之海,日受其新以易其陈,一日一便,乃常度也。"即言粪便的形成和排泄主要与大肠的传导功能有关,《素问·灵兰秘典论》云:"大肠者,传守之官,变化出焉。"故凡影响到大肠传导功能者均可导致便秘的发生。便秘的主要病机有三:一是肠胃积热、阴血不足导致肠道干涩,粪便干结而便秘;二是气机郁滞,或阴寒凝滞导致传导受阻,粪便排出受阻而便秘;三是气虚阳衰,导致大肠传导无力,粪便不能被推动而便秘。而其关键病机是大肠传导失常,同时与肺、脾、胃、肝、肾等脏腑的功能失调有关。脾虚传送无力,糟粕内停,致大肠传导功能失常,而成便秘;胃与肠相连,胃热炽盛,下传大肠,燔灼津液,大肠热盛,燥屎内结,可成便秘;肺与大肠相表里,肺之燥热下移大肠,则大肠传导功能失常,而成便秘;肝主疏泄气机,若肝气郁滞,则气滞不行,腑气不能畅通;肾主五液而司二便,若肾阴不足,则肠道失润,若肾阳不足则大肠失于温煦而传送无力,大便不通,均可导致便秘。便秘的病性可概括为寒、热、虚、实四个方面,燥热内结于肠胃者,属热秘;气机郁滞者,属实秘;气血阴阳亏虚者,为虚秘;阴寒积滞者,为冷秘(寒秘)。四者之中,又以虚实为纲,热秘、气秘、冷秘属实,阴阳气血不足的便秘属虚。寒、热、虚、实之间,又相互兼夹或相互转化,如热秘久延不愈,津液渐耗,可致阴津亏虚,肠失濡润,病情由实转虚。气机郁滞,郁久化火,则气滞与热结并存。气血不足者,如受饮食所伤或情志刺激,则虚实相兼。阳气虚衰与阴寒凝结常互为因果,形成阴阳俱虚之证。

二、临床表现

1. 症状

便秘的主要临床症状为粪便干结,排便困难,常 3 日以上排便 1 次;或虽排便间歇时间如常,但排便艰涩;亦有少数患者,屡有便意,排便亦不干燥,但排出不尽。此外,可有头昏头胀、纳差、腹胀,甚至腹痛、肠鸣、嗳气、反胃、恶心、矢气频繁等伴随症状。

2. 体征

多数患者体征不明显。常可在降结肠和乙状结肠部位触及粪块及痉挛的肠段。肛门指诊时可触及坚实的粪块。

3. 并发症

(1)诱发心脑血管疾病:排便时血积于下而心脑供血相对不足,又由于粪便排出不畅,用力过度,即可诱发昏厥;高血压的患者,易并发脑血管意外;有器质性心脏病者,可诱发心肌梗死、动脉瘤或室壁瘤的破裂、心脏附壁血栓脱落、心律失常,甚至发生猝死。

(2)损伤直肠:硬粪积于直肠,损伤直肠黏膜,形成粪性溃疡,重者可导致直肠出血。

(3)痔疮:过分干硬巨大粪块压迫直肠,使痔静脉回流受阻,排便时使腹腔内压力升高,传至肛门静脉而形成痔疮。

(4)肛裂:干粪阻塞,强硬排便时可引起肛裂。

(5)腹压增高:严重便秘时,肠内容物及积气不能排出,腹腔和肠管内压力增高。由此引起的反流食管炎、食道裂孔疝、腹壁疝、结肠憩室等发病率较高。

(6)尿潴留或尿失禁:粪块压迫尿道则出现尿潴留,粪块刺激尿道则出现尿失禁。

三、辅助检查

1. 粪便检查

观察粪便的性状、坚硬度等,功能性便秘一般无脓血、黏液等;继发肛裂等病时伴有新鲜拭血或滴血。

2. 纤维结肠镜检查

可直视肠黏膜状态。功能性便秘行肠镜检查,主要是除外器质性病变。

3. 腹平片检查

可见结肠内有较多的肠内容物,有肠梗阻时,腹部平片可确定梗阻部位及性质。

4. 钡灌肠检查

钡灌肠检查对查明便秘的原因有较大价值,尤其是对诊断结肠或直肠癌时有帮助。功能性便秘时(如痉挛性便秘),钡灌肠可见结肠痉挛性收缩,结肠袋增多,边缘整齐等表现。老弱患者因结肠、直肠平滑肌张力不足而发生便秘时,钡灌肠检查可见直肠和结肠扩张,肠袋切迹变浅,动力减弱等。对完全性或近于完全性肠梗阻的患者,钡灌肠不无危险性,须予以注意。

5. 结肠运输试验

检查前3天及检查期间标准饮食。检查前一天上午10点口服含20枚标记物的胶囊1枚,服标记物后第1天、第3天、第5天上午10点拍摄腹部平片,如第5天仍有标志物存在,则每隔72小时拍摄腹部平片。从第5腰椎棘突做与左右髂峰、左右骨盆出口边缘的连线,以骨性标志将结肠分为3部分,右侧结肠(盲肠、升结肠、横结肠右半)、左侧结肠(降结肠、横结肠左半)和直乙结肠区。以了解结肠对粪便的推进作用。

6. 肛门直肠测压

在直肠内置囊充气,可测定直肠的感觉阈值。正常人有直肠肛门抑制性反射,每当直肠膨胀时应测到因肛门内括约肌松弛而使直肠腔内压力下降。先天性巨结肠的这种反射丧失,直肠膨胀时肛门内括约肌不松弛,因此压力不见下降,这种现象也可见于特发性慢性便秘。

7. 排粪造影

排粪造影是目前对排便障碍患者进行检查的一种新方法,是在患者排便时对直肠、肛门部进行静态和动态 X 线观察的一种检查方法,能更好地显示直肠、肛门部器质性和功能性病变,尤其能较好地显示直肠肛管出口阻塞病变。排粪造影不但能明确诊断此类疾病,而且可了解病变的严重程度、范围及治疗效果,为临床治疗提供可靠的客观依据。因此,对治疗效果不佳的顽固性便秘,应做排粪造影检查。

四、诊断与鉴别诊断

(一)诊断要点

诊断便秘主要是根据粪便性状和排出异常确定,凡有以下一项者即可诊断为便秘。

1. 排便时间异常

排便间隔时间超过平素一天以上,或间隔时间 3 天以上。

2. 排便感觉异常

排便费力,伴有不适感或痛苦感,或便意未尽感。

3. 大便性状异常

大便干结。

(二)便秘的分类诊断

1. 继发性便秘

是指继发于与排便有关的肠道及辅助排便的腹肌、膈肌等的便秘,又称器质性便秘。此外,全身其他病变影响到肠道而发生的便秘,亦称继发性便秘。以下病变和原因导致的便秘属继发性便秘。

(1)直肠和肛门病变:直肠炎、痔疮、肛裂、肛周脓肿和溃疡、肿瘤瘢痕性狭窄等。

(2)结肠病变:良恶性肿瘤、肠梗阻、肠绞窄、结肠憩室炎、特异性(如肠结核、阿米巴肠病)与非特异性炎症(克罗恩病、溃疡性结肠炎)、肠粘连等。

(3)肌力减退:肠壁平滑肌、肛提肌、膈肌和(或)腹壁肌无力、老年、慢性肺气肿、严重营养不良、多次妊娠、全身衰竭、肠麻痹等,由于肌力减退而使排便困难。

(4)内分泌、代谢疾病:甲状旁腺功能亢进时,肠肌松弛、张力减低;甲状腺功能减退和垂体前叶功能减退时肠的动力减弱;尿崩症伴失水、糖尿病并发神经病变、硬皮病等,均可出现便秘。

(5)药物和化学品：吗啡和阿片制剂；抗胆碱能药、神经节阻断药及抗忧郁药；碱式碳酸铋及氢氧化铝等，均可引起便秘。

(6)神经系统疾病：截瘫、多发性神经根炎等累及支配肠的神经、先天性巨结肠等可发生便秘。

2. 功能性便秘

(1)诊断标准：诊断参考罗马Ⅲ诊断标准：最近 3 个月症状发作满足下述条件；并且症状出现至诊断前至少 6 个月。

①必须满足以下 2 条或更多。至少 25％的排便存在排便费力；至少 25％的排便为块状便或硬便；至少 25％的排便有排便不尽感；至少 25％的排便有肛门直肠的梗堵/阻塞感；至少 25％的排便需要借助手法辅助(如手指帮助排便、盆底辅助排便)；每周排便少于 3 次。

②不用通便药几乎没有松散的粪便。

③诊断 IBS 的标准不充分。

(2)分类

①慢传输性便秘：是指肠内容物从肠内近端到结肠和直肠远端的通过时间较正常为慢。临床以年轻或中年女性为多，临床特点为排便次数减少(<3 次/周)、无便意、排便困难和粪质坚硬；肛诊无粪便或触及坚硬粪便；结肠通过时间延长。

②出口梗阻性便秘：是指盆底肌和肛门括约肌排便时不能完全松弛或产生矛盾运动；部分患者与肛门括约肌功能协调或直肠对排便反射感阈值异常有关。患者常主诉为排便费力、肛门下坠感、排便不尽感、排便量少、质地较硬或成形软便；结肠通过时间正常或轻度减慢。

③混合性便秘：混合性便秘是具备上述两者特点。

3. 功能性排便障碍

当患者符合以下标准可诊断为功能性排便障碍。

(1)患者必须符合功能性便秘的诊断标准。

(2)在重复尝试排便期间必须有下列至少 2 种表现：①依据球囊排出试验或影像学检查，有排便困难的证据；②依据测压、影像学或肌电图检查发现盆底肌(肛门括约肌或耻骨直肠肌)不协调收缩或肛门括约肌静息压<20％松弛；③依据测压或影像学检查发现排便推动力不够。

4. 便秘型肠道易激综合征

便秘型肠道易激综合征具有的特征：腹痛或腹部不适在过去的 3 个月中至少每个月 3 次(病程至少 6 个月)，同时符合以下两项：①排便后症状改善；②腹部不适或腹痛发生伴有排便次数减少；③腹部不适或腹痛发生伴有粪便性状改变，>25％块状/质地坚硬的粪便，<25％糊状/水样便。

(三)鉴别诊断

1. 大肠癌

大肠癌导致肠腔直径逐渐变小,引起肠腔部分或完全闭塞,常以便秘为主要表现。凡年龄在 50 岁以上,原有排便习惯正常而近期出现便秘者,必须引起重视。诊断的主要依据是:①粪便形状进行性变细;②粪便表面可见鲜血,或隐血试验呈持续阳性;③肛门指检多可触到结节状坚硬肿块,指尖常染有血迹;④直肠乙状结肠镜或纤维结肠镜直接窥见肿瘤,活体组织检查可获得病理学诊断。

2. 便秘型肠易激综合征

便秘型肠易激综合征与功能性便秘均以便秘为主要表现,两者的区别应根据功能性胃肠病罗马Ⅳ诊断标准。功能性便秘是以持续排便困难、排便次数减少或排便不尽感为表现的肠道功能性疾病;而肠易激综合征强调的是反复发作的腹痛或不适伴有排便后症状缓解或发作时伴有排便频率改变或发作时伴有大便性状的改变。两者在病理生理方面的主要区别在于内脏感觉异常不同,功能性便秘常为直肠低敏感,便秘型肠易激综合征常为结肠高敏感。

五、治疗

(一)西医治疗

1. 生活调理

(1)每日摄入充足的水分:每天清晨可饮一杯温开水(250ml 左右)或淡盐开水,既能软化粪便,又可预防便秘。

(2)摄入足量的纤维素:纤维素有亲水性,能吸收水分,使食物残渣膨胀并形成润滑凝胶,能助肠蠕动而推动粪便,其过程有利于产生便意和排便反射。多食水果、蔬菜或笋类、麦片、麸皮等多纤维食物等均能促进排便。

(3)培养定时排便习惯:可制订按时排便表,尽可能调整在每日早餐后排便,因早餐后易引起胃-结肠反射,此时训练排便,易建立条件反射。有时即使无便意,也应坚持每日定时去厕所蹲 10～15 分钟,日久便可建立定时排便的习惯。一旦有便意时就应如厕排便,任何情况下都不要克制和忍耐。

(4)坚持一定运动量:运动可促进肠供血及肠蠕动,有利于排便。运动量、次数可根据自身体力等情况而定。可每日做健身操、太极拳、步行等,运动量不需太大,但贵在坚持。如能有意识做增强腹部肌肉和骨盆肌肉张力的锻炼更好,尤其是腹肌锻炼,做时还可用排便动作锻炼提肛的收缩。长期卧床的患者容易发生便秘,可自己做床上运动,如仰卧起坐、平卧抬腿及抬高臀部等。

(5)腹部按摩有助排便:以脐部为中心顺时针方向缓慢按摩,刺激并诱发排便反应。

2. 容积性泻药

因含有大量纤维素,增加粪便量,刺激肠蠕动,引起排便。甲基纤维素每日

1.5～5g,口服。可长期服用,服药时多饮水,以免发生肠梗阻。

3. 润滑性泻药

甘油或液状石蜡每次 10～30ml,口服。久服可影响胡萝卜素及维生素 A、维生素 D 的吸收,肛门括约肌松弛者不宜用。

4. 高渗性泻药

在肠道不被吸收,增加肠道水分,刺激肠蠕动,引起排便。硫酸镁,每次 10～20g,每日 2～3 次,口服;乳果糖,每次 10～20g,每日 2～3 次,口服。服药时宜多饮水。

5. 刺激性泻药

因药物对小肠和结肠有强烈的刺激作用而致泻。酚酞,每次 0.1g,每日 3 次,口服。中药如大黄、番泻叶等,均属此类泻药。此类药易形成耐药,剂量要逐渐加大,以至无效,对慢传输型便秘者,尽量不用此类药物,如要用,应是短期适当的应用。

6. 胃肠动力促进药

对于长期静坐工作而发生便秘患者较适用,有助于缓解便秘伴随腹胀、嗳气等现象。莫沙必利,每次 10mg,每日 3 次,口服。

7. 肠道微生物制剂

这类药物为正常肠道存在的一些有益细菌,这些细菌能够改善肠道的酸度和代谢所需要的微环境,促进肠道蠕动,有利排便。

8. 灌肠治疗

适用于粪块嵌塞或作为慢性便秘者的临时治疗措施,如用生理盐水 1000～2000ml,或温水 500～1000ml,或肥皂水 75ml 加温开水至 1000ml 等灌肠。

9. 栓剂治疗

开塞露 20ml,便前注入肛门内,或用甘油灌肠剂 110ml,便前注入肛门内。

10. 掏便治疗

如粪便硬结停滞在直肠肛门处,一般仅需用手指将粪便掏出,即可排出大便,但动作一定要轻缓,以免造成损伤。

(二)中医治疗

1. 辨证治疗

便秘的病机主要是腑气不通,治疗便秘的常法为通下法。其作用概括起来有三:一为攻逐积滞,如宿食、燥屎、虫积等有害物质,即所谓"推陈致新";二为清热泻火,如阳明热盛、腑实,急下可以存阴,即所谓"釜底抽薪";三为润肠通便,凡津枯肠燥,大便干结,宜润而下之,即所谓"增水行舟"。临床上通导粪便又有峻下、温下、清下、润下之不同。因此,要依据患者的个体差异,合理用药,且要中病即止,不必尽剂,以免伤伐正气。治疗便秘虽然以通便为主,但必须辨明虚、实、寒、热,分别处理。

（1）热结便秘证

主症：大便干结，腹中胀满，疼痛拒按，身热面赤，口干口臭，口舌生疮，心烦不寐，小便黄赤，舌质红，舌苔黄干，脉滑数。

治法：清热润肠。

方药：麻子仁丸[64]（《伤寒论》）加减。火麻仁30g，白芍15g，炒枳实30g，大黄（后下）10g，厚朴15g，杏仁10g。

加减：燥热伤津较甚者，加生地黄30g，玄参30g，麦冬10g；痔疮便秘者，加桃仁10g，当归15g；痔疮出血属胃肠燥热者，加槐花10g，地榆10g；伴脾胃气虚者，加生白术30g，黄芪15g。

（2）气滞便秘

主症：排便困难，欲便不得，精神抑郁，嗳气频作，胸闷，腹胀，甚则腹中胀痛，纳食减少，舌苔薄白，脉弦。

治法：导滞通便。

方药：六磨汤[15]（《世医得效方》）加减。木香10g，枳实10g，槟榔10g，柴胡10g，郁金15g，乌药15g，大黄（后下）10g。

加减：气郁化火，症见口苦咽干者，加栀子10g，龙胆草6g；纳呆、疲倦、痞满者，加莱菔子10g，杏仁10g，茯苓15g；有术后肠粘连者，加桃仁10g，红花10g，赤芍10g；大便干结者，加火麻仁30g，郁李仁10g；七情郁结，忧郁寡欢者，加柴胡10g，合欢皮10g，白芍15g。

（3）气虚便秘

主症：排便多日不行，排出无力而便质不干，临厕努挣则乏力，汗出短气，神疲肢倦，头晕乏力，舌质淡，脉细弱无力。

治法：补气健脾。

方药：补中益气汤[37]（《脾胃论》）加减。黄芪20g，党参15g，生白术30g，当归10g，升麻6g，柴胡6g，陈皮6g，炙甘草9g，鸡内金15g。

加减：腹痛者，加白芍30g，延胡索10g；气滞腹胀者，加木香10g，炒枳实20g；食少纳呆者，加莱菔子10g，神曲10g；大便干硬者，加火麻仁30g；腹部畏凉者，加干姜6g。

（4）液亏便秘

主症：该证多出现于热病之后，临床表现为粪便干结，腹胀满而痛，身热不解，咽干少津，口渴欲饮，脉细数。

治法：增液通便。

方药：增液承气汤[74]（《温病条辨》）加减。玄参15g，麦冬15g，生地黄30g，大黄（后下）10g，芒硝（冲服）3g，枳实10g。

加减:身热不解者,加知母 10g,蒲公英 15g;口渴甚者,加天花粉 10g,石斛 10g;腹胀明显者,加大腹皮 20g。

(5)血虚便秘

主症:大便干结,头晕心悸,夜寐不宁,面色萎黄,唇甲色淡,舌质淡,脉细。

治法:养血润燥。

方药:益血润肠丸[56](《证治准绳》)加减。熟地黄 30g,桃仁 10g,火麻仁 30g,炒枳壳 15g,橘红 10g,阿胶(烊化)10g,肉苁蓉 30g,紫苏子 10g,黄芪 15g,当归 10g。

加减:腹胀明显者,加厚朴 10g,槟榔 10g;脾虚甚者,加白术 15g,党参 15g。

(6)阳虚便秘

主症:大便干结或不干,排出困难,乏力气短,畏寒肢冷,腹中冷痛,腰膝酸软,小便清长,夜尿频多,舌淡嫩,苔白润,脉沉迟或细而无力。

治法:温补脾肾,润肠通便。

方药:济川煎[52](《景岳全书》)加减。肉苁蓉 30g,牛膝 15g,泽泻 15g,黄芪 15g,当归 10g,炒枳壳 10g,升麻 5g。

加减:气虚明显者,加人参 10g;有热者,加黄芩 10g;肾虚者,加熟地黄 15g,核桃仁 20g,黑芝麻 20g。

(7)食滞便秘

主症:伤食之后即出现大便秘结,或大便秽臭不爽,伴胃脘胀满疼痛,嗳腐吞酸,或呕吐不消化食物,吐后痛减,舌苔厚腻,脉滑。

治法:导滞通便。

方药:枳实导滞丸[48](《内外伤辨惑论》)加减。大黄 10g,炒枳实 10g,黄芩 10g,黄连 6g,莱菔子 15g,鸡内金 10g,炒神曲 10g,炒白术 15g。

加减:腹胀甚者,加槟榔 10g,厚朴 6g;恶心、呕吐者,加姜半夏 6g,竹茹 10g;腹痛者,加香附 10g,延胡索 10g。

2. 便滞的治疗

临床上有一种特殊类型的便秘,表现为大便溏而黏滞不爽,欲便不能,排出不畅,称之为"便滞",乃湿滞肠道所致。《河间六书·大小便秘涩》:"闭俗作秘,大便涩滞也。热耗其液,则粪坚结,而大肠燥涩紧敛故也。谓之风热结者,谓火甚制金,不能平木,则肝木自旺也。故大便溏而闭者,燥热在于肠胃之外,而湿热在内故也。"李东垣提出了便滞的治疗方法:"如大便闭塞,或里急后重,数至圊而不能便,或少而有白脓,或少有血,慎勿利之;利之则必致病重,反郁结不通也。以升阳除湿防风汤举其阳,则阴气自降矣。"

(1)湿滞肠道

主症:大便黏滞,排出不爽,脘腹胀满,舌淡,舌苔厚腻,脉滑。

治法:升阳除湿,导滞通腑。

方药:升阳除湿防风汤[16](《脾胃论》)加减。苍术 15g,防风 10g,白术 15g,茯苓 15g,白芍 15g,枳实 20g,虎杖 15g,厚朴 6g。

加减:腹胀甚者,加槟榔 10g;恶心、呕吐者,加姜半夏 6g,竹茹 10g;腹痛者,加香附 10g,延胡索 10g。

(2)脾虚湿热

主症:大便黏滞,排出不爽,脘腹胀满,口干口苦,纳少,乏力,舌淡,舌苔黄腻,脉滑。

治法:健脾清湿热,导滞通腑气。

方药:滞通方(自拟)。党参 15g,黄连 6g,黄芩 10g,干姜 6g,半夏 9g,陈皮 10g,甘草 10g,防风 10g,白术 10g,厚朴 10g,枳实 10g,虎杖 10g。

加减:粪便秘结明显者,加全瓜蒌 30g;食少者,加鸡内金 10g,炒莱菔子 10g;气虚明显,乏力重者,加黄芪 15g,红景天 15g。

3. 中成药治疗

(1)便秘通:浸膏剂,每瓶装 20ml。每次 20ml,每日早晚各 1 次,口服。健脾益气,润肠通便,适用于便秘因脾虚及脾肾两虚所致者。症见便秘,气短乏力,腹胀,腰膝酸软,舌淡胖边齿痕,苔白,脉沉弱。

(2)苁蓉通便口服液:每支 10ml。每次 10~20ml,每日 1 次,睡前或清晨服用。滋阴补肾,润肠通便,用于中老年人、病后、产后等虚性便秘。症见大便干结,排出费力,腹胀,耳鸣,腰膝酸软,舌淡,苔薄白,脉沉弱。

(3)当归龙荟丸:水丸,每 100 粒重 6g。每次 6g,每日 2 次,口服。泻火通便,用于便秘因肝胆火旺、中焦热盛所致者。症见便秘,心烦不宁,头晕目眩,耳鸣耳聋,胁肋疼痛,脘腹胀满,口苦,小便黄赤,舌红,苔薄黄,脉弦数。

(4)复方芦荟胶囊:胶囊剂,每粒装 0.5g。每次 1~2 粒,每日 1~2 次,口服。清肝泄热,润肠通便,宁心安神,用于便秘因心肝热盛所致者。症见大便秘结,口苦口干,心烦失眠,舌红,苔薄黄,脉弦。

(5)黄连上清丸:水丸,每袋 6g。每次 3~6g,每日 2 次,口服。水蜜丸,每 40 丸重 3g,每次 3~6g,每日 2 次,口服。大蜜丸,每丸重 6g,每次 1~2 丸,每日 2 次,口服。散风清热,泻火止痛,用于风热上攻、肺胃热盛所致便秘。症见便秘,头晕目眩,暴发火眼,牙齿疼痛,口舌生疮,咽喉肿痛,舌红,苔薄黄,脉浮数。

(6)六味安消胶囊:每粒 0.5g。每次 3~6 粒,每日 2~3 次,口服。和胃健脾,消积导滞,活血止痛,用于脾胃不和、积滞内停所致的便秘。症见大便秘结,胃痛胃胀,消化不良,舌暗红,苔白腻,脉滑。

(7)麻仁润肠丸(胶囊):丸剂,每丸重 6g。每次 1~2 丸,每日 2 次,口服。胶囊,每次 8 粒,每日 2 次,口服。润肠通便,用于肠胃积热所致的便秘。症见便秘,大便干结难解,腹部胀满,舌红,苔黄厚干,脉涩。

(8)麻仁胶囊(软胶囊、丸):胶囊,每粒0.35g。每次2～4粒,早晚各1次,或睡前服用。软胶囊,每粒0.6g,每次3～4粒,早晚各1次,急用时每次2粒,口服。水蜜丸,每袋6g,每次6g,每日1～2次,口服。小蜜丸,每瓶60g,每次9g,每日1～2次,口服。大蜜丸,每丸重9g,每次1丸,每日1～2次,口服。润肠通便,用于肠热津亏所致的便秘。症见大便干结难解,腹部胀满,舌红,苔黄厚干,脉滑。

(9)麻仁滋脾丸:蜜丸,每丸6g。每次1～2丸,每日2次,睡前服用效果佳,温开水送服。养血润燥,行气通便,用于血虚肠燥、胃肠气滞所致的便秘。症见大便秘结,心烦,腹胀腹痛,食欲缺乏,舌淡暗,苔薄白,脉沉涩。

(10)清宁丸:蜜丸,每丸9g。每次1丸,每日1～2次。温开水送服。泄热通腑,用于胃腑结热、腑气不通所致便秘。症见粪便秘结,脘腹胀满,咽喉肿痛,牙痛,口臭,舌红,苔黄厚腻,脉滑。

(11)三黄片:每片0.25g。每次4片,每日2次,口服。清热解毒,泻火通便,用于三焦热盛所致的便秘。症见大便秘结,心烦口渴,小便黄赤,或见口鼻生疮,牙龈肿痛,咽喉肿痛,舌红,苔薄黄,脉弦数。

(12)通便灵胶囊:胶囊,每粒装0.25g。每次5～6粒,每日1次,口服。泻热导滞,润肠通便,用于热结血虚便秘。症见便秘,腹胀,乏力,腰膝酸软,舌暗淡,苔薄黄或薄白,脉沉细。

(13)通便宁片:每片0.48g。每次4片,每日1次,如服药8小时后不排便再服一次,或遵医嘱。宽中理气,泻下通便,用于实热便秘。症见大便多日不下,腹痛腹胀,食欲缺乏,口干口苦,小便黄,舌红,苔黄,脉弦滑数。

(14)新清宁片:每片0.3g。每次3～5片,每日3次,口服。清热解毒,活血化瘀,缓下,用于热毒炽盛于上,积滞中焦导致便秘。症见大便秘结,发热,目赤,牙痛,咽喉肿痛,舌暗红,苔薄黄,脉弦数。

(15)一清胶囊:每粒0.5g。每次2粒,每日3次,口服。清热泻火解毒,化瘀凉血止血,用于火毒血热所致的便秘。症见便秘,身热烦躁,目赤口疮,咽喉牙龈肿痛,或伴痔疮出血,舌红,苔薄黄,脉弦数。

4. 针灸治疗

(1)针刺治疗

主穴:天枢(双)、上巨虚(双)。

配穴:热秘者,加大肠俞、合谷、曲池、照海、支沟。冷秘者,加肾俞、关元、神阙、气海。气秘者,加中脘、行间、大敦、太白。气血虚弱者,加脾俞、胃俞、气海、足三里。

针法:直刺1寸,捻转提插强刺激1分钟。留针30～60分钟,每隔15分钟运针1次。期间,患者可感腹中肠鸣作响。

(2)灸法治疗

主穴:支沟、天枢、大横、气海。

配穴:腹中气满者,加中脘、行间;气血亏虚者,加脾俞、肾俞;寒秘者,加神阙、气海。

方法:用艾条灸,每次5～10分钟,每日1次,10次为1个疗程。

(3)耳穴治疗

主穴:大肠、便秘点、脾、直肠下段。

配穴:热秘者,加耳尖、肾上腺;气秘者,加肝、交感;冷秘者,加肾、肾上腺;虚秘者,加肾、脾、小肠。

方法:主穴每次取3个,配穴每次取2个。治疗时先用探针在所选区探查,找到敏感压痛点然后把粘有王不留行的0.5cm的胶布贴在敏感点上。嘱患者每日每穴按压5次,每次4分钟,隔日换贴1次,7次为1个疗程。

六、预防与调护

1. 预防

(1)合理的饮食:食物不要过于精细,更不能偏食,增加膳食中纤维素的含量,如五谷杂粮、蔬菜、水果。摄入足量的水分。

(2)养成良好的排便习惯:最好每天早起后定时排便,只要坚持一段时间,即可逐渐建立起定时排便的条件反射。排便时集中注意力,消除一切分散诱发便意及延长排便时间的不良习惯。

(3)适度运动:适度运动可刺激胃肠蠕动,促进排便。对于没有时间运动的人来说,按摩腹部也是不错的选择。此外,腹式呼吸也有利于肠道活动。

(4)调节好情绪和心理状态:保持心情舒畅,节郁怒,避免思虑太过。

(5)药物辅助治疗:对于部分慢性便秘者短时间的药物辅助治疗是必需的,有助于正常排便反射的重建。

2. 预后

一般功能性便秘的治愈率较高,但亦有部分顽固性便秘须长期治疗调摄。便秘日久,可引起痔疮、肛裂,甚至便血。排便过度用力努挣,可诱发疝。便秘除对患者直肠、肛门及毗邻脏器有一定影响,引起粪性溃疡、直肠炎、直肠脱垂、内外痔增大、出血、肛门直肠感染、尿道机械梗阻等并发症外,对全身疾病,特别是对心脑血管病,如心绞痛、心肌梗死、心律失常、高血压、脑动脉硬化、脑血管意外等的影响已引起人们的普遍注意。

3. 调护

(1)注意肛门卫生:保持肛门处清洁、干燥,避免肛门疾病的发生,是维护肛门功能的重要内容。若肛门发生病变,则可引起排便不适,甚者排便疼痛,病者常忍排便,日久形成便秘。

（2）注意体位：久站或久坐,均可影响肛门直肠部静脉回流,日久会导致痔疮等肛门疾患发生,引起便秘。因此,从事长时间站立或坐位工作的人,应适当增加活动,变换体位。

七、典型病例

病例 1

黄××,女,26 岁,工人。首诊日期：2004 年 8 月 11 日。主因大便干结难行 7 年余就诊。平素大便干结,质硬如球,排出不畅,5～7 日一行,伴见乏力,腹胀,纳差,做肠镜检查,未见异常。常年服用麻仁润肠丸、芦荟胶囊,配合应用开塞露等药物。曾辗转于多家医院就诊,行中西医治疗,效果不明显。刻下症见：大便干结,质硬如球,排出不畅,5～7 日一行,伴见乏力,腹胀,纳差,舌淡红胖大,苔白间腻,脉沉细。辨证为气血亏虚,肠道涩,以益气养血润肠,行气通腑为法。药用：生黄芪15g,当归 10g,全瓜蒌 30g,生白术 30g,决明子 30g,枳实 10g,虎杖 15 g,大腹皮10g,鸡内金 10g,7 剂,水煎服。嘱勿服其他泻下药,多食蔬菜水果。一周后复诊。诉服上药第二天即排便,一周来能每 1～2 天排便 1 次,但量少,排出不畅,腹胀较前减轻,舌淡胖大,苔黄白间腻,脉沉细。考虑患者舌苔黄白间腻,存在湿热内蕴之征,于上方减当归,决明子,加厚朴 10g,黄连 3g,桃仁 10g,杏仁 10g,以清热宣肺化湿。该方连服 3 周,腹胀减轻,大便质软,每日均有排便,唯觉乏力,腰酸,腻苔渐化,转为薄白苔,上方减黄连、川厚朴、桃仁、杏仁,加肉苁蓉 30g,玄参 15g,麦冬10g,太子参 15g,以调补脾肾。该方服用 2 周后,症情平稳,大便质软,日行每次,嘱患者继服上方,改为隔日服用,又 2 周,症情无反复。于上方加入升麻 5g,柴胡5g,以升提中气,恢复脾之升清功能,仍嘱患者隔日服药。一月余,病告痊愈。随访1 年,大便基本正常。

按：正常排便常 1～2 日一行,质不干,排出顺畅。患者 3～6 日排便一次,质干,排出费力,当诊为"便秘"。患者便秘日久,且累用通下之药,损伤正气,伴有纳少、乏力症状,结合舌脉,可辨证为脾虚气滞。方中白术生用补脾益气,无燥湿之弊;生黄芪补脾肺之气;鸡内金健脾助运。便秘的发生与肺、肾相关,"肺为气之主""肺主宣发肃降",肺失宣肃失职,津液不布,则肠道干枯,大便难行,故以瓜蒌、杏仁主入肺经,宣降肺气,肺气肃降,大肠传导功能正常;肾司二便,故以肉苁蓉补肾助阳,润肠通便。大腹皮、虎杖、厚朴、枳实理气通腑,增加肠道推动之力。诸药合用,既补脾胃之气以固其本,又润肠通便以治其标,还兼顾肺、肾相关脏腑功能,实为便秘治疗之心法也。二诊时见舌苔黄腻,故加入黄连、厚朴以清热化湿。大便正常之后,略加升提之药如升麻、柴胡等很重要,作用在于恢复脾升胃降之功能,是便秘后期治疗的重要内容。

病例 2

辛××,女,80 岁。初诊时间:2013 年 9 月 27 日。主因大便干硬 2 年来诊。大便干硬,常服泻药保持 2 日排便一次,质不干,排便费力,腹部胀,少气乏力,舌淡暗,苔薄白,脉细弱。肠镜:无异常。西医诊断:功能性便秘。中医诊断:便秘,证候诊断:气虚肠燥。治法:补气润肠通便。处方:生白术 45g,虎杖 15g,厚朴 10g,麸炒枳实 10g,瓜蒌 30g,炒杏仁 9g,桃仁 10g,生黄芪 15g,当归 10g,醋鸡内金 20g,肉苁蓉 30g,白芍 15g,甘草 6g,大腹皮 10g。14 剂,水煎服。嘱勿服其他泻下药,多食蔬菜水果。二诊时诉未再服其他泻药,排便 2～3 日一次,质不干,排便费力,腹部胀,少气乏力。舌淡暗苔薄白脉细弱。大便通而无力,治疗以补气通便为法。原方加炙黄芪 15g,党参 15g,14 剂,水煎服。三诊时排便 1 日一次,质不干,排出费力较前缓解,腹部胀缓解,少气乏力较前好转,舌质淡暗,苔薄白,脉细弱。原方稍作加减调治,大便基本正常。

按:患者大便干硬,常服泻药保持 2 日排便 1 次,排出费力,肠镜检查未发现器质性病变,诊断为"功能性便秘"。患者老年女性,排便费力,并伴有少气乏力症状,可结合舌脉,可辨证为气虚肠燥。加之患者恐惧便秘而饮食过少,致营养物质不足,气血生成不足,更加重气虚,因长期服泻药,更伤脾胃之气。"肺为气之主""肺主宣发肃降",肺失宣肃失职,津液不布,则肠道干枯,大便难行。白术生用补脾益气,无燥湿之弊,生黄芪补脾肺之气,当归、白芍补血润肠;肉苁蓉补肾助阳,润肠通便,瓜蒌、杏仁、桃仁润肠通便,瓜蒌、杏仁主入肺经,宣降肺气,肺气肃降,大肠传导功能正常;虎杖通便泻热,麸炒枳实、大腹皮行肠道气滞以除腹胀;厚朴燥湿,下气除满;醋鸡内金助脾胃运化。诸药合用,寓补肺脾之气、润肠通便、行气导滞为一体,故可取良效。二诊、三诊时症状缓解,唯气虚未复,故加入党参、炙黄芪益气健脾。同时嘱患者生活调理,则便秘可愈。

病例 3

张某,女,24 岁,2013 年 8 月 23 日初诊。ID 号 1913534。大便干硬 8 年。患者近 8 年来大便经常干硬,3～6 日排便一次,质干而排出费力,常服通便药排便,伴有腹部时胀,嗳气,纳食欠佳,乏力,舌淡苔薄白,脉弦细。2 个月前肠镜检查:结肠黑变病。西医诊断:便秘,结肠黑变病。中医诊断:便秘。辨证:脾虚气滞,腑气不通。处方:生黄芪 30g,酒苁蓉 30g,当归 10g,醋鸡内金 20g,大腹皮 10g,厚朴 10g,麸炒枳实 10g,生白术 30g,瓜蒌 30g,炒杏仁 9g,桃仁 10g,虎杖 15g。7 剂,水煎服每日 1 剂。2013 年 8 月 30 日二诊:3 日排便一次,质不干,排便已有缓解,腹部时胀,嗳气,纳食欠佳,乏力,舌淡苔薄白,脉弦细。原方稍作调整:生白术 30g,大腹皮 10g,虎杖 15g,姜厚朴 10g,麸炒枳实 10g,炒莱菔子 10g,生黄芪 30g,当归 10g,醋鸡内金 20g,肉苁蓉 30g,瓜蒌 30g。7 剂,水煎服,每日 1 剂。2013 年 9 月 6 日三诊:排便每日一次,质不干,排出尚可,腹部时胀,嗳气,纳食欠佳,乏力,舌淡,苔薄白,脉弦细。患者排便明显好转,原方稍作加减调治1月余,大便基本正常。

按:正常排便常1～2日一行,质不干,排出顺畅。患者3～6日排便1次,质干,排出费力,当诊为"便秘"。患者便秘日久,且累用通下之药,损伤正气,伴有纳少、乏力症状,结合舌脉,可辨证为脾虚气滞。方中白术生用补脾益气,无燥湿之弊;生黄芪补脾肺之气;鸡内金健脾助运。便秘的发生与肺、肾相关,"肺为气之主""肺主宣发肃降",肺失宣肃失职,津液不布,则肠道干枯,大便难行,故以瓜蒌、杏仁主入肺经,宣降肺气,肺气肃降,大肠传导功能正常;肾司二便,故以肉苁蓉补肾助阳,润肠通便。大腹皮、虎杖、厚朴、枳实理气通腑,增加肠道推动之力。诸药合用,既补脾胃之气以固其本,又润肠通便以治其标,还兼顾肺、肾相关脏腑功能。

病例 4

邹某,男,61岁,2018年3月8日初诊。患者因大便反复黏滞而排出不畅20余年,前来就诊。自诉大便黏滞,每日6～7次,排便不通畅而费力,有排不尽感,平素易疲倦乏力,易生闷气,伴有腹胀满、腹凉感,食欲稍差,眠可,小便调,舌淡红苔黄腻,脉缓滑。2018年2月1日肠镜:未见异常。西医诊断:便秘。中医诊断:便滞(湿秘)。辨证:脾虚气滞,肠道湿热。治疗:健脾理气,清热燥湿。处方:太子参20g,姜半夏9g,黄连6g,黄芩10g,干姜6g,甘草6g,姜厚朴10g,麸炒枳实20g,虎杖15g,陈皮10g,瓜蒌30g,麸炒神曲10g,麸炒白术15g,防风10g。水煎,每日1剂,早晚分服。2018年3月17日二诊,大便成形,每日约4次,排便较前通畅,疲倦乏力减轻,腹胀满、腹凉缓解,食欲增强,舌淡红,苔微黄腻,脉缓滑。药已有效,原方加减:姜半夏9g,黄连6g,黄芩10g,干姜6g,甘草6g,姜厚朴10g,麸炒枳实20g,虎杖15g,陈皮10g,瓜蒌30g,麸炒白术15g,防风10g,蒲公英15g,党参15g。因患者仍有疲倦乏力之感,太子参性平力薄,滋阴凉遏,故改用党参,以增强补气健脾之力,同时加用蒲公英以增清热利湿之功,而食欲恢复,故去神曲,继服14剂。三诊时患者诉大便已正常,每日2次,余症状也基本消除,故原方稍作调整以善其后。

按:因患者大便黏滞,排便费力而不通畅,腹胀满,此为湿秘的典型特点,可诊为便滞,结合其他症状及舌淡红苔黄腻,脉缓滑,可辨为脾虚气滞、肠道湿热。患者年老久病,正气亏虚,脾气虚弱,脾失健运,气机阻滞,津液运化输布失司,水湿中阻,且易情绪不佳,肝气郁结化火,致湿郁化热,湿热下趋,蕴结肠道,传导失司,因而出现大便黏滞、排便不通畅而费力、疲倦乏力、腹胀满等症状。治以健脾理气、清热燥湿。方中白术性苦甘而温,主归脾经,擅健脾燥湿,且与太子参相伍,可增强益气健脾之力,补中气之不足;厚朴辛温而散,长于行气除满,俾气行则湿化,且味苦性燥而能燥湿,枳实苦辛而温,行气燥湿之力强,而陈皮辛行温通,能理气和胃,燥湿醒脾,协厚朴、枳实燥湿行气之力益彰;黄连、黄芩性苦寒,入大肠经,擅清热燥湿;半夏性辛温,擅入脾胃而燥湿化痰,以除湿邪,防止湿邪困脾,影响脾胃纳运功能,干姜辛温以温中健脾,二者合用可增强健运脾胃之效,同时防止诸寒药凉遏之弊,再与黄连、黄芩相伍,寒热互用以和阴阳,苦辛并进以调升降,补泻兼施以顾虚实;虎杖,性微苦、微寒,功擅通腑泄热,瓜蒌入大肠经,可润肠通便,合虎杖可助肠腑通畅,解大便秘结之苦;防风辛甘而微温,味芳香,归肝、脾经,为脾经引经药,可助燥湿醒脾之力;神曲归脾胃经,可健脾开胃助运化,以增强食欲;甘草补益脾胃,调和诸药。诸药合用,使脾气健,气机畅,湿热除,肠胃通,大便顺而无黏滞之苦。

第 8 章

肠易激综合征

肠易激综合征（irritable bowel syndrome，IBS）为一种与胃肠功能改变有关，以慢性或复发性腹痛、腹泻、排便习惯和大便性状异常为主要症状而又缺乏胃肠道结构或生化异常的综合征。其腹痛或腹部不适与排便有关是肠易激综合征最重要的临床表现特征，大便的性状可表现为腹泻、便秘，或腹泻与便秘交替出现。

肠易激综合征为现代医学病名，可归属中医学"泄泻""便秘""腹痛"范畴。

一、病因病机

（一）病因

1. 感受外邪

外邪常作为诱因引起肠易激综合征的发生，其中以暑、湿、寒、热较为常见，其中又以感受湿邪致泄者最多。《杂病源流犀烛·泄泻源流》说："湿盛则飧泄，乃独由于湿耳。不知风寒热虚，虽皆能为病，苟脾强无湿，四者均不得而干之，何自成泄？是泄虽有风寒热虚之不同，要未有不源于湿者也。"

2. 情志失调

忧思郁怒，肝失疏泄，其气横逆，克脾犯胃，致脾胃运化失司、升降失常，则致腹痛与泄泻并作。《素问·宝命全形论》曰："土得木而达，脾气得肝气疏泄，则运化水谷，水湿有常。"若肝气失和，脾主运化水湿功能不得肝气之条达，则水湿并走肠道而下趋腹泻。《医学求是》曰："腹中之痛，称为肝气，木郁不达，风木冲击而贼脾土，则痛于脐下。"

3. 饮食不节

饮食不慎，损伤脾胃，化生食滞、寒湿、湿热之邪，致运化失职，升降失调，或痛或泻。《景岳全书·泄泻》说："若饮食失节，起居不时，以致脾胃受伤，则水反为湿，谷反为滞，精华之气不能输化，乃至合污下降而泻痢作矣。"

4. 素体脾胃虚弱

素体脾虚，脾胃不能受纳水谷、运化精微，清浊不分，混杂而下，遂成泄泻，同时由于脾胃亏虚，气血不足，脏腑经络失去温养，气血运行无力而成虚痛。

(二)病机

病因有感受外邪、饮食不节、情志失调、久病体虚、先天禀赋不足,脾胃虚弱是发病的根本,肝郁气滞是诱发的因素。病位在肠,而与肝、脾关系密切,也与肾有关。随着病情发展,如脾虚日久则生痰湿,肝郁气滞日久必致血瘀之证候。进一步发展痰湿可以郁而化热,痰湿阻遏气机,更加重气滞血瘀,致使本病缠绵不愈。

二、临床表现

(一)症状

IBS 无特异性症状,但相对于器质性胃肠道疾病,具有一些特点:起病缓慢,间歇性发作;病程长但全身健康状况不受影响;症状的出现或加重常与精神因素或应激状态有关;白天明显,夜间睡眠后减轻。

1. 消化道症状

(1)腹痛、腹部不适:阵发腹痛、腹部不适,持续数分钟至数小时,在排气排便后缓解。有些食物如粗纤维蔬菜、粗质水果、浓烈调味品、酒、冷饮等,可诱发腹痛。一般腹痛不进行性加重,并在睡眠时不发作。

(2)大便性状改变:腹泻或不成形便,常于餐后尤其是早餐后多次排便。亦可发生于其他时间,但不发生在夜间。偶尔排便最多可达 10 次以上。但每次大便量少,总量很少超过正常范围。腹泻或不成形便有时与正常便或便秘相交替。

(3)便秘:每周排便 1~2 次,偶尔十余天 1 次。早期多间断性,后期可持续性而需服用泻药。

(4)排便过程异常:患者常出现排便困难,排便不尽感或便急等症状。

(5)黏液便:大便常带有少量黏液。

2. 消化道外症状

部分患者有精神因素参与,对各种外界反应过敏,有心烦、焦虑、抑郁、失眠多梦、头痛等精神症状。有的患者伴有尿频、尿急、排便不尽的感觉,也有的患者可能出现性功能障碍,如阳痿、性交时疼痛等。

(二)体征

盲肠和乙状结肠常可触及,盲肠多呈充气肠管样感觉;乙状结肠常呈条索状痉挛肠管或触及粪块。所触肠管可有轻度压痛,但压痛不固定,持续压迫时疼痛消失。部分患者肛门指诊有痛感,且有括约肌张力增高的感觉。

三、辅助检查

1. 实验室检查

粪便呈水样便、软便或硬块,可有黏液。无其他异常。

2. X 线钡灌肠检查

常无异常发现。少数病例因肠管痉挛出现"线征"。

3. 结肠镜检查

肉眼观察黏膜无异常，或仅有轻度充血水肿和过度黏液分泌，结肠黏膜活检正常。有的患者进行镜检查时，因痛觉过敏，常因腹痛而不能耐受检查，需中途终止检查或不能检查。有的患者检查后，有较长时间腹痛、腹胀，且较难恢复，可能与肠镜检查时刺激有关。

4. 结肠运动功能检查

乙状结肠压在无痛性腹泻者降低，便秘者则增加；直肠压便秘者增加，腹泻者则降低，并可有肛门松弛；不论便秘抑或腹泻者，均可导致乙状结肠和直肠的运动指数增高。

四、诊断与鉴别诊断

(一)诊断要点

1. 诊断标准

本病的诊断目前尚缺乏较客观、可靠的病理生理指标。诊断主要建立在症状学和排除器质性病变的基础之上。目前普遍采用的是罗马Ⅳ标准。

(1)病程6个月以上，近3个月以来，反复腹痛，每周至少有一天出现腹痛，并伴有以下2项或2项以上异常改变：①与排便相关的腹痛；②发作时伴有排便频率的改变；③发作时伴有粪便性状改变。

(2)缺乏可解释症状的形态学改变和生化异常。

2. 临床分型

(1)IBS便秘型：硬便或块状便比例≥25%，稀便或水样便比例<25%。

(2)IBS腹泻型：稀便或水样便比例≥25%，硬便或块状便比例<25%。

(3)IBS混合型：硬便或块状便比例≥25%，稀便或水样便≥25%。

(4)IBS未定型：粪便的性状不符合上述任何一种，症状常间歇出现，大部分症状持续2～4日即缓解。

(二)鉴别诊断

1. 以腹泻为主者应与以下疾病鉴别

(1)慢性细菌感染：多次粪便常规及培养有阳性发现，以及充分有效地抗生素系统性治疗，症状改善明显，可明确诊断。

(2)慢性阿米巴痢疾：多次粪便找阿米巴及甲硝唑试验治疗可明确诊断。

(3)吸收不良综合征：有腹泻，但粪便中常有脂肪和未消化食物。

(4)溃疡性结肠炎：有发热、脓血便等异常表现，经X线钡剂造影或结肠镜检查可以鉴别。

(5)克罗恩病：常有发热、贫血、虚弱等全身症状，X线钡剂造影或结肠镜检查即可鉴别。

(6)乳糖酶缺乏:乳糖耐量试验可以鉴别,乳糖酶缺乏有先天和后天之分,临床表现为吃乳制品后有严重的腹泻,粪便含有大量泡沫和乳糖、乳酸。食物中去掉牛奶或奶制品,症状即可改善。酸牛奶经乳酸菌将乳糖分解,可供这类患者食用。

(7)甲状腺疾病:甲状腺功能亢进可出现腹泻,可做甲状腺、甲状旁腺功能检查以进行鉴别。

2. 以便秘为主者应与以下疾病鉴别

(1)甲状腺疾病:甲状旁腺功能亢进可出现便秘,可做甲状腺、甲状旁腺功能检查以进行鉴别。

(2)肠道肿瘤:小肠的良性小肿瘤可发生腹泻和间歇性发作的部分肠梗阻,结肠肿瘤也可以出现类似肠道功能性疾病的症状,特别是对老年人应注意,可进行 X 线钡剂造影检查或结肠镜检查以明确诊断。

(3)功能性便秘:便秘型肠易激综合征与功能性便秘均以便秘为主要表现,两者的区别应根据功能性胃肠病罗马Ⅳ诊断标准。功能性便秘是以持续排便困难、排便次数减少或排便不尽感为表现的肠道功能性疾病,而肠易激综合征强调的是反复发作的腹痛有排便后症状缓解或发作时伴有排便频率改变或发作时伴有大便性状的改变。二者在病理生理方面的主要区别在于内脏感觉异常不同,功能性便秘常为直肠低敏感,便秘型肠易激综合征常为结肠高敏感。

五、治疗

(一)西医治疗

治疗目的在于改善症状,提高生活质量。临床以对症治疗为主,治疗措施应个体化,并综合应用包括心理治疗、饮食调整及药物治疗。

1. 心理治疗

主要是通过帮助患者找出引起本病的精神因素,对患者存在的心理矛盾和情绪紊乱进行疏导,从而达到治疗的目的。医师应以同情和负责的态度向患者解释其疾病的本质和预后,使患者消除不必要的恐惧、疑虑,树立战胜疾病的信心。

2. 饮食调节

一般以易消化、低脂、适量蛋白质食物为主,多吃新鲜蔬菜水果,避免过冷、过热、高脂、高蛋白及刺激性食物,应限制不耐受的饮食。

3. 药物治疗

(1)抗抑郁药:对精神紧张、失眠较严重的神经官能症患者可适当给予地西泮2.5mg,每日 3 次,口服;或每次 5mg,每晚口服。亦可选用艾司唑仑、苯巴比妥钠等。抑郁症者,适当用些阿米替林、盐酸丙咪嗪等。并可用调节自主神经功能的谷维素每次 20～50mg,每日 3 次。

(2)调整肠道菌群失调:可用地衣芽孢杆菌活菌胶囊每次 0.5g,每日 3 次,口服;或枯草杆菌二联活菌肠溶胶囊每次 500mg,每日 3 次,口服;或双歧杆菌三联活菌胶囊每次 630mg,每日 3 次,口服。

(3)解痉药:以腹痛为主者,除常规使用阿托品、颠茄类外,可用钙通道阻滞药维拉帕米或硝苯地平,每次 10mg,每日 3 次,舌下含化或口服,以减轻腹痛和排便次数。

(4)促动力药:IBS 常伴有胃肠运动异常,可用调节胃肠运动的药物治疗。莫沙必利每次 10mg,每日服 3 次,口服。曲美布汀对胃肠运动有双向调节作用,每次 200mg,每日 3 次,口服。

(5)腹泻型治疗:以腹泻为主者,可用抗胆碱能拮抗药溴化赛米托品,每次 50mg,餐前服;亦可用洛哌丁胺胶囊,每次 2mg,每日 3 次。腹泻严重者可适当用小剂量磷酸可待因,每次 15mg,每日 3 次,或选用洛哌丁胺。

(6)便秘型治疗:以便秘为主者可用缓泻药治疗,以渗透性泻药为首选,可用聚乙二醇电解质散,每日 A 剂、B 剂各 1 包,配 125ml 水,分 2 次服。或用乳果糖每次 15g,每日 3 次,口服。亦可用开塞露、甘油栓塞入肛内以促排便。

(二)中医治疗

1. 便秘型肠易激综合征中医辨证治疗

(1)肝郁气结证

主症:腹痛腹胀,得矢气稍缓,便干或不干,但欲便不得,排出不畅,每于情志不畅时便秘加重,可伴见嗳气频作,胸胁痞满,心情不畅,善太息,舌淡红,苔薄白,脉弦。

治法:疏肝解郁,理气导滞。

方药:四逆散[23](《伤寒论》)合五磨饮子(《医方考》)加减。柴胡 10g,白芍 12g,当归 12g,炒枳实 20g,槟榔 10g,木香 9g,大腹皮 15g,乌药 10g,火麻仁 30g,虎杖 15g。

加减:气郁日久化火,口苦咽干者,加生地黄 15g,栀子 15g;腹痛较甚,痛点固定,兼有血瘀者,加醋莪术 9g,桃仁(打碎)10g,三七粉(冲服)3g;腹胀明显者,加厚朴 10g。

(2)肠道燥热证

主症:大便硬结难下,少腹疼痛,按之胀痛,泻后痛减,口臭,口干,舌红,苔黄燥少津,脉数。

治法:泻热通便,润肠通便。

方药:清中汤[65](《医学心悟》)加减。栀子 15g,生地黄 20g,火麻仁 30g,延胡索 10g,枳实 15g,蒲公英 15g,全瓜蒌 30g,白芍 15g,甘草 6g。

加减:大便干结甚者,加火麻仁 18g,虎杖 15g;伴有口苦口干者,加黄芩 15g,芦根 15g。

（3）血虚阴亏证

主症：腹痛不适，便质燥结如球，排便艰难，伴头晕心悸，失眠多梦，面色、唇甲不华，舌质淡红或红赤，苔薄白或少苔，脉细弱。

治法：养血润燥，滋阴通便。

方药：四物汤（《太平惠民和剂局方》）合增液汤（《温病条辨》）加减。当归30g，生地黄15g，熟地黄15g，赤芍15g，白芍15g，川芎6g，玄参15g，麦冬15g，枳实15g。

加减：腹胀脘痞明显者，加陈皮10g，香附10g；伴有心烦口干，舌红少津者，加知母12g，沙参20g；两胁胀痛或窜痛，加延胡索10g，川楝子9g；失眠重者，加酸枣仁30g，茯苓30g。

2. 腹泻型肠易激综合征中医辨证治疗

（1）肝郁脾虚证

主症：每因抑郁恼怒或情绪紧张时，发生腹痛泄泻，或见腹中雷鸣，攻窜作痛，得矢气嗳气或便后痛减，伴心烦易怒，失眠多梦，胸胁胀闷，嗳气食少，痞满饱胀，舌淡红，苔薄白，脉弦。

治法：疏肝健脾，抑木扶土。

方药：痛泻要方[70]（《丹溪心法》）合四逆散[23]（《伤寒论》）加减。白芍15g，炒白术15g，防风9g，陈皮9g，枳壳12g，甘草9g，茯苓15g，柴胡10g。

加减：腹痛明显者，重用白芍24g，并加延胡索10g；胸胁脘腹胀痛者，加川芎9g，香附10g；大便稀溏者，加党参12g，白扁豆12g，薏苡仁15g；腹痛较甚，痛点固定，兼有血瘀者，加三七粉（冲服）3g；心烦失眠者，加郁金12g，合欢皮15g，龙骨（先煎）30g，牡蛎（先煎）30g。

（2）脾虚湿盛证

主症：腹部不适或疼痛，大便稀溏，迁延反复，稍进油腻或寒凉食物则排便次数明显增多，伴纳呆食少，脘闷不舒，面色萎黄，神疲倦怠，舌淡胖或见齿痕，苔白腻，脉弱。

治法：健脾益气，淡渗利湿。

方药：参苓白术散[42]（《太平惠民和剂局方》）加减。党参12g，茯苓15g，白术20g，山药15g，山茱萸15g，葛根12g，砂仁（后下）6g，白扁豆12g，薏苡仁15g。

加减：湿浊内盛，舌苔厚腻，脘闷纳呆者，加苍术15g，法半夏9g，草果6g；脘腹疼痛，胀满不适，气滞较甚者，加柴胡9g，陈皮9g，木香10g；久泻不愈，腹部坠胀，兼有脱肛者，加黄芪15g，或用补中益气汤治疗。

（3）寒热错杂证

主症：腹痛不适，大便稀溏，泻下不爽，或偶见便秘，伴脘腹痞满，口苦口干，不欲多饮，舌淡红或边尖红赤，苔薄黄，脉弦滑。

治法：辛开苦降，调理脾胃。

方药：半夏泻心汤[27]（《伤寒论》）加味。黄芩12g，黄连9g，干姜6g，半夏9g，党参12g，大枣9g，木香10g，炙甘草9g，陈皮10g，炒薏仁30g。

加减：胸胁胀满，抑郁寡欢者，加柴胡10g，香附10g；肠鸣辘辘，痛则欲泄者，加白术15g，白芍15g，防风10g；寒甚腹冷者，加肉桂3g；心烦热盛者，加炒栀子10g。

（4）脾肾阳虚证

主症：脐腹冷痛，腹中雷鸣，黎明泄泻或遇冷则泄，泻下完谷，泻后则安，兼腰背酸痛，形寒肢冷，女子月经不调，男子阳痿早泄，舌淡，苔白，脉沉细。

治法：温补脾肾，固涩止泻。

方药：附子理中汤[38]（《伤寒论》）合四神丸[24]（《校注妇人良方》）加减。制附子（先煎）6g，党参12g，白术15g，补骨脂10g，肉豆蔻12g，吴茱萸3g，干姜9g，五味子10g，炙甘草9g。

加减：年老体弱，中气下陷者，加黄芪18g，升麻6g；久泻不止者，加赤石脂12g，禹余粮12g，诃子9g。

3. 中成药治疗

（1）便秘型

①六味安消胶囊：每粒0.5g。每次3～6粒，每日2～3次，口服。健脾和胃、导滞消积，行血止痛，用于便秘型肠易激综合征热结肠胃者。症见大便硬结难下，少腹疼痛，按之胀痛，泻后痛减，口臭，口干，舌红，苔黄脉数。

②麻仁润肠丸：每丸重6g。每次1～2丸，每日2次，口服。润肠通便，用于便秘型肠易激综合征阴虚肠燥者。症见大便干硬质燥结如球，排便艰难，腹胀，口干口渴，失眠多梦，舌质红，苔薄黄或少苔，脉细数。

③麻仁丸：水蜜丸，每袋装6g。每次6g，每日1～2次，口服。润肠通便，用于便秘型肠易激综合征肠热津亏者。症见大便干硬质燥结如球，排便艰难，腹胀，口干口渴，舌红，苔薄黄，脉滑数。

④芪蓉润肠口服液：每支10ml。每次20ml，每日3次，口服。益气养阴，健脾滋肾，润肠通便，用于气阴两虚，脾肾不足，大肠失于濡润而致的便秘型肠易激综合征。症见大便干硬，排便无力而艰难，腹胀，腰酸，乏力，舌质淡红，苔薄白或少苔，脉细弱。

⑤舒肝和胃丸：水蜜丸，每100丸重20g。每次9g，每日2次，口服。疏肝解郁，和胃止痛，用于便秘型肠易激综合征肝郁气滞者。症见大便不畅或干，两胁胀满，胃脘疼痛，食欲缺乏，呃逆呕吐，舌淡红，苔薄白，脉弦。

⑥四磨汤口服液：每支10ml。每次20ml，每日3次，口服。顺气降逆，消积止痛，用于便秘型肠易激综合征气机郁滞者。症见大便黏滞不畅或便干，腹胀，腹痛，厌食纳差，舌淡红，苔薄白，脉弦。

⑦四逆散:每袋 9g。每次 9g,每日 2 次,开水冲服。透解郁热,疏肝理脾,用于便秘型肠易激综合征肝郁气滞者。症见大便时干时稀而不畅,脘腹胀满,胁肋胀痛,手足不温,舌淡红,苔薄黄,脉弦。

⑧逍遥丸:每袋 6g。每次 6g,每日 3 次,口服。疏肝健脾,养血调经,用于便秘型肠易激综合征肝郁血虚、脾胃虚弱者。症见便秘日久,胸胁胀痛,头晕目眩,食欲减退,月经不调,舌淡红,苔薄白,脉弦细。

⑨枳术宽中胶囊:每粒 0.43g。每次 3 粒,每日 3 次,口服。健脾和胃,理气消痞,用于便秘型肠易激综合征肝郁脾虚者。症见排便不畅或干硬,腹胀,反胃,纳呆,反酸,舌淡,苔白,脉弦细。

⑩枳术丸:水丸,每袋 6g。每次 6g,每日 2 次,口服。健脾消食,行气化湿,用于便秘型肠易激综合征脾虚气滞者。症见排便不畅或干硬,腹胀,食少或食不消化,乏力,舌淡,苔白,脉弦细。

(2)腹泻型

①肠胃康颗粒:每袋 8g。每次 8g,每日 3 次,开水冲服。清热除湿化滞,用于腹泻型肠易激综合征湿热泄泻者,症见腹痛胀满、泄泻臭秽、恶心呕腐或有发热恶寒,苔黄,脉数。

②补中益气丸:水丸。每次 6g,每日 2~3 次,口服。补中益气,升阳举陷,用于脾胃虚弱、中气下陷者。症见大便溏泄,或久泻不止,水谷不化,稍进油腻不易消化之物则排便次数增多,气短,肢倦乏力,纳食减少,脘腹胀闷不舒,面色萎黄,舌淡苔白,脉细弱。

③补脾益肠丸:丸剂(水蜜丸)。每次 6g,每日 3 次,口服。补中益气,温阳行气,涩肠止泻,止痛止血,生肌消肿,用于腹泻型肠易激综合征脾阳虚者。症见腹痛腹泻,腹胀,肠鸣,或伴有黏液血便,舌淡,苔薄白,脉沉弱。

④丁蔻理中丸:每丸重 6g。每次 1 丸,每日 2 次,口服。温中散寒,补脾健胃,用于腹泻型肠易激综合征脾胃虚寒者。症见大便溏泻,脘腹疼痛,呕吐,消化不良,舌淡,苔薄白,脉沉弱。

⑤附子理中丸:水蜜丸。每次 6g,每日 2~3 次,口服。温中健脾,用于腹泻型肠易激综合征脾胃虚弱、寒邪困脾者。症见脘腹冷痛,呕吐清水,或大便稀溏,手足不温,舌质淡胖,苔薄白,脉细。

⑥固本益肠片:每片 0.32g。每次 8 片,每日 3 次,口服。健脾温肾,涩肠止泻,用于腹泻型肠易激综合征脾肾阳虚者。症见腹痛隐隐,腹泻,大便清稀或有黏液及黏液血便,食少腹胀,腰酸乏力,形寒肢冷,舌淡,苔白,脉虚。

⑦固肠止泻丸:浓缩丸。每次 4g,每日 3 次,口服。调和肝脾,涩肠止痛,用于腹泻型肠易激综合征肝脾不和或寒热错杂者。症见腹痛腹泻,泻后痛减,两胁胀满,嗳气,舌淡,苔薄白,脉弦细。

⑧和中理脾丸:每丸9g。每次1丸,每日2次,口服。理脾和胃,用于腹泻型肠易激综合征脾胃不和者。症见胸膈痞闷,脘腹胀满,恶心呕吐,不思饮食,大便溏稀,舌淡,苔薄白,脉弱。

⑨启脾丸:每丸重3g。每次1丸,每日2次,口服。健脾和胃,用于腹泻型肠易激综合征脾胃虚弱者。症见消化不良,腹胀肠鸣,便溏,乏力,舌淡,苔薄白,脉沉弱。

⑩参倍固肠胶囊:每粒0.45g。每次4粒,每日3次,口服。固肠止泻,健脾温肾,用于腹泻型肠易激综合征脾肾阳虚者。症见大便溏泻,腹痛,肢体倦怠,神疲懒言,形寒肢冷,食少,腰膝酸软,舌淡,苔薄白,脉沉弱。

⑪参苓白术丸:每100粒重6g。每次6g,每日3次,口服。补脾胃,益肺气,用于腹泻型肠易激综合征脾胃虚弱、水湿不化者。症见体倦,乏力,食少,便溏,每遇劳累、受寒或饮食不当则泄泻加重,舌淡,苔薄白,脉弱。

⑫参苓健脾丸:每丸重9g。每次9g,每日2次,开水冲服。补脾健胃,利湿止泻,用于腹泻型肠易激综合征脾胃虚弱者。症见饮食不消,或泻或吐,每遇劳累或饮食不当则泄泻加重,形瘦色萎,神疲乏力,舌淡,苔薄白,脉弱。

⑬痛泻宁颗粒:每袋装5g。每次5g,每日3次,口服。柔肝缓急,疏肝行气,健脾化湿,用于腹泻型肠易激综合征肝气犯脾者。症见泄泻,伴腹痛、腹胀、腹部不适、里急后重、泻后痛减,舌淡,苔薄白,脉弦细。

⑭逍遥丸:浓缩丸。每次8～12丸,每日3次,口服。疏肝健脾,养血调经,用于腹泻型肠易激综合征肝郁脾虚者。症见胸胁胀痛,郁闷不舒,头晕目眩,食欲减退,每遇情绪不畅或饮食不当则泄泻加重,月经不调,舌淡,苔薄白,脉弦细。

4. 针灸治疗

(1)针刺治疗

主穴:天枢、上巨虚、足三里、三阴交。

配穴:肝脾不和证,加太冲、脾俞、肝俞;脾胃虚弱证,加脾俞、胃俞;脾肾阳虚证,加中脘、脾俞、肾俞、命门。

方法:行平补平泻手法,留针30分钟,每日1次,12次为1个疗程,疗程间休息3日,共治疗2个疗程。治疗期间忌生冷、油腻、辛辣、不易消化的食物,注意调节情志,保持心情舒畅。

(2)灸法治疗

取穴:中脘、脾俞、胃俞、足三里、肝俞。

方法:艾条温和灸。每穴艾灸5～10分钟,至穴位皮肤潮红为度。隔日1次,10次为1个疗程,疗程间隔5～7日。亦可用温针灸。

(3)耳针治疗

主穴:直肠、大肠、胃、神门、交感、皮质下为主穴。

配穴:腹泻者,加腹泻点、脾;腹胀者,加三焦、脾、腹;便秘者,加便秘点、直肠下段、大肠。

方法:每次选4~6穴。耳针常规方法操作,急性期每日1次,留针30~40分钟,亦可采用埋针方法。缓解期2~3日1次,可用王不留行贴压,每日按压3~5次。两耳交替针刺,10次为1个疗程。

六、预防与调护

1. 预防

(1)腹泻为主者,要避免进食油腻、生冷、高敏的食物,不宜进食牛奶、豆浆及海鲜食物。

(2)便秘为主者,应注意合理饮食,多吃膳食纤维类的食物,多喝水,养成定时排便的习惯。

(3)保持心情舒畅,避免紧张及过激情况的发生。

2. 预后

IBS症状可反复或间歇发作,影响生活质量,但呈良性过程,一般不会严重影响全身情况,无生命威胁。经患者生活调理、健康教育和合理用药,症状多能缓解,但易于复发。

3. 调护

(1)保持乐观豁达及稳定的情绪,松弛身心,注意调整生活节奏,缓解紧张情绪。

(2)注意食物、餐具的卫生。避免敏感食物,避免过量的脂肪及刺激性食物,如咖啡、浓茶等,并减少产气食物(如奶制品、大豆、扁豆等)的摄取。

七、典型病例

病例1

张×,男,45岁,ID:105174564。初诊日期:2013年8月9日。大便溏泄10年。患者经常每于生气及紧张时出现大便溏泄,每日3次,无黏液脓血便,腹中隐痛痛则欲便,便后则痛止,肠鸣,腹中畏凉,纳少,乏力,舌淡,苔薄白,脉弦滑。全腹无压痛。肠镜检查:无异常。西医诊断:肠易激综合征。中医诊断:泄泻。辨证:肝郁脾虚。治法:疏肝健脾。方药:柴胡10g,麸炒白术15g,炒白芍15g,炒薏苡仁30g,川楝子9g,木香10g,防风10g,炒神曲10g,乌药15g,黄连6g,黄芪15g,陈皮6g。14剂,水煎服。2013年8月23日二诊:大便时溏,每日1次,腹中无隐痛,肠鸣不明显,舌淡,苔薄白腻,脉弦细。效不更方,原方加泽泻10g,以加强去湿之力。2013年9月6日三诊:排便日1次,成形,腹中无隐痛,肠鸣不明显,舌淡,苔薄白,脉弦细。疗效已著,疏肝调脾以善其后:黄芪15g,黄连6g,乌药15g,炒神曲10g,

防风 10g,木香 10g,川楝子 9g,延胡索 10g,炒薏苡仁 30g,炒白芍 15g,柴胡 10g,麸炒白术 15g。7 剂,水煎服。

按:患者大便溏泄为主要表现,故诊为泄泻。每于饮食不慎而发病,且有纳少、乏力、舌淡、苔薄白、脉细之表现,是为有脾虚也;紧张时发作,痛泻并见,脉弦,是有肝郁也。炒薏苡仁、炒白术、黄芪健脾益气,柴胡、炒白芍、川楝子疏肝理气止痛,木香、乌药加强理气止痛之力,防风祛风、疏肝、醒脾,炒神曲消食和胃,陈皮理气和胃。

病例 2

陈×,男 30 岁,ID:103773348。2017 年 7 月 17 日初诊。排便不成形 2 年。近 2 年来排便不成形,前几天因受凉后出现大便溏,每日 3～4 次,无黏液脓血便,偶肠鸣,腹部畏凉,纳眠可,疲倦乏力,舌淡苔薄白,脉弦细。西医诊断:肠功能紊乱。中医诊断:泄泻病。辨证:脾虚寒湿。治法:健脾散寒除湿。处方:党参 12g,醋延胡索 10g,防风 10g,胡黄连 6g,黄芪 10g,山药 10g,甘草 6g,柴胡 8g,炒枳壳 20g,陈皮 10g,干姜 6g,炒薏苡仁 30g,砂仁 6g,麸炒白术 20g,木香 10g。2017 年 7 月 24 日二诊:大便成形,日 1～2 次,下腹胀,受凉时大便溏,偶肠鸣,疲倦乏力,舌淡,苔薄白,脉弦细。处方:防风 10g,延胡索 10g,煨肉豆蔻 6g,麸炒白术 20g,砂仁 6g,炒薏苡仁 30g,黄连 6g,干姜 6g,陈皮 10g,党参 12g,炒枳壳 20g,柴胡 8g,甘草 6g,山药 10g,黄芪 10g,木香 10g。2017 年 8 月 14 日三诊:大便成形,日 1～2 次,无腹胀,舌淡,苔薄白,脉弦细。处方:延胡索 10g,防风 10g,麸炒白术 20g,砂仁 6g,炒薏苡仁 30g,黄连 6g,干姜 6g,陈皮 10g,党参 12g,柴胡 8g,甘草 6g,山药 10g,黄芪 10g,木香 10g,煨肉豆蔻 6g。

按:患者 2 年来常出现大便不成形,盖因饮食、起居等因素损伤脾胃,导致脾胃虚弱,纳运失司,水谷清浊不分所致。现其又受凉时有大便溏,且伴有肠鸣、疲乏等症,为脾气亏虚,运化功能失常,湿浊不化,寒湿困脾所致。结合舌脉,诊为泄泻病,脾虚寒湿证,治以健脾散寒除湿为法。方用补中益气汤加减。方中白术健脾益气,兼能燥湿,黄芪补气健脾,升举阳气,山药补益脾肾,党参健脾益气,四药相伍,补气健脾以固根本;防风祛风胜湿,兼能散肝气,升脾阳;柴胡疏肝理气,升举阳气,故柴胡伍防风,又能防止脾虚被肝乘侮;陈皮理气健脾,助脾健运;黄连、木香组成香连丸,为治疗泄泻常用方,因患者寒湿明显,故易黄连为胡黄连,减轻其寒凉之性;炒薏仁、砂仁清化寒湿,健脾止泻;黄芩增加燥湿之性;干姜温中散寒,防止全方有寒凉之弊;延胡索行气止痛;甘草健脾益气,调和诸药。全方共奏健脾温阳除湿之效。二、三诊时则酌加温补肾阳之品如肉豆蔻,使寒湿得以温化,而诸症自除。

病例 3

张×,女,36 岁,ID:637995。2013 年 8 月 8 日初诊。大便溏泄反复 5 年。每天排便 4 次,质溏,无脓血便,肠鸣,腹中隐痛,痛则欲便,便后则舒,腹中畏凉,舌淡苔薄白,脉弦细,全腹无压痛。肠镜:无异常。西医诊断:肠易激综合征。中医诊断:泄泻病。辨证:脾虚肝郁。治法:健脾调肝。方药:茯苓 15g,陈皮 10g,麸炒白术 15g,甘草 6g,黄连 3g,炒薏苡仁 30g,防风 10g,木香 10g,乌药 15g,醋延胡索 10g,泽泻 10g,柴胡 10g。7 剂,水煎服,每日 1 剂。2013 年 8 月 16 日二诊:每天排便 1～2 次,质溏,无脓血便,腹中无痛,腹中畏凉好转,眠差,舌淡,苔薄白,脉弦细。处方:麸炒白术 15g,防风 10g,木香 10g,黄连 3g,乌药 15g,延胡索 10g,柴胡 10g,炒薏苡仁 30g,陈皮 10g,炒白芍 15g,山药 15g,甘草 6g,茯苓 15g。2013 年 8 月 23 日三诊:大便已正常,无腹部不适,唯眠差,舌淡,苔薄白,脉弦细。原方改茯苓 30g,并加炒酸枣仁 30g,以调理善后。

按:肠鸣、腹中隐痛、痛则欲便、便后则舒是肠易激综合征的重要症状,与中医肝气郁结相关,大便溏泄、舌淡苔白、脉细为有脾虚,故证属肝郁脾虚,治宜健脾调肝,方中茯苓、白术、炒薏苡仁、陈皮、山药、甘草健脾止泻,柴胡、木香、醋延胡索疏理肝气止痛,肠鸣、腹中隐痛为肠风,木香、防风配伍可息肠风,脾虚不化水湿,湿盛则成泄,故方中泽泻、茯苓、炒薏苡仁淡渗利湿,黄连少用,是为反佐之意,湿郁易于化热,防患于未然也。

第9章

溃疡性结肠炎

溃疡性结肠炎是一种慢性非特异性结肠炎症,病变主要位于结肠的黏膜层,且以溃疡为主,多累及直肠和远端结肠,但可向近端扩展,甚至遍及整个结肠。其病因至今仍不清楚,可能与感染因素、遗传因素、环境因素、免疫因素等有关。目前认为,发病是外源物质引起宿主反应、基因遗传和免疫失衡三者相互作用的结果。溃疡性结肠炎的主要临床特征是腹泻、黏液脓血便、腹痛和里急后重,病程漫长,病情轻重不一,常反复发作。

溃疡性结肠炎为现代医学病名,可归属中医学"肠澼""下利""泄泻""久痢"等范畴。

一、病因病机

(一)病因

1. 外感六淫

感受外邪,损伤脾胃,犯及肠道,湿热郁蒸,伤及脂膜,致使气血凝滞,发为溃疡性结肠炎。《诸病源候论》言:"由脾胃大肠虚弱,风邪乘之,则泻痢。虚损不复,遂连滞涉引岁月,则为久痢也"。

2. 饮食不节

饮食过量,停滞不化;或恣食膏粱厚味,辛辣肥腻,湿热内生,蕴结肠胃;或误食生冷不洁之物,导致脾胃损伤,运化失职,水谷精微不能转输吸收,停为湿滞,伤及肠络而引起溃疡性结肠炎。《景岳全书·泄泻》云:"饮食不节,起居不时,以致脾胃受伤,则水反为湿,谷反为滞,精华之气不能输化,乃至合污下降而泻痢作矣。"

3. 情志不调

肝失疏泄,脾气虚弱,或本有食滞,或湿阻,复因情志不畅,忧思恼怒,则气郁化火,致肝失条达,失于疏泄,横逆乘脾犯胃,脾胃不和,运化失常,而成泄泻。若患者情绪郁滞不解,虽无食滞或湿阻因素,亦可因遇大怒气伤或精神刺激,而发生泄泻。

4. 脾胃虚弱

饮食不节日久,或劳倦内伤,或久病缠绵不愈,均可导致脾胃虚弱。脾气不足,运化不健,乃至水反成湿,谷反成滞,湿滞不去,清浊不分,混杂而下,遂成泄泻。

5. 肾阳虚衰

年老体弱或久病之后,损伤肾阳,命门之火不足,则不能温煦脾土,运化失司,引起泄泻。《景岳全书·泄泻》云:"肾为胃关,开窍于二阴,所以二便之开闭,皆肾脏之所主。今肾中阳气不足,则命门火衰……阴气极盛之时,则令人洞泄不止。"

(二)病机

本病发生多因先天禀赋不足,或素体脾胃虚弱,或饮食不节、情志失调、感受外邪等导致脾胃、脏腑功能失调,湿热、寒湿、瘀血、积滞等邪气客于肠道,与肠道气血相搏结,导致肠道气机紊乱,传导失司,气血瘀滞,肠膜脉络受损,血败肉腐,壅滞成脓,内溃成疡,形成本病。病久不愈,反复发作,久病则气损及阳、脾肾阳虚、寒热错杂。本病病位在大肠,为本虚标实之证,与肝、脾、肾有关,发病早期与脾、胃、肠有关,后期涉及肾。因此,本病以脾胃虚弱为本,湿热蕴结、瘀血阻滞、痰湿停滞为标的本虚标实之病。本病初期多为标实,日久则为正邪相争、虚实互现和(或)寒热错杂,久病则多为正虚。

二、临床表现

(一)症状

1. 黏液脓血便

初期症状较轻,粪便表面有黏液,以后便次增多,粪中常混有脓血和黏液,可呈糊状软便。

2. 腹痛

多局限在左下腹或下腹部,轻症者亦可无腹痛。

3. 里急后重

病变累及乙、直肠时有里急后重表现,常伴有骶部不适感。

4. 消化不良

时常表现厌食、饱胀、嗳气、上腹不适、恶心、呕吐等。

5. 肠外表现

常有眼色素、溃疡、慢性活动性肝炎、溶血性贫血等免疫状态异常之改变。

6. 全身表现

急性期或急性发作期常有低度或中度发热,重者可有高热及心动过速,病程发展中可出现消瘦、衰弱及水、电解质平衡失调等表现。

(二)体征

1. 压痛

左下腹固定压痛多见,左腰腹次之,严重者沿全结肠走行部位多处压痛,常伴肠鸣音亢进。

2. 腹部包块

左下腹可触及腊肠样或硬管状条索包块,系结肠痉挛或肠壁变厚之故。

3. 腹部胀满

见于急性结肠扩张者,以上腹部膨隆为著。

4. 直肠指检

肛门、直肠常有触痛。肛门括约肌张力增高,为痉挛所致。

(三)并发症

1. 肠内并发症

(1)肠出血:便血是本病的主要临床表现之一,便血的多少也是衡量病情轻重的指标,但有时难以绝对定量。

(2)肠狭窄:多发生在病变广泛、病程持续时间较长的病例,其部位多发生在左半结肠、乙状结肠或直肠。

(3)中毒性肠扩张:临床表现为肠管高度扩张并伴有中毒症状,腹部明显胀气,最明显的扩张部位在横结肠,腹部可有压痛,甚至反跳痛,肠鸣音减弱或消失。

(4)肠穿孔:常发生在比较严重的病例中,多为中毒性肠扩张的并发症。

(5)结肠癌:溃疡性结肠炎并发结肠癌的机会要比同年龄和性别组的一般人群明显为高。一般认为,癌变趋势和病程长短有关,病程15~20年后,癌变的危险性大约每年增加1%。

(6)结肠息肉:发生率10%~80%,常称这些息肉为假性息肉。

(7)形成瘘道:肠腔与肠腔或肠腔与其他空腔脏器(如膀胱、阴道等)互相粘连,形成内瘘;肠腔与皮肤相通形成外瘘,虽较少,但偶有发生。

(8)肛门及肛周疾病:如肛裂、直肠周围脓肿、肛瘘、痔脱出等。

2. 肠外并发症

(1)血液系统并发症:常见的是贫血,多为缺铁性贫血,常因失血及肝病所致,其中以中低度贫血患者为多见。此外,也可有血栓性栓塞现象。

(2)低蛋白血症:尤见慢性持续型患者,因长期腹泻慢性消耗,负氮平衡而致。

(3)肝损伤:可见慢性活动性肝炎、脂肪肝及肝硬化患者,也是低蛋白血症原因之一。

(4)肾损害:可增加肾盂肾炎及肾结石的风险。

(5)关节炎:常见肥大性单关节炎,一过性游走性关节炎,周围或下腰区关节痛及食物中毒性关节炎等,偶见强直性脊柱炎。

(6)皮肤、黏膜损伤:可发生结节性红斑、坏疽性脓皮疡、下肢溃疡、口腔溃疡等。

(7)眼损害:以虹膜炎、色素层炎、葡萄膜炎等多见。

(8)其他:如酸碱平衡失调、电解质紊乱及低蛋白血症、血栓栓塞症、动脉炎、系统性血管炎等亦有发生。儿童患者可影响生长和发育。

三、辅助检查

1. 粪便检查

肉眼检查发现血、黏液及脓血,镜下见大量红细胞、白细胞、脓细胞及吞噬细胞,粪便培养无真菌及致病菌生长。

2. 内镜检查

临床上多数病变在直肠和乙状结肠,采用乙状结肠镜检查很有价值,对于慢性或疑为全结肠患者,宜行纤维结肠镜检查。内镜检查有确诊价值,通过直视下反复观察结肠的肉眼变化及组织学改变,既能了解炎症的性质和动态变化,又可早期发现恶变前病变,能在镜下准确地采集病变组织和分泌物以利排除特异性肠道感染性疾病。镜下改变,分急性期和慢性期两种情况。

(1)急性期表现

①轻度:黏膜充血、水肿、分泌物增多,有密集分布的小出血点,并见散在渗血及出血。

②中度:黏膜充血,水肿明显。黏膜表面呈颗粒状,肠壁脆而易接触出血,有多数细小浅表溃疡,黏膜分泌物增多。

③重度:黏膜出血,水肿更显著,病变部位几乎无正常黏膜,黏膜呈粗细不等的颗粒状及假性息肉。或溃疡明显增多并融合成片,有黏膜桥形成。极易接触出血或黏膜糜烂,结肠自发出血,有假膜或黏膜脓血性渗出物覆盖,有时见岛状或假息肉样黏膜增生。

(2)慢性期表现

①活动期:可见正常黏膜结构消失,肠壁僵硬,肠腔狭窄呈管状,有炎性息肉或溃疡。黏膜分泌物增多,有充血、水肿或渗血。

②静止期:肠壁僵硬,肠腔狭窄呈管状,有多数假息肉形成。黏膜炎症轻,苍白、出血少,正常结构消失,显得干燥粗糙。

3. 钡灌肠 X 线检查

(1)轻度溃疡性结肠炎患者,X 线检查阴性,中度和重度患者则有典型表现。

(2)结肠壁边缘呈小锯齿状突出的钡影及铁轨样皱襞相。

(3)充盈缺损,假息肉形成,少数病例因结肠壁纤维化及息肉增生,可致肠腔变窄。

(4)结肠袋消失或变浅,结肠缩短僵直,甚至如水管样。

(5)由于微小溃疡及糜烂而附着钡剂、钡斑点,气钡双重造影显示如雪花。

(6)排钡异常。

(7)直肠后间隙增大达 2cm 以上,表示直肠与直肠后组织有严重炎症。

(8)应注意结肠恶变的有无。

四、诊断与鉴别诊断

(一)诊断要点

1. 诊断标准

(1)临床表现：有持续或反复发作的腹泻、黏液脓血便伴腹痛、里急后重和不同程度的全身症状。病程多在 4 周以上。可有关节、皮肤、眼、口及肝、胆等肠外表现。

(2)结肠镜检查：病变多从直肠开始，呈连续性、弥散性分布，表现如下。

①黏膜血管纹理模糊、紊乱、充血、水肿、易脆、出血及脓性分泌物附着。亦常见黏膜粗糙，呈细颗粒状。

②病变明显处可见弥散性、多发性糜烂或溃疡。

③缓解期患者可见结肠袋囊变浅、变钝或消失，假息肉及桥形黏膜等。

(3)钡剂灌肠检查主要改变

①黏膜粗乱和(或)颗粒样改变。

②肠管边缘呈锯齿状或毛刺样，肠壁有多发性小充盈缺损。

③肠管短缩，袋囊消失呈铅管样。

(4)黏膜病理学检查有活动期与缓解期的不同表现

①活动期：固有膜内有弥散性慢性炎细胞、中性粒细胞、嗜酸性粒细胞浸润；隐窝急性炎细胞浸润，尤其是上皮细胞间有中性粒细胞浸润及隐窝炎，甚至形成隐窝脓肿，脓肿可溃入固有膜；隐窝上皮增生，杯状细胞减少；可见黏膜表层糜烂，溃疡形成和肉芽组织增生。

②缓解期：中性粒细胞消失，慢性炎性细胞减少；隐窝大小、形态不规则，排列紊乱；腺上皮与黏膜肌层间隙增宽；潘氏细胞化生。

(5)手术切除标本病理检查：肉眼及组织学上可见上述溃疡性结肠炎的特点。

在排除细菌性痢疾、阿米巴痢疾、慢性血吸虫病、肠结核等感染性结肠炎及结肠克罗恩病、缺血性结肠炎、放射性结肠炎等疾病的基础上，可按下列标准诊断：①具有上述典型临床表现者为临床疑诊，安排进一步检查。②同时具备上述第(1)、(2)、(3)项中任何一项，可拟诊为本病。③如再加上第(4)或(5)项中病理检查的特征性表现，可以确诊。④初发病例、临床表现和结肠镜改变均不典型者，暂不诊断溃疡性结肠炎，需随访 3～6 个月，观察发作情况。⑤结肠镜检查发现的轻度慢性直、乙状结肠炎不能与溃疡性结肠炎等同，应观察病情变化，认真寻找病因。

2. 诊断说明

一个完整的诊断应包括疾病的临床类型、严重程度、病情分期、病变范围和并发症。

(1)临床类型：可分为初发型、慢性复发型、慢性持续型和暴发型。初发型指无既往史而首次发作;暴发型指症状严重、血便每日 10 次以上,伴全身中毒症状,可伴中毒性巨结肠、肠穿孔、脓毒血症等并发症。除暴发型外,各型可相互转化。

（2）严重程度:可分为轻度、中度和重度。轻度:患者腹泻每日 4 次以下,便血轻或无,无发热、脉搏加快或贫血,红细胞沉降率（ESR）正常;中度:介于轻度和重度之间;重度:腹泻每日 6 次以上,伴明显黏液血便,体温＞37.5℃,脉搏＞90次/分,血红蛋白＜100g/L,ESR＞30mm/h。

（3）病情分期:分为活动期和缓解期,分期标准参见表 9-1（病变活动指数）之表注。顽固性（难治性）溃疡性结肠炎指诱导或维持缓解治疗失败,通常为糖皮质激素抵抗或依赖病例。前者指泼尼松在足量应用 4 周不缓解,后者为泼尼松在减量至每日 10mg 而无法控制发作或停药后 3 个月内复发者。

（4）病变范围:分为直肠、直乙状结肠、左半结肠（脾曲以远）、广泛结肠（脾曲以近）、全结肠。

（5）肠外表现和并发症:肠外可由关节、皮肤、眼、肝、胆等系统受累;并发症可有大出血、穿孔、中毒性巨结肠和癌变等。

（6）主要症状及肠黏膜病变活动指数:见表 9-1。

表 9-1　溃疡性结肠炎主要症状及肠黏膜病变活动指数

项目	评分			
	0	1	2	3
腹泻	正常	＜3 次/日	3～5 次/日	＞6 次/日
脓血便	无	少量脓血	中等量脓血	多量脓血或便新鲜血
腹痛	无	轻度	中等度	重度
肛门下坠	无	轻,便后消失	中等,便后略减轻	重,便后不减
黏膜表现	正常	黏膜有病损,但无出血	黏膜中度病损,有接触性出血	明显溃疡形成,自发性出血
病情评估	正常	轻度	中度	重度

注:总分之和＜3 分为病情缓解;4～8 分为疾病轻度活动;9～14 分为疾病中度活动;15～18分为疾病重度活动。

（二）鉴别诊断

1. 克罗恩病

两者都是炎症性肠病,均可出现黏液脓血便及腹痛症状,不同的是溃疡性结肠炎是一种慢性非特异性炎症,主要累及直肠和降结肠,一般连续分布,累及结肠黏膜和黏膜下层;克罗恩病是慢性肉芽肿性疾病,主要累及终末回肠和结肠,呈节段跳跃性分布,累及肠道全层。

2. 肠易激综合征

肠易激综合征发病与精神、心理因素有关，常有腹痛、腹胀、腹鸣，可出现便秘与腹泻交替，伴有全身神经官能症症状。粪便有黏液但无脓血，显微镜检查偶见少许白细胞，结肠镜等检查无器质性病变。

3. 直肠结肠癌

多见于中年以上人群，直肠癌指诊检查时常可触及肿块，粪隐血试验常呈阳性。结肠镜和钡灌肠检查对鉴别诊断有价值，但须和溃疡性结肠炎癌变相鉴别。

4. 慢性阿米巴痢疾

病变常累及大肠两端，即直肠、乙状结肠和盲肠、升结肠。溃疡一般较深，边缘潜行，溃疡与溃疡之间黏膜多为正常，粪便检查可找到溶组织阿米巴滋养体或包囊，通过结肠镜采取溃疡面渗出物或溃疡边缘组织查找阿米巴，阳性率较高；抗阿米巴治疗有效。

5. 慢性细菌性痢疾

一般有急性痢疾的病史，多次新鲜粪便培养可分离出痢疾杆菌，抗生素治疗有效。

6. 缺血性结肠炎

多见于老年人，由动脉硬化而引起，突然发病，下腹痛伴呕吐，24～48 小时后出现血性腹泻、发热、白细胞增高。轻者为可逆性过程，经 1～2 周至 1～6 个月的时间可治愈；重症者发生肠坏死、穿孔、腹膜炎。钡灌肠 X 线检查时，可见指压痕征、假性肿瘤、肠壁的锯齿状改变及肠管纺锤状狭窄等。内镜下可见由黏膜下出血造成的暗紫色隆起，黏膜的剥离出血及溃疡等，与正常黏膜的明显分界。病变部位多在结肠脾曲。

五、治疗

溃疡性结肠炎的治疗目的是缓解症状，愈合溃疡，防并发症，预防复发。需根据分级、分期、分段的不同而制订治疗方案。活动期以控制炎症及缓解症状为主要目标，缓解期应继续维持缓解，预防复发。远段结肠炎可采用局部治疗，广泛性结肠炎或有肠外症状者以系统性治疗为主。提倡西医药与中医药治疗相结合的方法。

(一)西医治疗

1. 一般治疗

(1)急性发作期及病情严重时，应使患者卧床休息，适当输液，补充电解质，以防水盐平衡紊乱。密切监测患者生命体征及腹部体征变化，及早发现和处理并发症。

(2)营养不良时要注意蛋白质的补充，改善全身营养状况，必要时应给予全胃肠道外营养支持,胃肠道摄入食物时应尽量避免牛奶和乳制品。

2. **活动期治疗**

(1)轻度溃疡性结肠炎的处理:氨基水杨酸类药物治疗溃疡性结肠炎效果最佳,口服后易在肠内分解为磺胺吡啶及 5-氨基水杨酸,对结肠壁组织有亲和力,起到消炎作用。可选用柳氮磺吡啶(SASP)制剂,每次 $0.75\sim1g$,每日 3 次,口服;或用相当剂量的 5-氨基水杨酸(5-ASA)每次 1g,每日 4 次,口服。其不良反应常有恶心呕吐、头痛、全身不适,或引起白细胞减少、关节痛、皮疹、蛋白尿等,尤其是服用每日超过 4g 以上者,不良反应明显。

(2)中度溃疡性结肠炎的处理:可用上述剂量水杨酸类制剂治疗,反应不佳者,适当加量或改口服皮质类固醇激素,常用泼尼松(强的松)每日 $30\sim40mg$,分次口服。

(3)重度溃疡性结肠炎的处理:重度溃疡性结肠炎一般病变范围较广,病情发展变化较快,做出诊断后应及时处理,给药剂量要足,治疗方法如下。

①糖皮质激素:一般要强化激素治疗,静脉滴注氢化可的松每日 $300\sim400mg$ 或甲泼尼龙每日 $40\sim60mg$。更大剂量不能增加疗效,但较低剂量则疗效下降。强化治疗的第 3 日进行疗效评估,有效则用药 1 周,然后减停并改口服给药;若无效,则可考虑加用免疫抑制药,或考虑外科结肠手术治疗。

②免疫抑制药:静脉类固醇激素使用 $7\sim10$ 日后无效者可考虑使用免疫抑制药治疗。

环孢素:静脉滴注 $2\sim4mg/(kg \cdot d)$,对难治性溃疡性结肠炎有效。

硫唑嘌呤或巯基嘌呤:硫唑嘌呤 $2\sim2.5mg/(kg \cdot d)$,静脉滴注;巯基嘌呤 $1.5mg/(kg \cdot d)$,静脉滴注。对活动期溃疡性结肠炎的治疗及诱导缓解有效。可用于替代类固醇药物。适用于 1 年内需要 2 次或以上皮质激素治疗、激素减量 $<15mg$ 即复发、停用激素治疗 6 周内复发的溃疡性结肠炎。

由于免疫抑制药的免疫抑制作用、肾毒性及其他不良反应,应严格监测血药浓度,用药持续时间应不超过 $3\sim6$ 个月为宜,并在疗程内监测肝肾功能及血象变化。

③抗生素:肠外应用广谱抗生素控制肠道继发感染,如氨苄西林、硝基咪唑及喹诺酮类制剂。

④慎用解痉药及止泻药:以避免诱发中毒性巨结肠。

⑤手术:如上述药物治疗疗效不佳,应及时内、外科会诊,确定结肠切除手术的时机与方式。

3. **缓解期治疗**

(1)症状缓解后,应继续维持治疗至少 1 年或长期维持。可考虑用维持量柳氮磺吡啶每日 $1\sim2g$,持续 4 周以上,后隔 $3\sim5$ 日减量 1 次,直到每日服用 $1\sim2g$ 为止,至少持续 1 年,然后考虑停药,以降低复发率。对停药后易复发者,可选最小剂量长期维持治疗,有效率在 80% 以上。亦可选用其他氨基水杨酸的不同制剂,如美沙拉嗪、奥沙拉嗪等。

(2)一般认为,类固醇激素无维持治疗效果,在症状缓解后逐渐减量,应尽可能过渡到用氨基水杨酸维持治疗。

(3)硫唑嘌呤或硫基嘌呤对溃疡性结肠炎维持缓解有效,但由于其毒性作用,一般用于在足够剂量的氨基水杨酸治疗仍频繁复发或不能耐受氨基水杨酸维持治疗的患者。通常的用法是继续氨基水杨酸治疗,加用硫唑嘌呤或硫基嘌呤治疗。

4. 灌肠治疗

病变只限于乙状结肠直肠者,可选含氢化可的松 10mg 的肛门栓剂,每日 2~3 次;琥珀酸氢化可的松 50~100mg 或泼尼松龙 20~40mg 溶于 50~100ml 液体中,每日 1~2 次,保留灌肠,同时加用 SASP 及适量的普鲁卡因或中药煎剂,10~15 日为 1 个疗程。灌肠后嘱患者平卧位或俯卧位,左、右、侧位等各 15~20 分钟,以利药后均匀分布黏膜面上。

5. 调整肠道菌群

肠道内正常菌群对改善溃疡性结肠炎有积极意义,常用的有以下几种,可选择使用:枯草杆菌肠球菌二联活菌肠溶胶囊每次 500mg,每日 3 次,口服。双歧杆菌三联活菌胶囊每次 630mg,每日 3 次,口服。双歧四联活菌胶囊每次 1.5g,每日 3 次,口服。

6. 外科治疗

有 20%~30% 溃疡性结肠炎患者最终将需要手术治疗。需手术的指征有:①大量、难以控制的出血;②中毒性巨结肠伴明确的穿孔,或中毒性巨结肠经几小时而不是数天治疗无效者;③暴发性急性溃疡性结肠炎对类固醇激素治疗无效,亦即经 4~5 日治疗无改善者;④由于狭窄引致梗阻;⑤怀疑或证实有结肠癌;⑥难治性慢性溃疡性结肠炎是指反复发作恶化,慢性持续性症状,营养不良,软弱,不能工作,不能参加正常社会活动和性生活;⑦当类固醇激素剂量减少后疾病即恶化,以致几个月甚至几年不能停止激素治疗,这是不得不做结肠切除的手术指征;⑧儿童患慢性结肠炎而影响其生长发育时;⑨严重的结肠外表现如关节炎,坏疽性脓皮病,或胆肝疾病等可能对手术有效应。

(二)中医治疗

1. 辨证治疗

(1)大肠湿热证

主症:腹痛,腹泻,黏膜脓血便,里急后重,肛门灼热,口苦,小便短赤,舌质红,苔黄腻,脉滑数或濡数。

治法:清热化湿,调气行血。

方药:芍药汤[30](《素问·病机气宜保命集》)加减。白芍 15g,黄芩 10g,黄连

6g,大黄(后下)9g,槟榔 10g,当归 10g,木香 10g,败酱草 15g,红藤 15g,甘草 10g,赤芍 15g,生蒲黄(包煎)10g。

加减:大便脓血较多者,加槐花 15g,地榆 10g;大便白胨黏液较多者,加苍术15g,薏苡仁 20g;腹痛较甚者,加乌药 10g,延胡索 10g。

(2)热毒炽盛证

主症:发病急骤,暴下脓血或血便,腹痛拒按,腹胀,发热,口渴,小便黄赤,舌质红绛,苔黄腻,脉滑数。

治法:清热解毒,凉血止痢。

方药:白头翁汤[26](《伤寒论》)加减。白头翁 15g,黄柏 10g,黄连 6g,秦皮 12g,地榆炭 10g,茜草 10g,栀子 10g,黄芩 10g,茯苓 15g,木香 10g,生地黄 15g,生甘草 10g。

加减:若发热急骤,利下鲜紫脓血,壮热口渴,烦躁舌绛者,加水牛角(先煎)30g,牡丹皮 10g,金银花 10g;腹痛里急后重较甚者,加木香 10g,槟榔 10g,白芍15g;脓血多者,加赤芍 15g,牡丹皮 10g,紫珠草 30g;恶寒发热、外有表邪者,加葛根15g,金银花 10g,连翘 10g。

(3)寒热错杂证

主症:黏液血便,腹痛绵绵,喜温喜按,倦怠怯冷,便下不爽,口渴不喜饮或喜热饮,小便淡黄,舌质红或淡红,苔薄黄,脉细缓或濡软。

治法:温阳健脾,清热燥湿。

方药:乌梅丸[12](《伤寒论》)加减。乌梅 10g,干姜 6g,桂枝 10g,细辛 3g,川椒6g,黄芩 15g,黄连 5g,制附子(先煎)9g,党参 15g,当归 10g,黄柏 10g,生甘草 9g。

加减:口苦口黏,舌苔厚腻者,加苍术 15g;脘腹胀满不适者,加木香 10g,香附10g;腹痛甚者,加徐长卿 15g,延胡索 10g;大便伴脓血者,去川椒、细辛,加秦皮10g,生地榆 10g。

(4)脾虚湿蕴证

主症:腹泻便溏,有黏液或少量脓血,食少纳差,食后腹胀,腹部隐痛喜按,肢倦乏力,面色萎黄,舌质淡或体胖有齿痕,苔薄白,脉细弱或濡缓。

治法:健脾益气,除湿升阳。

方药:参苓白术散[42](《太平惠民和剂局方》)加减。党参 15g,茯苓 15g,白术15g,桔梗 10g,山药 15g,白扁豆 15g,莲子肉 15g,砂仁(后下)6g,薏苡仁 20g,炙甘草 6g,泽泻 10g,防风 10g。

加减:大便有不消化食物者,加神曲 15g,炒山楂 15g;腹痛怕凉喜暖者,加炮姜9g,肉桂 3g;久泻气陷,加黄芪 30g,升麻 9g;久泻不止,加赤石脂 15g,石榴皮 15g,炒乌梅 9g。

(5)脾肾阳虚证

主症:久泻不愈,大便清稀或伴有完谷不化,或黎明前泻,脐中腹痛,喜温喜按,腰膝酸软,形寒肢冷,食少神疲,面色㿠白,舌质淡,舌体胖有齿痕,苔白润,脉沉细或尺脉弱。

治法:健脾补肾,温阳化湿。

方药:理中丸[61](《伤寒论》)合四神丸[24](《校注妇人良方》)加减。党参 15g,干姜 6g,白术 12g,补骨脂 10g,肉豆蔻 9g,吴茱萸 3g,五味子 9g,生姜 9g,大枣 6g,甘草 6g,薏苡仁 20g,白芍 15g。

加减:腹痛甚者,加延胡索 10g,乌药 15g;小腹胀满者,加乌药 6g,小茴香 6g,枳实 10g;大便滑脱不禁者,加赤石脂 10g,诃子 6g;脾肾虚寒、手足不温者,加制附子(先煎)6g。

(6)气阴两虚证

主症:大便秘结或带少量脓血,虚坐努责,腹痛绵绵,心烦易怒,午后低热,形瘦乏力,口燥咽干,舌质红,舌苔燥而少津,脉细数。

治法:滋阴养血,益气健中。

方药:驻车丸[43](《千金药方》)合四君子汤[22](《太平惠民和剂局方》)加减。山药 15g,阿胶(烊化)15g,当归 9g,炮姜 6g,党参 15g,黄连 6g,茯苓 15g,白芍 18g,乌梅 9g,甘草 6g。

加减:大便秘结者,加生白术 30g,生地黄 30g,黑芝麻 30g;大便黏滞不畅者,加当归 10g,枳实 10g,虎杖 15g,黄连 3g;大便滑脱不禁者,加诃子 6g,石榴皮 12g;便下赤白黏冻者,加炒薏仁 15g,秦皮 12g。

(7)血瘀肠络证

主症:泻下不爽,下利脓血或黑粪,腹痛拒按,痛有定处,腹部或有痞块,面色晦暗,舌质紫暗或有瘀点、瘀斑,脉沉涩。

治法:活血化瘀,理肠通络。

方药:少腹逐瘀汤[8](《医林改错》)加减。当归 10g,赤芍 15g,川芎 10g,小茴香 9g,干姜 9g,延胡索 10g,没药 10g,三七粉(冲服)3g,生蒲黄(包煎)10g,五灵脂 10g。

加减:滞下不爽者,加制大黄 9g,槟榔 10g,木香 9g;腹痛甚者,加白芍 30g,乌药 15g;腹满痞胀甚,加枳实 10g,厚朴 10g;腹部有痞块者,加三棱 10g,莪术 9g。

2. 灌肠治疗

对于病变在乙状结肠、直肠者,可采用中药灌肠治疗。

(1)中成药灌肠:可根据辨证选用以下药物灌肠治疗,可选用其中的一种或多种中成药配合使用。

①锡类散:有清热解毒、祛腐生肌作用。每次 1.2g,加入温生理盐水 50ml 中,保留灌肠,每晚 1 次。

②云南白药:有止血化瘀、解毒消肿作用。每次 1g,加入温生理盐水 50ml 中,保留灌肠,每晚 1 次。

③康复新液:有祛腐生肌作用。每次 50ml,保留灌肠,每晚 1 次。

④小檗碱(黄连素):有清热解毒燥湿作用。每次 1g,研末,加入温生理盐水 50ml 中,保留灌肠,每晚 1 次。

⑤生肌散:有生肌止痛作用。每次 4g,加入温生理盐水 100ml 中,保留灌肠,每晚 1 次。

⑥双黄连粉针剂:有清热解毒作用。每次 3.6g,加入温生理盐水 50ml 中,保留灌肠,每晚 1 次。

⑦六神丸:有清热解毒,消肿止痛作用。每次取 10 粒,研碎,溶于温生理盐水 50ml 中,保留灌肠,每晚 1 次。六神丸有毒,不宜多用、久用。

(2)汤药灌肠:汤药灌肠治疗常选用清热解毒类、清热燥湿类、托疮生肌类、活血化瘀类、收涩类、止血类中药,根据患者的具体情况进行组合。清热解毒类药常用金银花、蒲公英、青黛、马齿苋、白头翁、槐花、红藤、败酱草、紫草、地丁等;清热燥湿类药常用苦参、黄柏、黄连、黄芩等;托疮生肌类药常用蒲黄、白及、三七、血竭、儿茶等;活血化瘀类常用红花、乳香、没药、当归等;收涩类药常用的有赤石脂、五倍子、枯矾、乌梅、海螵蛸等;止血类药常用仙鹤草、地榆、紫草等。

3. 中成药治疗

(1)白蒲黄片:每片 0.35g。每次 3～6 片,每日 3 次,口服。清热燥湿,解毒凉血,用于溃疡性结肠炎因大肠湿热、热毒壅盛所致者。症见大便黏液脓血,或便下脓血,里急后重,腹痛,舌红,苔黄腻,脉滑数。

(2)补脾益肠丸:水丸,每瓶装 72g。每次 6g,每日 3 次,口服。补中益气,健脾和胃,涩肠止泻,用于溃疡性结肠炎因脾虚所致者。症见腹泻,或黏液血便,腹痛腹胀,肠鸣,食少,乏力,舌淡,苔白,脉弱。

(3)肠胃宁片:每片 0.3g。每次 4～5 片,每日 3 次,口服。健脾益肾,温中止痛,涩肠止泻,用于溃疡性结肠炎因脾肾阳虚所致者。症见大便不调,五更泻,时带黏液,腹胀腹痛,胃脘不舒,小腹坠胀,舌体胖有齿痕,苔白润,脉沉。

(4)固本益肠片:每片 0.6g。每次 4 片,每日 3 次,口服。健脾温肾,涩肠止泻,用于溃疡性结肠炎因脾肾阳虚所致者。症见大便清稀或有黏液及黏液血便,腹痛绵绵,食少腹胀,腰酸乏力,形寒肢冷,舌淡,苔白,脉虚。

(5)固肠止泻丸:浓缩丸,每 9 粒重 1g。每次 4g,每日 3 次,口服。调和肝脾,涩肠止痛,用于溃疡性结肠炎因肝脾不和所致者。症见大便黏液脓血,腹痛,舌淡红,苔薄白,脉弦或弦细。

(6)连蒲双清胶囊:每粒 0.25g。每次 2 粒,每日 3 次,口服。清热解毒,燥湿止痢,用于溃疡性结肠炎大肠湿热、热毒壅盛者。症见便下脓血,里急后重,肛门灼热,腹中隐痛,舌红,苔黄腻,脉滑数。

(7)参苓白术颗粒:每袋装 6g。每次 1 袋,每日 3 次,口服。补脾胃,益肺气,用于溃疡性结肠炎脾虚湿盛者。症见大便溏泄,气短,食少,肢倦乏力,舌淡胖,苔薄白,脉细弱或濡缓。

(8)四神丸:水丸,每袋装 9g。每次 9g,每日 1～2 次,口服。温肾散寒,涩肠止泻,用于溃疡性结肠炎因肾阳不足所致者。症见五更溏泻,久泻不止,肠鸣腹胀,食少不化,面黄肢冷,舌淡,苔白,脉虚。

(9)香连化滞丸:大蜜丸,每丸重 6g。每次 2 丸,每日 2 次,口服。清热利湿,行血化滞,用于溃疡性结肠炎因湿热凝滞所致者。症见大便脓血,里急后重,腹痛,舌红,苔黄腻,脉滑数。

(10)香连丸:水丸,每 100 粒重 3g。每次 3～6g,每日 2～3 次,口服。清热燥湿,行气止痛,用于溃疡性结肠炎因大肠湿热所致者。症见大便黄黏,里急后重,肛门灼热,发热,腹痛,舌红,苔黄腻,脉滑数。

(11)香砂六君丸:水丸,每 100 粒重 6g。每次 6～9g,每日 2～3 次,口服。益气健脾,和胃,用于溃疡性结肠炎因脾虚湿滞所致者。症见大便溏泄,消化不良,嗳气食少,脘腹胀满,舌质淡或体胖有齿痕,苔薄白,脉细弱或濡缓。

(12)驻车丸:水丸,每 50 丸重 3g。每次 6～9g,每日 3 次,口服。滋阴止痢,用于溃疡性结肠炎久痢伤阴者。症见赤痢腹痛,里急后重,舌质红,苔燥少津,脉细数。

4. 针灸治疗

(1)针刺治疗

任脉经穴:中脘、气海、神阙;背俞穴:脾俞、胃俞、大肠俞;胃经穴:天枢、足三里、上巨虚;足三阴经穴:三阴交、阴陵泉、太冲。

方法:每组取 1～2 穴,行平补平泻手法,留针 30 分钟,每日 1 次,12 次为 1 个疗程,疗程间休息 3 日,共治疗 2 个疗程。治疗期间忌生冷、油腻、辛辣、不易消化的食物,注意调节情志,保持心情舒畅。

(2)灸法治疗

取穴:天枢、足三里、上巨虚、神阙、中脘、关元。

方法:每次取 3～4 穴,艾条温和灸。每穴艾灸 5～10 分钟,至穴位皮肤潮红为度。隔日 1 次,10 次为 1 个疗程,疗程间隔 5～7 日。亦可用温针灸。

(3)耳针治疗

取穴:直肠、大肠、胃、神门、交感、皮质下、脾、直肠下段、大肠。

方法:每次选 4～6 穴。耳针常规方法操作,急性期每日 1 次,留针 30～40 分钟,亦可采用埋针方法。缓解期 2～3 日 1 次,可用王不留行贴压,每日按压 3～5 次。两耳交替针刺,10 次为 1 个疗程。

六、预防与调护

1. 预防

(1)注意劳逸结合,不能太过劳累。暴发型、急性发作期和严重慢性型患者应减少活动,卧床休息。

(2)注意保暖,勿使腹部着凉,进行适当的体育锻炼以增强体质。

(3)注意饮食卫生,避免诱发肠道感染加重本病。忌烟、辛辣食品、牛奶及乳制品。

(4)平时要保持心情舒畅,避免精神刺激。

(5)定期治疗,巩固疗效。经正规临床治疗治愈后,不可掉以轻心,因病情反复发作是其临床特点,缓解期应严格遵照医嘱定时、定量服药,不能擅自增减药物剂量。进行维持治疗,防止复发,使溃疡性结肠炎长期处于缓解状态,达到预防目的。

2. 预后

溃疡性结肠炎预后的好坏,取决于病型、有无并发症和治疗条件。首次发作者治疗效果较好,此后病情可长期缓解,少数病情缓解与反复间歇发作交替。轻型者预后良好,重型者常难以缓解,预后较差。全结肠炎型者治疗效果常不理想,急性暴发型者预后差。总之,病情多迁延反复,少数患者也可长期缓解。病程冗长、病变广泛的病例有并发结肠癌的风险,值得重视。

3. 调护

(1)少吃粗纤维食物:粗纤维如韭菜、芹菜、干豆类的粗纤维食物会刺激肠道。

(2)慎喝牛奶:牛奶中含有乳糖,而我国健康的汉族人群中,普遍存在先天性乳糖酶缺乏,发生率为 $78\% \sim 88\%$,加重和导致腹泻。

(3)慎喝豆浆:豆类所含的低聚糖,如水苏糖和棉子糖,不能被消化酶分解,被肠道细菌发酵,能分解产生一些小分子的气体,引起腹胀、腹泻。

(4)不能食海鲜:海产品中的蛋白质不同于我们经常吃的食物中的蛋白质,含有一些异种蛋白质,这些异种蛋白质易引起过敏,加重炎症反应,还能加重腹泻。

七、典型病例

病例 1

张××,男,43 岁,ID:103527668。初诊日期:2013 年 8 月 9 日。大便溏泄 2 个月。患者每日排便 4～5 次,质溏,无脓血,腹畏凉而无腹痛,有肠鸣腹胀,腰酸,纳可,舌淡胖苔薄白,脉缓滑,胃腹无压痛。原有溃疡性结肠炎病史 5 年。肠镜:结肠炎症改变,结肠息肉。西医诊断:溃疡性结肠炎(缓解期),结肠息肉。中医诊断:泄泻病。辨证:脾肾阳虚。治法:健脾温肾,涩肠止泻。处方:炒白术 15g,木香10g,山药 15g,干姜 6g,黄连 6g,乌药 15g,炒神曲 10g,砂仁 6g,桔梗 10g,防风

10g,肉豆蔻 6g,炒薏苡仁 30g,补骨脂 15g。7 剂,水煎服。2013 年 8 月 16 日二诊:每日排便 2 次,质溏,无腹痛,偶有肠鸣腹胀,纳可,口黏口苦,舌淡胖苔薄白,脉缓滑。脾肾虚较为明显,原方去黄连之寒,加黄芪、狗脊、牛膝以益气、补肾。处方:狗脊 15g,牛膝 15g,补骨脂 15g,干姜 6g,山药 15g,肉豆蔻 6g,炒白术 15g,乌药 15g,炒神曲 10g,砂仁 6g,防风 10g,木香 10g,黄芪 15g,炒薏苡仁 30g。14 剂,水煎服。2013 年 9 月 2 日三诊:每日排便 1～2 次,质溏,偶有肠鸣腹胀,纳可,口黏口苦,舌淡胖苔薄白微黄,脉缓滑。出现有肠道湿热,故加黄连、黄芩以清湿热,并减少调补之药。处方:炒薏苡仁 30g,木香 10g,防风 10g,炒神曲 10g,乌药 15g,炒白术 15g,肉豆蔻 6g,山药 15g,补骨脂 15g,黄芪 15g,黄连 6g,黄芩 10g。14 剂,水煎服。2013 年 9 月 30 日四诊:因故停药 2 周,近来大便成形,每日 1 次,肠鸣少,腹胀,无腹痛,纳可,腹畏凉,舌淡胖苔薄白黄间腻,脉缓滑。脾肾阳虚,肠道湿热。处方:炒薏苡仁 30g,木香 10g,防风 10g,炒神曲 10g,麸炒白术 15g,葛根 15g,黄连 6g,炒白芍 15g,补骨脂 10g,肉豆蔻 6g,黄柏 10g,山药 15g。14 剂,水煎服。

按:缓解期溃疡性结肠炎多表现为脾肾阳虚,可有肠道湿热未清的表现。本例患者大便质溏,腹部畏凉,肠鸣腹胀,腰酸,舌淡胖苔薄白,脉缓滑,为脾肾阳虚,故以温补脾肾为治。方中炒白术、炒薏苡仁健脾,山药、补骨脂、肉豆蔻补肾,干姜、木香、乌药温中理气,加黄连以防肠道湿热未清,防风以升阳除湿止泻。

病例 2

李××,女 30 岁,2015 年 11 月 10 日初诊。大便黏液脓血 4 年。大便每日 3～4 次,时有黏液脓血,腹部不痛,肠鸣少,腰酸,畏凉,乏力,纳可,舌淡苔薄白脉细弱。肠镜:溃疡性结肠炎。西医诊断:溃疡性结肠炎。中医诊断:痢疾。辨证:脾肾阳虚,湿热瘀滞。治法:温肾健脾,清热除湿,化瘀。处方:生蒲黄(包煎)10g,补骨脂 10g,当归 10g,五味子 6g,炮姜炭 6g,炒白术 15g,黄柏 10g,黄连 3g,乌药 15g,甘草 10g,仙鹤草 30g,三七粉(冲服)6g,白芍 15g,防风 10g,木香 10g,黄芪 15g。14 剂,水煎服。2015 年 11 月 24 日二诊:大便每日 1～2 次,偶有黏液脓血,腹部不痛,肠鸣少,腰酸,畏凉,乏力,纳可,舌淡苔薄白,脉细弱。处方:侧柏炭 10g,五味子 6g,黄芪 15g,炮姜炭 6g,炒白术 15g,黄柏 10g,黄连 3g,乌药 15g,甘草 10g,仙鹤草 30g,三七粉(冲服)6g,白芍 15g,防风 10g,木香 10g,生蒲黄(包煎)10g,补骨脂 10g,当归 10g。14 剂,水煎服。2015 年 12 月 24 日三诊:大便每日 1～2 次,偶有黏液无脓血,腹部不痛,肠鸣少,腰酸,畏凉,乏力,纳可,舌淡苔薄白,脉细弱。处方:五味子 6g,生蒲黄(包煎)10g,补骨脂 10g,当归 10g,黄芪 15g,炮姜炭 6g,炒白术 15g,黄柏 10g,黄连 3g,乌药 15g,甘草 10g,仙鹤草 30g,三七粉(冲服)6g,白芍 15g,防风 10g,木香 10g,茜草 15g,大血藤 15g,败酱草 15g。

按:脾主升清,主运化,肾为胃之关,主司二便,脾虚日久伤及肾阳,脾土失于温化,久泻不止,治宜温肾健脾,固涩止泻,标本兼治。以仙鹤草为君,涩肠止泻止痢,收敛止血,兼能补虚;盐补骨脂补命门之火以温养脾土,合醋五味子、炮姜炭、乌药温肾涩肠止泻;炮姜炭温补脾胃,鼓舞运化,配伍麸炒白术、黄芪、甘草益气健脾之功以运脾土,振奋中阳,中阳振复,升发运转,可使清升浊降,肠胃功能恢复正常;防风升阳胜湿止泻;瘀血不仅是溃结的病理产物更是反复发作的宿因,遂以生蒲黄、三七止血行血化瘀,止血而不留瘀;泻痢日久,每伤阴血,佐以当归、白芍养血活血;木香调气醒脾,共成调气和血,调气则后重自除,行血便脓自愈;加以关黄柏、黄连清化湿热毒邪,又苦以坚阴,苦辛并用,寒热反佐。诸药合用,脾肾两补,温中寓涩,调气导滞,兼能清化湿热毒邪,使肠胃功能协调。

病例3

赵×,女,33岁,2016年8月29日初诊。大便溏泄3年来诊。患者3年前诊断为溃疡性结肠炎,经美沙拉嗪治疗后症状缓解,现仍间断口服美沙拉嗪,每日2g。现每日排便2次,质溏,无黏液脓血,腹凉无腹痛,肠鸣,纳少,眠可,舌淡,苔薄微黄,脉弱。今年4月肠镜:结肠炎症改变。西医诊断:溃疡性结肠炎(缓解期)。中医诊断:泄泻病。辨证:脾胃虚弱,中阳健运失常,湿热余邪未尽。治法:温中清肠,调气化滞。处方:生黄芪15g,炒薏苡仁30g,补骨脂10g,木香10g,当归10g,白芍15g,黄连6g,乌药15g,防风10g,炮姜6g,炒神曲10g,五味子6g,延胡索10g,海螵蛸15g,煅瓦楞子15g,甘草10g。14剂,水煎服。2016年9月13日二诊:每日排便1~2次,质成形,无黏液脓血,腹凉无腹痛,肠鸣,纳眠可,舌淡红,苔薄黄腻,脉弱。处方:黄连6g,当归10g,黄柏10g,炒白术15g,柴胡10g,茜草15g,甘草10g,黄芪15g,三七粉(冲服)6g,木香10g,防风10g,炒薏苡仁30g,乌药15g,败酱草20g,大血藤15g,五味子6g。14剂,水煎服。2016年11月15日三诊:自诉在家一直服用上方,保持每日排便1次,质成形,无黏液脓血,偶有腹凉肠鸣,纳眠可,舌淡苔薄白脉弱。已停服美沙拉嗪2个月。疗效已著,原方略作调整善后:黄连6g,当归10g,炒白术15g,柴胡10g,茜草15g,甘草10g,黄芪15g,三七粉(冲服)6g,木香10g,防风10g,炒薏苡仁30g,乌药15g,败酱草20g,大血藤15g,五味子6g,白芍15g。

按:溃疡性结肠炎以反复发作的腹痛、腹泻、黏液脓血便及里急后重为临床特征,病变主要累及大肠黏膜与黏膜下层,多因外感湿热、饮食不节、情志失调、过度劳累、先天禀赋不足所致,病位在大肠,与肝、脾、肾相关,与肺相合。本病多为本虚标实之证,且虚实夹杂,寒热错杂。肝郁、脾虚、肾虚为本,湿、寒、热、毒、瘀、滞为其标。发作期多标实为主,缓解期多本虚为主。患者现处缓解期,病机在于脾胃虚弱,中阳健运失常,湿热余邪未尽,故在治法上以健脾益气,温中清肠以治其本,佐以运脾化湿、升清疏利、调气化滞之品,使脾胃之气调和,升清降浊,肠络清疏,传化如常。

第 10 章

非酒精性脂肪性肝病

非酒精性脂肪性肝病(NAFLD)是指除外酒精和其他明确的损肝因素所致的，病变主体在肝小叶，以弥散性肝细胞大泡性脂肪变性和脂肪贮积为病理特征的临床病理综合征，包括单纯性脂肪肝及由其演变的脂肪性肝炎和肝硬化。发病尚不能用单一的机制解释，遗传因素、免疫因素、营养因素等相互作用共同参与了其发生发展过程。非酒精性脂肪性肝病是 21 世纪全球重要的公共健康问题之一，亦是我国愈来愈重要的慢性肝病问题。

中医学中虽未明确提出非酒精性脂肪性肝病一名，但有很多类型记载，如《难经》有"肝之积，名曰肥气"的记载，《金匮要略》《景岳全书》《诸病源候论》有"肝癖""痞积""肝痞""积聚"、"痞满""癥瘕"等记载。因此，中医可将该病名归属为"肝癖""胁痛""积证"等范畴。

一、病因病机

(一)病因

1. 饮食失节

肥甘厚味食之太过，必伤脾胃，肥能生热，甘能壅中，肥性黏腻阻滞，甘性偏缓，过食肥甘则阻碍胃肠功能，脾胃气机失常，升降失司，中焦阻滞，水停湿聚，湿久化热，湿久痰生。厚味肥甘入胃肠，中阳不运，脂质浸淫脉道，血脉不利，气机失畅，气滞血瘀，肝主藏血，受之尤重。

2. 情志失畅

肝主疏泄，情志失调与情志过极均可影响肝功能，《素问·阴阳应象大论》云："暴怒伤阴，暴喜伤阳，厥气上逆，脉满去形。"肝气郁结，气滞血瘀，肝郁乘脾，脾运失健，痰浊内生，终成痰浊瘀血，流注于肝则成脂肪肝。

3. 劳逸失度

由于不良的生活方式，好逸恶劳，健身运动减少，使气血运行不畅，日久引起脾胃功能减弱，正气日益亏虚。王孟英说："过逸则脾滞，脾气困滞而少健运，则饮停聚湿也。"说明过度安逸则脾失健运；津停痰成，壅滞气血，阻于肝脉则肝气不舒、肝血瘀滞；或者因生活工作节奏过快、劳神过度，使人体脏腑功能受损，久则及肾，耗损肾中精气,未老先衰,加速肾虚改变,肾虚及脾,终成痰浊瘀血。

4. 他病失治

肝病迁延不愈,日久可引起肝阴亏虚,肝失濡养,痰浊瘀血更易停滞于肝。中老年体质下降,脾肾之气日虚,痰浊瘀积体内,常可引起脂肪肝。

(二)病机

本病因多为饮食不节、劳逸失度、情志失调、久病体虚、禀赋不足。病位在肝,涉及脾、胃、肾等脏腑,证属本虚标实,脾肾亏虚为本,痰浊血瘀为标。其病理基础与痰、湿、浊、瘀、热等有关。其基本病机是脾胃运化失常,痰湿瘀滞于肝,肝失条达疏泄。饮食不节,劳逸失度,伤及脾胃,脾失健运,或情志失调,肝气郁结,肝气犯脾,脾失健运;或久病体虚,脾胃虚弱,脾失健运,导致湿浊内停;湿邪日久,郁而化热,而出现湿热内蕴;禀赋不足或久病及肾,肾精亏损,气化失司,痰浊不化,痰浊内结,阻滞气机,气滞血瘀,瘀血内停,阻滞脉络,最终导致痰瘀互结。由于痰湿瘀滞,本病可发展为"积聚""鼓胀"等病。

二、临床表现

1. 症状

(1)肝病相关症状:非酒精性脂肪肝多无明显自觉症状,有时可呈现肝区隐痛、腹胀、乏力等症状。这些症状也是非特异性的。

(2)原发疾病的症状:可表现为代谢综合征的各种症状,向心性肥胖、血压升高、血糖升高、血脂升高等。

2. 体征

(1)多是向心性肥胖。

(2)多有肝轻度增大及压痛,大多数患者肝大可能是唯一的体征。

(3)并发肝硬化时可出现脾大、蜘蛛痣、慢性肝病面容及门静脉高压等体征。

3. 并发症

病程中可并发高脂血症、高黏血症、肝纤维化与肝硬化、代谢综合征、动脉粥样硬化等。

三、辅助检查

1. 生化检查

对脂肪肝的诊断缺乏特异性,不同病因所致的脂肪肝的生化异常亦不一致,所以对脂肪肝诊断的意义不大。

(1)肝功能检查:无症状的脂肪肝可有转氨酶(ALT 和 AST)轻度升高,为正常值上限的 2～4 倍,非酒精性脂肪肝多 ALT/AST>1,晚期有明显肝纤维化或肝硬化时,则 AST/ALT>1。中度脂肪肝可有碱性磷酸酶(ALP)和 γ-谷氨酰转肽酶

（γ-GT）的升高。部分脂肪肝患者血清总胆红素升高。

（2）血脂检查：20％～80％的患者三酰甘油升高。

（3）糖代谢异常：30％～50％患者合并糖耐量异常或血糖升高。

2. 影像检查

（1）B超：可见以下表现：①肝区近场回声弥散性增强（强于肾和脾），远场回声逐渐衰减；②肝内管道结构显示不清；③肝轻至中度增大，边缘角圆钝；④彩色多普勒血流显像提示肝内彩色血流信号减少或不易显示，但肝内血管走向正常；⑤肝右叶包膜及横膈回声显示不清或不完整。

具备上述①项及第②～④项中一项者为轻度脂肪肝；具备上述①项及第②～④项中两项者为中度脂肪肝；具备上述①项及②～④项中两项和⑤项者为重度脂肪肝。

（2）CT检查：脂肪肝的典型CT特征是肝密度普遍低于脾，当肝/脾CT比值≤1时为轻度；≤0.7，且肝内血管显示不清为中度；≤0.5，且肝内血管清晰可见时为重度。

（3）MRI检查：腹部MRI见T1加权呈现肝高信号。

3. 肝穿刺活体组织检查

肝穿刺活体组织学检查有助于明确病因及评估脂肪肝的严重程度。组织学诊断可分为单纯性脂肪肝、脂肪性肝炎、脂肪性肝纤维化和肝硬化。

（1）单纯性脂肪肝：低倍镜下视野内30％以上的肝细胞脂肪变性，但无其他明显组织学改变，即无炎症、坏死和纤维化。视野内30％～50％的肝细胞脂肪变者为轻度脂肪肝；50％～75％肝细胞脂肪变者为中度脂肪肝；75％以上肝细胞脂肪变者为重度脂肪肝。低倍镜下视野内脂肪变的肝细胞＜30％者称为肝细胞脂肪变性。

（2）脂肪性肝炎：肝细胞大疱性或以大疱性为主的混合性脂肪变性；肝细胞气球样变，甚至伴肝细胞不同程度的坏死；小叶内混合性炎症细胞浸润，或小叶内炎症重于汇管区。

（3）脂肪性肝纤维化和肝硬化：根据肝腺泡3区纤维化、门静脉纤维化、架桥纤维化的程度和肝硬化的有无可将脂肪性肝纤维化分为4期：S1为局灶或广泛的肝腺泡3区窦周纤维化；S2为上述病变＋局灶性或广泛性门脉周围纤维化；S3为S2病变＋局灶性或广泛桥接纤维化；S4为脂肪性肝硬化，形成的纤维隔从中央静脉到门管区分割肝小叶，形成假小叶。在肝硬化发生后，由于纤维组织增生，肝细胞脂肪变性和炎症可减轻，有时可完全消退。

四、诊断与鉴别诊断

（一）诊断要点

1. 诊断标准

参照中华医学会2010年标准，明确NAFLD的诊断需符合以下3项条件。

(1)无饮酒史或饮酒折合乙醇量每周＜140 g(女性每周＜70 g)。

(2)除外病毒性肝炎、药物性肝病、全胃肠外营养、肝豆状核变性、自身免疫性肝病等可导致脂肪肝的特定疾病。

(3)肝活检组织学改变符合脂肪性肝病的病理学诊断标准。

鉴于肝组织学诊断难以获得,NAFLD工作定义为:①肝影像学表现符合弥散性脂肪肝的诊断标准且无其他原因可供解释;②有代谢综合征相关组分的患者出现不明原因的血清 ALT 和(或)AST、GGT 持续增高半年以上。减肥和改善 IR后,异常酶谱和影像学脂肪肝改善甚至恢复正常者可明确 NAFLD 的诊断。

代谢综合征的诊断:推荐代谢综合征的诊断采用改良的 2005 年国际糖尿病联盟标准,符合以下 5 项条件中 3 项者诊断为代谢综合征:①肥胖症:腰围＞90 cm(男性),＞80 cm(女性),和(或)BMI≥25 kg/m²。②三酰甘油(TG)增高:血清 TG≥1.7 mmol/L,或已诊断为高 TG 血症。③高密度脂蛋白胆固醇(HDL-C)降低:HDL-C＜1.03 mmol/L(男性),＜1.29 mmol/L(女性)。④血压增高:动脉血压≥130/85 mmHg 或已诊断为高血压病。⑤空腹血糖(FPG)增高:FPG≥5.6mmol/L 或已诊断为 2 型糖尿病。

2. 临床分型

(1)非酒精性单纯性脂肪肝:符合非酒精性脂肪性肝病诊断标准,肝功能检查基本正常,影像学检查或肝组织学表现符合脂肪肝诊断标准。

(2)非酒精性脂肪性肝炎:符合非酒精性脂肪性肝病诊断标准,血清 ALT 水平高于正常值上限的 2 倍,持续时间＞4 周,影像学检查符合脂肪肝或肝组织学检查符合脂肪性肝炎的诊断标准。

(3)非酒精性脂肪性肝硬化:符合非酒精性脂肪性肝病诊断标准,影像学提示脂肪肝伴肝硬化或肝组织学的改变符合脂肪性肝硬化诊断标准。

(二)鉴别诊断

1. 酒精性肝病(ALD)

酒精性肝病一般饮酒超过 5 年,乙醇量男性≥40g/d,女性≥20g/d;或 2 周内有大量饮酒史,乙醇量＞80g/d,右上腹胀痛、食欲缺乏、乏力、体重减轻、黄疸等;随着病情加重,出现神经精神、蜘蛛痣、肝掌等症状和体征。一般 AST/ALT＞2,戒酒后 4 周内 ALT、AST 降至正常上限值 2 倍以下,γ-GT 降至正常上限值 1.5 倍或原有水平 40% 以下,基本支持 ALD 的诊断,相反 NAFLD 乙醇量男性每周＜140g,女性每周＜70g,常伴有代谢综合征,症状减轻,出现乏力、消化不良、肝区隐痛、肝脾增大等,ALT/AST 比值＞1,ALT 增高多呈持续性。

2. 原发性肝癌

局灶性脂肪肝与原发性肝癌需要鉴别,原发性肝癌常有慢性肝炎或酗酒病史,AFP 常呈阳性,浓度达 400～500ng/ml,一般结合腹部 B 超显像、腹部 CT、腹部

MRI、PTCT 等可以鉴别,必要时做组织活检,便于明确诊断。

五、治疗

(一)西医治疗

1. 饮食治疗

通过健康宣教纠正不良生活方式和行为,推荐中等程度的热能限制,肥胖成人每日热能摄入需减少 2092～4184kJ(500～1000kcal);改变饮食组分,建议低糖低脂的平衡膳食,减少含蔗糖饮料及饱和脂肪和反式脂肪酸的摄入,并增加膳食纤维含量。

2. 运动治疗

运动可以改善胰岛素抵抗,制订运动处方时需考虑运动的种类、强度、持续时间、实施的时间及实施的频率,还要注意患者的实际情况。中等量有氧运动,每周 4 次以上,累计锻炼时间至少 150 分钟。通常需要有一定程度的体重下降才能有益于非酒精性脂肪肝在内的代谢综合征的康复。

3. 避免肝继发损害

非酒精性脂肪肝患者要减少附加打击以免加重肝损害。特别要应避免体重急剧下降,禁用极低热卡饮食和空-回肠短路手术减肥,避免小肠细菌过度生长,避免接触肝毒物质,慎重使用可能有肝毒性的中西药物和保健品,严禁过量饮酒。

4. 保肝治疗

对非酒精性脂肪肝有血清转氨酶升高时可使用保肝及抗氧化剂治疗。保肝药有很多,这些药也要经过肝代谢,过多使用可加重肝负担,可选其中 1～2 种使用。

(1)水飞蓟宾:能够稳定肝细胞膜,保护肝细胞的酶系统,清除肝细胞内的活性氧自由基,从而提高肝的解毒能力,有保肝作用。每次 70mg,每日 3 次,口服。

(2)还原型谷胱甘肽:应用还原型谷胱甘肽以补充肝内—SH,有利于药物的生物转化,减轻肝损伤。每次 600mg,加入葡萄糖液中静脉滴注,每日 2 次,2～4 周为 1 个疗程。

(3)多烯酸磷脂酰胆碱:本药具有保护和修复肝细胞膜的作用。每次口服 2 粒(456 mg),每日 3 次;或多烯酸磷脂酰胆碱注射液 10ml 加入葡萄糖液中静脉滴注,每日 1 次,2～4 周为 1 个疗程。

(4)硫普罗宁:可通过提供巯基发挥其解毒和组织细胞保护作用,具有保护肝组织及细胞的功能。每次 0.1～0.2g,每日 3 次,饭后服。采用静脉滴注,每日 0.2g,临用前 100mg 注射用硫普罗宁先用 5％的碳酸氢钠 2ml(pH 8.5)溶液溶解。再扩容至 250～500ml 5％～10％的葡萄糖溶液或生理盐水中,常规静脉滴注。2～4 周为 1 个疗程。

(5)甘草酸二铵:具有较强的抗炎、保护肝细胞膜及改善肝功能的作用。每次 150mg,每日 3 次,口服;或甘草酸二铵 150mg 用 10％葡萄糖注射液 250ml 稀释后缓慢静脉滴注。

5. 胰岛素增敏药

合并 2 型糖尿病、糖耐量损害、空腹血糖增高及内脏性肥胖者,常存在胰岛素抵抗。胰岛素抵抗时胰岛素分泌增多而敏感性下降,导致脂肪大量分解,游离脂肪酸生成增多,促使脂肪肝的发展。此时可考虑应用双胍类和噻唑烷二酮类药物,以期改善胰岛素抵抗和控制血糖。

(1)二甲双胍:提高胰岛素的敏感性而增加外周葡萄糖的利用,以及抑制肝、肾过度的糖原异生。开始每次 0.25g,每日 2～3 次,以后根据疗效逐渐加量,一般每日量 1～1.5g,最多每日不超过 2g,否则也可发生乳酸酸中毒。餐中服药,可减轻胃肠反应。

(2)吡格列酮:可改善胰岛素抵抗患者的胰岛素敏感性,提高胰岛素对细胞的反应性,并改善体内葡萄糖平衡障碍。起始剂量 15mg 或 30mg,最大剂量为每日 45mg,在早餐前服用。

(3)罗格列酮:本品属噻唑烷二酮类抗糖尿病药,通过提高胰岛素的敏感性而有效地控制血糖。初始剂量可为每日 4mg,每日 1 次或分 2 次口服,如对初始剂量反应不佳,可逐渐加量至每日 8mg。

6. 降血脂药

理论上讲,降低血脂可减轻血脂对肝的损害,但降脂药可促使血脂更集中于肝代谢,反而会促使脂肪在肝脏的沉积。因此,对非酒精性脂肪肝是否用降脂药仍有争议。对不伴高血脂的非酒精性脂肪肝,原则上不用降脂药;对伴有高血脂者在综合治疗的基础上可用降脂药,但应严格监测肝功能。

(1)辛伐他汀:本品为甲基羟戊二酰辅酶 A(HMG-CoA)还原酶抑制药,抑制内源性胆固醇的合成,为血脂调节药。用法:一般始服剂量为每日 10mg,晚间顿服。若需调整剂量则应间隔 4 周以上,最大剂量为每日 40mg,晚间顿服。

(2)普罗布考:本品通过降低胆固醇合成、促进胆固醇分解,使血胆固醇和低密度脂蛋白降低。用法:每次 0.5g,每日 2 次,早晚餐时服用。

7. 肝移植

非酒精性脂肪肝发展到终末期肝硬化时,可考虑肝移植治疗,但在肝移植后易复发。

(二)中医治疗

1. 辨证治疗

(1)湿浊内停证

主症:右胁肋不适或胀闷,形体肥胖,周身困重,倦怠乏力,胸脘痞闷,头晕恶心,食欲缺乏,舌淡红,苔白腻,脉弦滑。

治法:祛湿化痰泄浊。

方药:胃苓汤[49](《丹溪心法》)加减。陈皮 10g,厚朴 10g,苍术 10g,白术 10g,猪苓 15g,茯苓 15g,桂枝 10g,泽泻 10g,荷叶 15g,瓜蒌 10g,炙甘草 6g。

加减:恶心者,加姜半夏 9g;腹胀满甚者,加大腹皮 20g;肝区痛甚者,可加郁金 15g,延胡索 10g;乏力气短者,加黄芪 15g,太子参 20g;食少纳呆者,加山楂 10g,鸡内金 10g,炒谷芽、麦芽各 10g;湿郁化热者,可加茵陈 15g,黄连 3g。

(2)肝郁脾虚证

主症:右胁肋胀满或走窜作痛,每因烦恼郁怒诱发,腹胀便溏,腹痛欲泻,倦怠乏力,抑郁烦闷,时欲太息,舌淡边有齿痕,苔薄白或腻,脉弦或弦细。

治法:疏肝健脾。

方药:逍遥散[55](《太平惠民和剂局方》)加减。柴胡 10g,炒白术 15g,白芍 15g,当归 10g,茯苓 15g,枳壳 10g,郁金 10g,生山楂 15g,薄荷(后下)6g,生姜 6g,清半夏 9g,甘草 6g。

加减:两胁胀痛明显者,加香附 10g,延胡索 10g,青皮 9g;大便溏泄者,加山药 30g,薏苡仁 15g;纳差者,加焦三仙各 15g,砂仁(后下)6g。

(3)肝胆湿热证

主症:右胁肋胀痛,口黏或口干口苦,胸脘痞满,周身困重,食少纳呆,舌质红,苔黄腻,脉濡数或滑数。

治法:清热化湿。

方药:龙胆泻肝汤[19](《医方集解》)加减。龙胆草 10g,栀子 10g,柴胡 10g,黄柏 10g,泽泻 10g,当归 10g,牡丹皮 10g,车前子(包煎)30g,黄芩 10g,生地黄 20g,枳实 10g,生甘草 10g,虎杖 15g。

加减:胁痛重者,加青皮 9g,川楝子 6g,郁金 10g;若兼见恶心呕吐者,可加藿香(后下)10g,砂仁(后下)6g,生姜 10g。

(4)痰瘀互结证

主症:右胁下痞块,右胁肋刺痛,纳呆厌油,胸脘痞闷,面色晦滞,舌淡黯边有瘀斑,苔腻,脉弦滑或涩。

治法:活血化瘀,祛痰散结。

方药:导痰汤[31](《校注妇人良方》)合膈下逐瘀汤[73](《医林改错》)加减。赤芍 30g,胆南星 9g,枳实 10g,当归 15g,川芎 10g,化橘红 10g,姜半夏 9g,茯苓 15g,桃仁 15g,红花 10g,牡丹皮 6g,乌药 6g,苍术 10g,延胡索 10g,香附 10g,甘草 6g。

加减:如肝脉瘀滞,刺痛持久不减者,加姜黄 10g,三七粉(冲服)6g;兼口苦、牙龈出血者,加白茅根 10g,小蓟根 10g,牡丹皮加至 10g;胁肋久痛不休、头晕乏力者,加女贞子 15g,墨旱莲 10g,生龟甲(先煎)10g;兼脾大者,加山甲珠 6g,地鳖虫 5g。

2. 中成药治疗

(1)壳脂胶囊:每粒 0.25g。每次 5 粒,每日 3 次,口服。清化湿浊,活血散结,补益肝肾,用于非酒精性脂肪肝证属湿浊内蕴、气滞血瘀或兼有肝肾不足郁热证者。症见肝区闷胀不适或闷痛,耳鸣,胸闷气短,肢麻体重,腰膝酸软,口苦口黏,尿黄,舌质暗红,苔薄黄腻,脉或弦数或弦滑。

(2)当飞利肝宁胶囊:每粒0.25g。每次4粒,每日3次,口服。清利湿热,益肝退黄,用于非酒精性单纯性脂肪肝湿热内蕴证者。症见脘腹痞闷,口苦口干,右胁胀痛或不适,身重困倦,恶心,大便秘结,小便黄,舌红苔黄腻,脉滑数。

(3)九味肝泰胶囊:每粒装0.35g。每次4粒,每日3次,口服。化瘀通络,疏肝健脾,用于非酒精性脂肪肝由于气滞血瘀兼肝郁脾虚所致者。症见胁肋痛或刺痛,抑郁烦闷,生气时胀痛明显,食欲缺乏,食后腹胀脘痞,大便不调,或胁下痞块,舌淡或有瘀斑,舌边有齿痕,脉弦涩。

(4)香砂六君丸:浓缩丸,每8丸相当于原生药3g。每次12丸,每日3次,口服。益气健脾,和胃,用于非酒精性脂肪肝见脾虚气滞湿蕴证者。症见纳谷不消,嗳气食少,倦怠,脘腹胀满,大便溏泄,舌淡红苔薄白,脉弦细。

(5)绞股蓝总苷片:薄膜衣片,每片含绞股蓝总苷20mg。每次2~3片,每日3次,口服。养心健脾,益气和血,除痰化瘀,降血脂,用于非酒精性脂肪肝由于心脾气虚、痰阻血瘀证所致者。症见心悸气短,胸闷肢麻,眩晕头痛,健忘耳鸣,自汗乏力,脘腹胀满,大便黏滞,舌暗红,苔白腻,脉弦滑。

(6)大黄利胆片:薄膜衣片,每片重0.35g。每次2片,每日2~3次,口服。清热利湿,解毒退黄,用于非酒精性脂肪肝由于肝胆湿热所致者。症见面目悉黄,胸胁胀痛,恶心呕吐,小便黄赤,大便黏腻,舌红苔黄腻,脉弦滑数。

(7)三七脂肝丸:浓缩水蜜丸,每10丸重0.65g。每次5g,每日3次,口服。健脾化浊,祛痰软坚,用于非酒精性脂肪肝由于肝郁脾虚证所致者。症见胁肋胀痛,随情绪变化而加重,脘腹胀满,大便溏薄,舌红苔薄白,齿痕,脉弦细。

(8)化滞柔肝颗粒:每袋8g。每次1袋,每日3次,开水冲服。清热利湿,化浊解毒,祛瘀柔肝,用于非酒精性单纯性脂肪肝见湿热中阻证者。症见肝区不适或隐痛,乏力,食欲减退,舌苔黄腻,脉弦滑。

(9)清肝健脾颗粒:每袋6g。每次6g,每日3次,温开水冲服。健脾化湿,清肝祛脂,用于非酒精性脂肪肝由于肝郁气滞、痰浊内阻所致者。症见胁肋胀痛,胸腔满闷,食少纳呆,全身乏力,大便黏滞,舌胖大苔腻,脉弦滑。

(10)血脂康胶囊,每粒0.3g。每次2粒,每日2次,口服。除湿祛痰,活血化瘀,健脾消食,用于非酒精性脂肪肝脾虚痰瘀阻滞证者。症见腹胀,食少纳呆,气短乏力,头晕头痛,胸闷,舌淡,苔白,脉缓滑。

(11)强肝胶囊:每粒0.4g。每次3粒,每日3次,口服。清热利湿,补脾养血,益气解郁,用于非酒精性脂肪肝肝胆湿热、脾虚肝郁证者。症见胁肋痛,抑郁烦闷,生气时胀痛明显,食欲缺乏,食后腹胀脘痞,大便不调,舌淡红,苔黄腻,脉细滑。

（12）大黄䗪虫丸：大蜜丸，每丸重 3g。每次 1～2 丸，每日 2 次，口服。活血破瘀，通经消癥，用于非酒精性脂肪肝肝硬化阶段有瘀血内停者。症见腹部肿块，肌肤甲错，目眶黯黑，潮热羸瘦，经闭不行，舌暗红，脉细涩。

（13）逍遥丸：浓缩丸，每 8 丸相当于原药材 3g。每次 8 丸，每日 3 次，口服。疏肝健脾，养血调经，用于非酒精性肝病肝气不舒证者。症见两胁胀痛，情绪低落，闷闷不乐，喜叹息，嗳气频繁，月经周期紊乱，经前烦躁易怒，乳房胀痛，头晕目眩，口苦咽干，胃脘胀痛，食后加重，食欲减退，苔白腻，脉弦滑或弦细。

3. 针灸治疗

（1）针刺治疗

主穴：丰隆，足三里，三阴交，阳陵泉。

辨证配穴：肝郁气滞者，加太冲、行间，用泻法；肝肾两虚者，加太溪、照海、复溜，用补法；瘀血内阻者，加血海、地机，用泻法；痰湿困脾者，加公孙、商丘，用泻法。

方法：每组取 1～2 穴，行平补平泻手法，留针 30 分钟，每日 1 次，12 次为 1 个疗程，疗程间休息 3 日，共治疗 2 个疗程。治疗期间忌生冷、油腻、辛辣、不易消化的食物，注意调节情志，保持心情舒畅。

（2）灸法治疗

取穴：丰隆，足三里，三阴交，阳陵泉，肝俞，公孙。

方法：每次取 3～4 穴，艾条温和灸。每穴艾灸 5～10 分钟，至穴位皮肤潮红为度。隔日 1 次，10 次为 1 个疗程，疗程间隔 5～7 日。亦可用温针灸。

（3）耳针治疗

取穴：肝、胆、脾、胃、皮质下、内分泌、心、肾、神门、交感、咽喉。

方法：每次选 4～6 穴。耳针常规方法操作，急性期每日 1 次，留针 30～40 分钟，亦可采用埋针方法。缓解期 2～3 日 1 次，可用王不留行贴压，每日按压 3～5 次。两耳交替针刺，10 次为 1 个疗程。

六、预防与调护

1. 预防

本病的发生，主要是生活方式不合理所致，因此建立合理的生活方式，平衡饮食，控制体重，规律作息，保持心情舒畅，坚持适当的体育锻炼，是预防本病的重要措施。

2. 预后

非酒精性脂肪肝的自然转归及预后目前尚有争议。一般来讲，40 岁以下的非酒精性脂肪肝患者很少合并有肝内炎症或纤维化，尽管非酒精性脂肪肝患者大多合并有肥胖症和糖尿病，但无肝纤维化的患者至少 10 年内预后良好。非酒精性脂肪肝病程相对较长，一般呈良性经过。但部分非酒精性脂肪性肝炎患者可进展为肝硬化，甚至发生肝衰竭或肝癌。脂肪肝本身与肝癌并无直接关系，但脂肪肝所致的肝硬化与肝癌有一定的关系,非酒精性脂肪性肝硬化也可并发肝细胞癌,要较正常人发病率高,需引起重视。

3. 调护

(1)戒酒,避免诱发或加重因素。

(2)控制饮食,忌肥腻、辛辣饮食,建议高蛋白、高维生素、足够纤维素及低脂低糖的食谱。

(3)肥胖者还要适当控制体重,依据不同体质情况,安排合适的体育运动,以主动方式消耗体能,促进脂肪代谢,但也需要注意避免因消耗过大而造成补充过多的弊端。体育运动尤其适用于肥胖性脂肪肝患者。

七、典型病例

患者赵新×,女,46岁,2015年12月3日初诊。患者因间断胁痛1年余而就诊。1年余前即出现双侧胁下疼痛,胁痛间断发作,于劳累、情绪变化时加重,经多种检查诊为脂肪肝,间断服用中西药物治疗,效果不明显。2015年12月3日,患者因情绪紧张出现胁痛明显加重而就诊,刻下症:偶有双侧胁下隐痛,右侧为重,劳累、情绪变化时加重,右侧面部感觉障碍,右侧上肢无力,时有盗汗、动辄汗出,无恶寒、发热,无恶心呕吐,无厌食油腻,纳食可,睡眠可,每日排便1次,成形,时有尿频,无尿急、尿痛。体型中等,舌红苔薄白,脉弦细弱。既往无饮酒史。生化检查:ALT 177U/L,AST 64U/L,γ-GT 70U/L,TBIL 12.4μmol/L,DBIL 2.5μmol/L,IDBIL 9.9μmol/L,腹部B超及CT检查:中度脂肪肝。西医诊断:非酒精性脂肪肝,脂肪性肝炎。中医诊断:胁痛病,肝郁血瘀证。治法:疏肝理气、活血化瘀。处方:柴胡10g,炒枳壳10g,香附10g,青皮10g,陈皮10g,川芎10g,丹参15g,炒白芍20g,甘草6g,泽泻10g,贝母10g。14剂,水煎服。2015年12月17日二诊:右胁痛减轻,口干口苦明显,舌红,苔薄微黄腻,脉弦细弱。原方加鸡骨草30g,垂盆草30g,茵陈30g,14剂,水煎服。2016年1月4日三诊:右胁痛明显减轻,已无口干口苦,余症不明显,舌红,苔薄微黄腻,脉弦细弱。继续用原方加减调治一个半月,复查肝功能ALT 47U/L,AST 34U/L。

按:患者中青年女性,情志不舒,肝郁气滞,肝经行于两胁,肝经气血不通,"不通则痛",故见胁痛;肝失疏泄,疏泄太过,故见盗汗、动辄汗出;形体偏胖,素体痰湿较重,湿性重浊,易困阻脾胃,"脾主四肢",湿困脾胃,故见肢体无力;脾虚,气血运化不及,肌肤失却濡养,故见面部感觉障碍。舌红苔薄白,脉弦细弱均为肝郁血瘀之征。四诊合参,中医诊断为胁痛病,证属肝郁血瘀证,治当疏肝理气,活血化瘀。方中柴胡、炒枳壳、炒白芍、香附、青皮疏肝理气,川芎、丹参、牡丹皮活血化瘀,陈皮、泽泻、贝母理气化痰湿,栀子以清郁热。二诊时患者湿热较重,故加鸡骨草、垂盆草、茵陈以清肝胆湿热。

第 11 章

自身免疫性肝炎

自身免疫性肝炎(AIH)是一种病因不明,以高球蛋白血症及有多种自身抗体和汇管区呈碎屑样坏死为特征的肝炎症性病变。本病为遗传倾向疾病,具备易患基因的人群可在环境、药物、感染等因素激发下起病。患者由于免疫调控功能缺陷,导致机体对自身肝细胞抗原产生反应,表现为以细胞介导的细胞毒性作用和肝细胞表面特异性抗原与自身抗体结合而产生的免疫反应,并以后者为主。

中医学虽无"自身免疫性肝炎"病名,根据患者的临床症状和体征,可以归于"胁痛""黄疸""痹症""脏躁""阴阳毒""虚劳"等范畴。

一、病因病机

(一)病因

1. 感受外邪

外受湿邪或湿热之邪,停留于两胁,阻遏气机,"不通则痛"而发为胁痛。

2. 情志失调

情志过极可影响肝功能,肝气郁结,气滞血瘀,肝郁乘脾,脾运失健,痰浊内生,终成痰浊瘀血,流注于肝则成该病。

3. 饮食失节

肥甘厚味食之太过,必伤脾胃,脾胃气机失常,升降失司,中焦阻滞,水停湿聚,湿郁化热,湿聚痰生,痰浊瘀血流注于肝则成该病。

4. 素体亏虚

素体禀赋不足,或后天失养,脾胃受损,脾胃虚弱失于运化水湿,痰浊内生,痰浊瘀血流注于肝则成该病。

(二)病机

本病病因与情志抑郁、饮食不节、时邪外感及素体亏虚有关,肝气郁结、水湿痰浊内停是其基本病机。其病位在肝,与胆、脾、胃相关,病程中可出现肝气郁结,脾胃失调,气滞血瘀,肝肾两虚。久病及肾,肾精亏损,气化失司,痰浊不化,痰浊内结,阻滞气机,气滞血瘀,瘀血内停,阻滞脉络,最终导致痰瘀互结。由于痰湿瘀滞,本病可发展为"积聚""鼓胀"等病。

二、临床表现

1. 症状

本病常隐匿起病,长期无症状,偶在体检时发现肝功能异常而就诊。典型者有以下表现。

(1)慢性肝病表现:患者可有类似于肝炎的症状,出现肝区疼痛、食欲缺乏、疲乏无力、体重减轻、黄疸、肝掌、蜘蛛痣、肝脾大、出血倾向(皮肤瘀斑、鼻出血、牙龈出血),甚至水肿、腹水、肝性脑病。

(2)肝外表现:大腿及腹壁外侧青色皮肤条纹、皮疹。持续发热伴急性复发性游走性大关节炎,女性闭经,男性乳房发育。

(3)重叠症状:部分患者与一些自身免疫性疾病重叠,如自身免疫性甲状腺炎、类风湿关节炎、原发性胆汁性肝硬化、原发性硬化性胆管炎等。

2. 体征

(1)肝病容:黄疸、肝掌、蜘蛛痣。

(2)肝大:早期肝大,晚期缩小。

(3)其他:脾大,出血倾向(如皮肤瘀斑、鼻出血、牙龈出血)。

3. 并发症

AIH 的预后差异较大,未经治疗的患者可缓慢进展为肝硬化,此时可出现肝硬化的相关并发症,或发展为急性、亚急性、暴发性肝病,最终以各种并发症而死亡。

三、辅助检查

1. 血常规检查

白细胞及血小板减少。

2. 肝功能检查

(1)转氨酶明显上升,血清胆红素明显升高。

(2)人血白蛋白在正常下界,一般不会很低,球蛋白明显上升,白球倒置。

(3)ALP、γ-GT 轻度升高。

3. 自身抗体检查

多种自身抗体阳性是本病的特征。

(1)抗核抗体(ANA):为Ⅰ型自身免疫性肝炎标志性抗体,见于 $60\%\sim80\%$ 患者,滴度一般 $<1:160$,抗单链 DNA 抗体也可阳性,但抗双链 DNA 抗体及抗 Sm 抗体阴性。

(2)抗平滑肌抗体(SMA):为Ⅰ型自身免疫性肝炎标志性抗体,见于 $60\%\sim80\%$ 的患者,滴度一般 $>1:80$。

(3)抗肝肾微粒体抗体(LKM)：95％～100％的Ⅱ型自身免疫性肝炎患者抗肝肾微粒体抗体阳性。

(4)抗-SLA/LP：为自身免疫性肝炎标志性抗体，尤其是Ⅲ型患者，抗-SLA/LP阳性，且滴度较高。抗-SLA/LP阳性的成人患者，病情更为严重，预后不良，易于复发。

4. 肝炎病毒标志检查

血清病毒标志的检测，甲、乙、丙、丁、戊型肝炎病毒标志均为阴性。

5. B超

可见肝光点增强、增粗，光点分布不均匀，晚期患者可有肝硬化结节形成、门静脉增宽和脾增大等表现。

6. 肝组织活检

汇管区中至重度碎屑样坏死，中至重度的淋巴细胞及浆细胞浸润，小叶性肝炎，无胆管损害、脂肪变、汇管区淋巴样聚集。AIH和慢性丙型肝炎不同之处前者汇管区中至重度碎屑样坏死，中至重度的淋巴细胞及浆细胞浸润，小叶性肝炎，无胆管损害、脂肪变、汇管区淋巴样聚集。后者脂肪变、汇管区淋巴样聚集。二者共同病理特征是胆管损害轻微，嗜酸性小体，玫瑰花结形成，肝实质塌陷。

四、诊断与鉴别诊断

(一)临床诊断

自身免疫性肝炎是在综合异常的临床表现、血清生化检查、自身抗体、肝组织学特点，并仔细排除其他引起肝炎的可能原因后做出的。少部分患者早期血清中没有任何的标记抗体，故诊断时应注意追踪检查。

1. 诊断标准

(1)描述性诊断标准

①肝炎病毒感染指标阴性、无过度饮酒及肝损伤药物服用史。

②ANA、SMA阳性或LKM-1抗体滴度1:80阳性。

③γ-球蛋白、IgG升高超过正常值1.5倍，IgG正常者可做出AIH除外的诊断。

④ALT升高。

⑤病理可见碎屑坏死或可伴小叶性肝炎。

⑥无胆系病变，肉芽肿、铁铜沉积症等其他表现。

(2)计分诊断标准：1999年，国际自身免疫性肝炎工作组修订了自身免疫性肝炎诊断评分系统(表11-1)。其诊断自身免疫性肝炎的敏感性为97％～100％，特异性为66％～100％。因其较烦琐，为此，2008年又提出了简化的自身免疫性肝炎诊断评分系统(表11-2)，其计分6时，诊断自身免疫性肝炎的敏感性为88％，特异性为97％；其计分7时，诊断自身免疫性肝炎的敏感性为81％，特异性为99％。

表 11-1 自身免疫性肝炎诊断评分系统

指标		计分
性别	女性	+2
	男性	0
ALP/ALT(正常上限倍数)的比值	>3	−2
	>1.5	+2
血清 γ-球蛋白或 IgG 与正常值的比值	>2.0	+3
	1.5~2.0	+2
	1.0~1.5	+1
	<1.0	0
ANA,SMA 或 LKM-1 滴度	>1:80	+3
	1:80	+2
	1:40	+1
	<1:40	0
AMA	阳性	−4
	阴性	0
肝炎病毒标志物	阳性	−3
	阴性	+3
肝损药物史	有	−4
	无	+1
平均乙醇摄入量	每日<25g	+2
	每日>60g	−2
HLA	DR3 或 DR4	+1
其他特异性自身抗体阳性	SLA,LC-1,ASGPR,pANCA	+2
其他免疫性疾病	甲状腺炎、结肠炎等	+2
肝组织学检查	界面性肝炎	+3
	主要为淋巴浆细胞浸润	+1
	肝细胞呈玫瑰花结样改变	+1
	无上述表现	−5
	胆管改变	−3
	其他改变	−3
对糖皮质激素治疗的反应	完全	+2
	复发	+3
治疗前评分	确诊	>15
	可能	10~15
治疗后评分	确诊	>17
	可能	12~17

注:摘自 Alvarez F,Berg PA,Bianchi FB,et al. J Hepatol,1999,31:929-938.

缩写:ALP. 碱性磷酸酶;ALT. 丙氨酸氨基转移酶;IgG. 免疫球蛋白 G;ANA. 抗核抗体;SMA. 抗平滑肌抗体;LKM-1. 抗肝肾微粒体Ⅰ型抗体;AMA. 抗线粒体抗体;SLA. 抗可溶性肝抗原;LC-1. 抗肝细胞胞质Ⅰ型抗体;ASGPR. 抗去唾液酸糖蛋白受体抗体;pANCA. 核周型抗中性粒细胞胞质抗体;HLA. 人类白细胞抗原。

表 11-2　简化的自身免疫性肝炎诊断评分系统

指标		计分
ANA，或 SMA≥1：40		1
ANA，或 SMA≥1：80 或 LKM≥1：40 或 SLA 阳性		2
IgG	＞正常值上限	1
	＞1.1 倍正常值上限	2
肝组织学检查	符合 AIH	1
	有典型的 AIH 表现	2
无病毒性肝炎特征		3
确定诊断	≥6 分	
可能诊断	≥7 分	

2. 临床分型

(1) Ⅰ型：最常见，又称经典型，占自身免疫性肝炎患者的 80%，其中 70% 为女性，任何年龄都可发病。此型分布无明显地域差异，特征性抗体为 ANA 及 SMA，多见于 HLA-DR3(DRB 1.0301) 及 DR4(DRB 1.0401) 阳性者，其中 DRB 1.0301 阳性者相对较年轻，对免疫抑制药治疗反应差，停药后易复发；DRB 1.0401 阳性者年龄多偏大，易合并甲状腺炎、溃疡性结肠炎和类风湿关节炎等肝外自身免疫病，对免疫抑制治疗的反应相对好。此型患者血清 pANCA 及 anti-actin 也可阳性。

(2) Ⅱ型：相对少见，主要分布在欧洲和南美，特征性抗体为 anti-LKM1。患者多为 20 岁以下 HLA-DRB 1.0701 阳性青少年或儿童，易合并 1 型糖尿病、甲状腺炎、皮肤白斑病、1 型自身免疫性多腺体综合征等肝外表现。过去认为此型患者对免疫抑制药治疗反应差，现已认识到，起病隐匿，且进行性加重，发现时多已出现肝硬化是此型患者对免疫抑制药治疗反应相对较差的主要原因。2 型患者的 anti-LC1 也可阳性。

(3) Ⅲ型：较少见，以女性多见，且发病年龄多在 30－50 岁，其特征是 anti-SLA/LP 阳性，一般 ANA 和抗 LKM 阴性，但部分也可出现阳性，对免疫抑制药治疗反应良好是一重要临床特征。此型的严重程度、临床表现、对糖皮质激素治疗的反应与Ⅰ型相似，由于约 11% 的Ⅰ型患者亦有 anti-SLA/LP 阳性，故有人认为Ⅲ型可能是Ⅰ型的一种亚型。

(4) 重叠综合征：分 A 和 B 两型。A 型包括 AIH/PBC 重叠综合征或自身免疫性胆管炎，其中前者血清学检查与 PBC 相似，AMA 阳性，但活体组织学检查符合 AIH 的特征，对免疫抑制药治疗反应好；后者 AMA 阴性，但有其他自身抗体和 PBC 的病理特征，对免疫抑制药治疗的反应差。B 型仅指 AIH/PSC 重叠综合征，AMA 阴性，可存在自身抗体，但活体组织学检查以及胆管造影显示 PSC 的特征。

(二)鉴别诊断

1. 原发性胆汁性肝硬化

与 AIH 在临床症状和实验室检查方面有相似之处,但多见于中年女性,以乏力、黄疸、皮肤瘙痒为主要表现,肝功能检查碱性磷酸酶、γ-谷氨酰转肽酶明显增高,血清总胆固醇、三酰甘油、低密度脂蛋白可增高,免疫球蛋白以 IgM 增高为突出。血清抗线粒体抗体 M_2 为该病特异性抗体,病理上出现胆管上皮损伤炎症、胆管消失及汇管区肉芽肿有助于该病的诊断。

2. 原发性硬化性胆管炎

原发性硬化性胆管炎是以肝内、外胆管系统广泛炎症和纤维化为显著特点,多见于中青年男性。胆管造影可见肝内外胆管狭窄与扩张相间而呈串珠状改变,诊断需除外肿瘤、结石、手术、外伤等继发原因。病变仅累及肝内小胆管时诊断需靠组织学检查,典型改变为纤维性胆管炎。

3. 急、慢性病毒性肝炎

也可发生高球蛋白血症和出现循环自身抗体,但抗体滴度较低并且持续时间较短,血中可检测到病毒抗原、抗体,这对鉴别诊断很有帮助。

4. 酒精性脂肪性肝炎

有饮酒史,多以血清 IgA 水平升高为主,虽可出现 ANA 和 SMA 阳性,但一般滴度较低,且很少出现抗 LKM 1 和 pANCA 阳性。

5. 药物性肝损害

有些药物可诱发自身免疫反应,临床表现及实验室检查与 AIH 极为相似,但药物性肝损害多有服用特殊药物史,停药后的病情缓解或恢复,病理组织学检查出现小叶或腺泡区带的坏死、嗜酸性粒细胞浸润、单纯性淤胆、肉芽肿型肝炎、肝细胞脂肪变等能提示药物性肝损害。

五、治疗

(一)西医治疗

自身免疫性肝炎是一种可以控制但难以治愈的疾病,治疗目的主要是控制自身免疫反应,减轻肝损害。

1. 激素及免疫抑制药治疗

激素及免疫抑制药合用或者大剂量单独使用,均可治疗自身免疫性肝炎,但目前仍推荐联合应用,因可减轻不良反应。

(1)适应证

①绝对适应证:血清 ALT 水平>10 倍正常上限;血清 AST 至少>5 倍正常上限且 γ-球蛋白至少>2 ULN;肝组织学存在桥接样坏死或多小叶坏死表现。

②相对适应证:血清 ALT 水平升高 5 倍正常上限以下;血清 AST 水平升高 5

倍正常上限以下且 γ-球蛋白升高 2 倍以下。

③轻症:对于轻微或无疾病活动的 AIH 患者和非活动性肝硬化 AIH 患者,无须免疫抑制治疗,但应长期密切随访,每隔 3～6 个月随访一次。

(2)治疗方案:采用 2002 年美国肝病学会推荐的初始治疗方案(表 11-3)。

①泼尼松联合硫唑嘌呤治疗:优先推荐联合治疗方案,特别适用于同时存在下述情况的 AIH 患者:绝经后妇女、骨质疏松、脆性糖尿病、肥胖、痤疮、情绪不稳及高血压患者。

②大剂量泼尼松单用:初始剂量为 40～60mg/d,并于 4 周内逐渐减量至20mg/d。单药治疗适用于合并血细胞减少、硫基嘌呤甲基转移酶缺乏、妊娠、恶性肿瘤及疗程＜6 个月的 AIH 患者。

表 11-3　美国 2002 年肝病学会推荐的初始治疗方案

疗程	泼尼松(mg/d)	泼尼松(mg/d)＋硫唑嘌呤(mg/d)	
第 1 周	60	30	50
第 2 周	40	20	50
第 3 周	30	15	50
第 4 周	30	15	50
维持量到治疗终点	20	10	50

(3)治疗终点

①完全缓解:治疗后症状消失,血清转氨酶正常,血清胆红素和球蛋白恢复正常,肝组织恢复正常或无界面性肝炎。对于完全缓解的患者,治疗 6 周以上可逐渐停用泼尼松、硫唑嘌呤,并定期监测以防复发。

②部分缓解:治疗期间临床症状、实验检测和肝组织学改变有或无变化,持续治疗达 3 年以上而不能达到完全缓解,但状况无恶化。对于这些部分缓解的患者,要用低剂量维持治疗以阻止病情恶化。

③无效:泼尼松 60mg/d,或泼尼松 30mg/d＋硫唑嘌呤 150mg/d,治疗至少 1个月,患者临床症状、实验检测和肝组织学恶化,或出现黄疸、腹水或肝性脑病等并发症。对于无效病例,可考虑更换药物治疗。

④药物毒性:治疗期间若出现较严重的并发症,如糖尿病、高血压、白细胞减少等,治疗药物应减量,减量到能耐受的剂量进行维持治疗;调整剂量后仍不能耐受者,应考虑停药或换药。

(4)复发后治疗:第 1 次复发者可重新选择用初治方案,但对第 2 次复发者则要调整治疗方案,以下两种方案可供选择。

①单用泼尼松维持治疗:对单用泼尼松治疗的患者,一般在采用泼尼松诱导缓解后每月减量 2.5mg,直到症状缓解,并使 ALT 控制在正常 5 倍以下的最低剂量

维持。对泼尼松、硫唑嘌呤联合治疗者,首先将泼尼松逐渐减量至生化水平平稳的最低剂量,然后停用硫唑嘌呤,同时调整泼尼松剂量以保持病情稳定。

②单用硫唑嘌呤维持治疗:对泼尼松、硫唑嘌呤联合治疗者,病情稳定后硫唑嘌呤加量至 2mg/(kg·d),然后泼尼松每月减量 2.5mg,直到完全停用。对单用泼尼松治疗的患者,可以加用硫唑嘌呤 2mg/(kg·d),然后泼尼松每月减量 2.5mg,直到完全停用。

目前尚无两种治疗方案的比较研究,因此无法判断哪种方案更优,选择时要个体化。

2. 其他免疫抑制药

泼尼松、硫唑嘌呤的治疗方案是自身免疫性肝炎的标准治疗方案,如无效或不能耐受时可考虑以下药物。

(1)环孢素 A:常用剂量为 5～6mg/(kg·d),可用于标准治疗方案中替换硫唑嘌呤,作为标准方案的补救治疗。

(2)他克莫司:为一种强力的新型免疫抑制药,主要通过抑制白细胞介素-2 的释放,全面抑制 T 淋巴细胞的作用,常用剂量为 4mg,每日 2 次,口服,剂量应依据病情个体化。用于常规治疗无效的患者。

(3)布地奈德:该药是第二代皮质激素,全身性不良反应较少,对轻型自身免疫性肝炎有效,对重型自身免疫性肝炎及激素依赖者无效。

(4)巯基嘌呤:最初给药剂量为 50mg/d,后逐渐增至 15mg/(kg·d)。用于硫唑嘌呤治疗失败的补救治疗。

3. 保肝治疗

对自身免疫性肝炎有血清转氨酶升高时可使用保肝及抗氧化剂治疗。保肝药有很多,这些药也要经过肝代谢,过多使用可加重肝负担,可选其中 1～2 种使用。

(1)水飞蓟宾:能够稳定肝细胞膜,保护肝细胞的酶系统,清除肝细胞内的活性氧自由基,从而提高肝的解毒能力,有保肝作用。用法:每次 70mg,每日 3 次,口服。

(2)还原型谷胱甘肽:应用还原型谷胱甘肽以补充肝内巯基(—SH),有利于药物的生物转化,减轻肝损伤。每次 600mg,加入葡萄糖液中静脉点滴,每日 2 次,2～4 周为 1 个疗程。

(3)多烯酸磷脂酰胆碱:本药具有保护和修复肝细胞膜的作用。每次 456 mg,每日 3 次,口服;或多烯酸磷脂酰胆碱注射液 10ml,加入葡萄糖液中静脉点滴,每日 1 次,2～4 周为 1 个疗程。

(4)硫普罗宁:可通过提供巯基发挥其解毒和组织细胞保护作用,具有保护肝组织及细胞的功能。用法:每次 0.1～0.2g,每日 3 次,饭后服。采用静脉滴注,每日 0.2g,临用前硫普罗宁 100mg 先用 5%的碳酸氢钠(pH=8.5)溶液 2ml 溶解。

再扩容至 5％～10％的葡萄糖溶液或生理盐水 250～500ml 中,常规静脉滴注。2～4 周为 1 个疗程。

(5)甘草酸二铵:具有较强的抗炎、保护肝细胞膜及改善肝功能的作用。用法:每次 150mg,每日 3 次,口服;或甘草酸二铵 150mg,用 10％葡萄糖注射液 250ml 稀释后缓慢滴注。

4. 肝移植

肝移植是治疗终末期自身免疫性肝炎的有效方法,移植术后 5 年存活率为 80％～90％,10 年存活率为 75％。多数患者于肝移植后 1 年内自身抗体转阴,高球蛋白血症缓解。

(二)中医治疗

1. 辨证治疗

(1)肝胆湿热证

主症:胁肋疼痛,身目俱黄,黄色鲜明,发热口渴,心中懊恼,脘闷腹胀,口干而苦,恶心呕吐,皮肤瘙痒,小便黄赤,大便秘结,舌质红,苔黄腻,脉弦数。

治法:清热通腑,利湿退黄。

方药:龙胆泻肝汤[19]《医方集解》合茵陈蒿汤[46]《伤寒论》加减。龙胆草 10g,栀子 10g,柴胡 10g,山药 20g,白茅根 20g,茯苓 15g,小通草 6g,车前子(包煎)30g,赤芍 15g,丹参 15g,生地黄 10g,黄芩 12g,茵陈 30g,栀子 10g,大黄 10g,甘草 6g。

加减:恶心呕吐者,加竹茹 10g,陈皮 10g;胁肋胀痛、脘痞腹胀明显者,加香附 10g,延胡索 10g,木香 10g;兼胁肋刺痛、舌质紫暗者,加三七粉(冲服)3g,桃仁 10g。

(2)心脾两虚证

主症:周身乏力,四肢酸困,善思多虑,胸闷不舒,心悸气短,悲伤欲哭,不能自主,神疲自汗,饥不欲食,大便溏薄,或伴月经紊乱,舌质淡红或有齿痕,苔白,脉细弱或濡。

治法:补益心脾,宁心安神。

方药:归脾汤[21]《正体类要》加减。生黄芪 30g,当归 15g,炒白术 15g,茯神 30g,酸枣仁 15g,远志 12g,党参 15g,甘草 10g,木香 10g,龙眼肉 9g,白芍 30g。

加减:悲伤欲哭者,加浮小麦 30g;大便溏薄者,加山药 30g,白扁豆 10g;纳差者,加焦三仙各 15g,砂仁(后下)6g。

(3)肝郁脾虚证

主症:精神紧张,心情抑郁,善恐易惊,失眠乏力,两胁胀痛或隐痛,腹胀,大便干结或便溏,舌质淡红,苔薄白,脉弦细。

治法:疏肝健脾,补气养血。

方药:逍遥散[55](《太平惠民和剂局方》)加减。柴胡 15g,当归 15g,白芍 30g,炒白术 15g,茯苓 20g,党参 15g,生黄芪 30g,枳壳 10g,合欢皮 15g,炙甘草 9g。

加减:胁肋疼痛者,加川芎 9g,延胡索 10g,川楝子 6g;失眠者,加柏子仁 15g,酸枣仁 30g;腹胀者,加莱菔子 30g,厚朴 15g;关节疼痛者,加威灵仙 30g,延胡索 10g;舌质暗者,加丹参 10g,川芎 10g。

(4)血瘀肝郁证

主症:胁下或有癥块,或疼痛如刺,或隐痛不休,皮肤可见蛛丝纹缕,或见手掌赤痕,身目发黄而晦暗,面色黧黑,舌质紫暗或有瘀斑,苔或白或少,脉弦涩或细涩。

治法:活血化瘀,疏肝解郁。

方药:血府逐瘀汤[32](《医林改错》)加减。桃仁 15g,赤芍 15g,香附 10g,当归 15g,生地黄 15g,白芍 20g,丹参 15g,大黄 6g,柴胡 10g,红花 10g,茵陈 20g,土鳖虫 3g,郁金 10g,金钱草 10g,甘草 6g。

加减:胁肋疼痛者,加延胡索 10g,川芎 10g;胁下癥块者,加鳖甲(先煎)15g,莪术 9g;皮肤瘙痒者,加白鲜皮 10g,地肤子 10g,蝉蜕 6g。

(5)肝肾阴虚证

主症:胁肋隐痛,口干咽燥,两目干涩,视物模糊,头晕目眩,腰膝酸软,耳鸣健忘,五心烦热,失眠多梦,舌红苔少,脉细数。

治法:滋补肝肾,养阴清热。

方药:六味地黄丸[14](《小儿药证直诀》)合一贯煎[1](《柳州医话》)加减。山药 30g,山茱萸 15g,熟地黄 30g,牡丹皮 10g,泽泻 10g,茯苓 15g,生地黄 30g,沙参 15g,麦冬 15g,当归 15g,枸杞子 10g,白芍 15g,甘草 6g。

加减:目干涩者,加青葙子 6g,菊花 15g,枸杞子 10g;五心烦热者,加地骨皮 10g,白薇 9g;腰膝酸软者,加杜仲 10g,狗脊 10g;多梦者,加合欢皮 15g,夜交藤 10g。

2. 中成药治疗

(1)归脾丸:浓缩丸,每 8 丸相当于原生药 3g。每次 8～10 丸,每日 3 次,口服。益气健脾,养血安神,用于免疫性肝炎见心脾两虚证者。症见气短心悸,失眠多梦,头昏头晕,肢倦乏力,食欲缺乏,舌淡有齿痕,苔薄白,脉细。

(2)柏子养心丸:水蜜丸,约 33 丸重 6g。每次 6g,每日 2 次,口服。补气养血,安神,用于免疫性肝炎见心气虚寒证者。症见心悸易惊,失眠多梦,健忘,舌淡红苔薄,脉沉细。

(3)天王补心丹:大蜜丸,每丸重 9g。每次 1 丸,每日 2 次,口服。滋阴养血,补心安神,用于免疫性肝炎见心阴不足、神志不安证者。症见心悸怔忡,虚烦失眠,神疲健忘,或梦遗,手足心热,口舌生疮,大便干结,舌红少苔,脉细数。

(4)六味地黄丸:浓缩丸,每 8 丸重 1.44g。每次 8 丸,每日 3 次,口服。滋阴补肾,用于免疫性肝炎见肾阴亏损者。症见头晕耳鸣,腰膝酸软,骨蒸潮热,盗汗遗精,舌红少苔,脉细。

(5)健肝乐颗粒:每袋装 15g。每次 15g,每日 2 次,开水冲服。养血护肝,解毒止痛,用于免疫性肝炎见肝阴不足、筋脉失濡证者。症见两胁隐痛,悠悠不休,手足痉挛,舌红苔薄,脉弦。

(6)澳泰乐颗粒:每袋装 15g。每次 1 袋,每日 3 次,口服。疏肝理气,清热解毒,用于免疫性肝炎见肝郁毒蕴证者。症见疲乏无力,胁肋胀痛或窜痛,厌油腻,纳呆食少,胁痛腹胀,口苦恶心,舌苔黄腻,脉弦滑。

(7)茵山莲颗粒:每袋装 3g。每次 3~9g,每日 2 次,开水冲服。清热解毒利湿,用于免疫性肝炎见湿热蕴毒证者。症见胁肋疼痛,口苦,或见身目发黄,尿黄,舌苔黄腻,脉弦滑数。

(8)铁皮枫斗颗粒:每袋装 3g。每次 1~2 袋,每日 2~3 次,开水冲服。益气养阴,养胃生津,用于免疫性肝炎气阴两虚证者。症见干咳,口燥咽干,两目干涩,视物模糊,五心烦热,午后潮热,大便干结,神疲乏力,腰膝酸软,舌淡红或红,少苔,脉细。

3. 针灸治疗

(1)针刺治疗

取穴:丰隆,足三里,三阴交,阳陵泉,太冲,行间,血海,地机,章门。

方法:每次取 3~5 穴,行平补平泻手法,留针 30 分钟,每日 1 次,12 次为 1 个疗程,疗程间休息 3 日,共治疗 2 个疗程。治疗期间忌生冷、油腻、辛辣、不易消化的食物,注意调节情志,保持心情舒畅。

(2)灸法治疗

取穴:丰隆,足三里,三阴交,阳陵泉,肝俞,公孙,太冲、行间。

方法:每次取 3~4 穴,艾条温和灸。每穴艾灸 5~10 分钟,至穴位皮肤潮红为度。隔日 1 次,10 次为 1 个疗程,疗程间隔 5~7 日。亦可用温针灸。

(3)耳针治疗

取穴:肝、胆、脾、胃、皮质下、内分泌、心、肾、神门、交感。

方法:每次选 4~6 穴。耳针常规方法操作,急性期每日 1 次,留针 30~40 分钟,亦可采用埋针方法。缓解期 2~3 日 1 次,可用王不留行贴压,每日按压 3~5次。两耳交替针刺,10 次为 1 个疗程。

六、预防与调护

1. 预防

自身免疫性肝炎和遗传因素密切相关,很难预防,但可以控制,及早发现及时治疗极为重要。

2. 预后

未经治疗的自身免疫性肝炎预后较差,5 年生存率 50％,10 年生存率 10％。经使用免疫抑制药治疗后,65％的患者可获得临床、生化和组织学缓解,并可延长生存期,但其大多数患者最终发展为肝硬化。治疗后的患者 20 年生存率可达80％,其寿命与性别、年龄相匹配的正常健康人群无明显差别。早期诊断并给予恰当的治疗是改善预后的重要手段。因此,有必要严格规范用药治疗。AIH 患者在获得生化缓解后一般预后较好、生存期接近正常人群。预后不佳的危险因素主要包括诊断时已有肝硬化和治疗后未能获得生化缓解。

3. 调护

(1)戒酒,避免诱发或加重因素。

(2)患者应规律饮食,低盐、低糖、低胆固醇饮食,多食富含维生素、易消化的食物及新鲜蔬菜、水果等,避免生冷、辛辣等刺激性饮食。

(3)适当进行体育锻炼,以不感到劳累为度。

(4)保持良好心态,避免精神紧张。

七、典型病例

患者张×,女,48 岁,2016 年 8 月 1 日初诊。患者因间断胁痛 6 年余而就诊。6 年前即出现右侧胁下疼痛,胁痛间断发作,于劳累、情绪变化时加重,经多种检查诊为自身免疫性肝炎,间断服用中西药物治疗,效果不明显。1 个月前患者因情绪紧张出现胁痛并明显加重而来住院治疗,刻下症:右胁隐痛,劳累、情绪变化时加重,口干口苦,厌食油腻,纳食可,睡眠可,排便每日 1 次,成形,时有尿频,无尿急、尿痛。体型中等,舌暗红,苔薄黄腻,脉弦滑。既往无饮酒史。生化全项:ALT 378U/L,AST 64U/L,γ-GT 76U/L,TBIL 14.4μmol/L,DBIL 3.5μmol/L,IDBIL 10.9μmol/L,抗核抗体(ANA)1:160,抗平滑肌抗体(SMA)1:160。腹部 B 超:肝光点增强、增粗。西医诊断:自身免疫性肝炎。中医诊断:胁痛病,肝郁血瘀、肝胆湿热证。治法:疏肝化瘀、清湿热。处方:柴胡 10g,炒枳壳 10g,香附 10g,陈皮 10g,川芎 10g,丹参 15g,炒白芍 20g,甘草 6g,牡丹皮 10g,栀子 6g,茵陈 20g,生地黄 15g。7 剂,水煎服。2016 年 8 月 8 日二诊:右胁痛减轻,口干口苦明显,舌红苔薄微黄腻,脉弦细弱。原方加垂盆草 30g,茵陈 30g,7 剂,水煎服,病情好转出院。出院后继续门诊调治 2 月余,复查肝功能 ALT 58U/L,AST 36U/L。

按:患者中年女性,情志不舒,肝郁气滞,四诊合参,中医诊断为胁痛病,证属肝郁血瘀、肝胆湿热证,治当疏肝化瘀、清湿热。方中柴胡、炒枳壳、炒白芍、香附疏肝理气,川芎、丹参、牡丹皮、生地黄活血化瘀,栀子、茵陈以清肝胆湿热。二诊时患者湿热较重,故加垂盆草,并加大茵陈用量以清肝胆湿热。

第 12 章

肝 硬 化

肝硬化是一种不同病因长期作用于肝引起的慢性、进行性、弥散性肝病的终末阶段。是在肝细胞广泛坏死基础上产生肝纤维组织弥散性增生，并形成再生结节和假小叶，导致肝小叶正常结构和血液供应遭到破坏。病变逐渐进展，晚期出现肝衰竭、门静脉高压和多种并发症，死亡率高。起病常隐匿，早期可无特异性症状、体征，根据是否出现腹水可将肝硬化分为代偿期和失代偿期。代偿期肝硬化有些患者可无症状，有的患者可有食欲缺乏、乏力、消化不良、腹泻等非特异性症状。失代偿期肝硬化可出现食欲缺乏、乏力、腹胀、腹痛、腹泻、体重减轻、出血倾向、性功能减退、男性乳房发育，女性闭经及不孕等内分泌系统失调的表现，晚期常有大量腹水形成。

中医无肝硬化之名称，肝硬化代偿期可按中医的"胁痛""积聚""黄疸"等进行辨治；失代偿期出现腹水者可按"鼓胀"进行辨治。

一、病因病机

(一)病因

1. 情志失调

情志失调，肝气郁滞，脏腑失和，气行不畅，聚而不散，故而成聚；或因气机阻滞脉络，气滞血瘀，久而成积，导致肝硬化。如《金匮翼·积聚统论》言："凡忧思郁怒，久不得解者，多成此疾。"

2. 饮食失节

饮食失节，或嗜酒过度，损伤脾胃，脾胃运化失司，不能运化水谷精微而生痰浊，痰食交搏，阻滞不行，而成聚；或因痰浊壅滞于脉络，血行不畅，痰血相互搏结而成积证。正如《景岳全书·痢疾·论积垢》云："饮食之滞，留蓄于中，或结聚成块，或胀满鞕痛，不化不行，有所阻隔者，乃为之积。"

3. 感受寒邪

寒邪侵袭于内，寒性凝滞，气滞血瘀，积块乃成。如《普济方·寒疝积聚》中记载："夫积聚者。由寒气在内所生也。血气虚弱。风邪搏于腑脏。寒多气涩则生积聚也。"又有《黄帝内经灵枢·百病始生》曰："积之始生，得寒乃生。"

4. 他病续发

或因黄疸病后,湿邪留恋;或因久疟不愈,湿痰凝滞;或因感染血吸虫,损伤肝脾气血,诸邪阻滞脉道,血络受阻而成。

(二)病机

病因有情志所伤、酒食不节、劳欲过度、脾虚食积、虫毒感染、黄疸积聚失治等,病机主要是肝、脾、肾功能失调。初起重在肝、脾,情志所伤,气机不利,肝郁乘脾,脾失健运,水湿内停。若失治、误治,水湿不去,土壅而侮木,肝郁更甚,其结果既可及血而致血瘀,又可使脾气更虚,水湿更盛。又肝、脾、肾在生理上密切相关,肝、脾病变必然累及于肾。脾虚不运,肾精衰减,而导致肾阳不足,膀胱气化不利,命门火衰,则进一步导致脾阳更虚,脾肾阳虚,水湿潴留更甚。肝藏血,肾藏精,肝肾同源。肝气郁结,郁久化热伤阴,肝阴不足必然导致肾阴不足,这样肝肾阴虚,使病势日益加重。病程日久,导致肝、脾、肾三脏功能失调,气滞、血瘀、水停于腹中,则可出现鼓胀。

二、临床表现

(一)症状

肝硬化患者的早期常无明显症状,甚至不少患者终身并无症状,而在死后尸检时才发现有肝硬化。一般分为肝功能代偿期和失代偿期两个阶段,但两期间无明显界限。

1. 全身症状

疲倦乏力是肝硬化晚期症状之一,肝硬化晚期症状多半有皮肤干枯粗糙,面色灰暗黝黑。

2. 消化道症状

食欲减退是最常见肝硬化症状,有时伴有恶心,呕吐。一般表现为营养状况较差,食欲明显减退,进食后即感到上腹不适和饱胀、恶心,甚至呕吐。肝硬化晚期对脂肪和蛋白质耐受性差,进油腻食物,易引起腹泻。肝硬化患者因腹水和胃肠积气而感腹胀难忍,晚期可出现中毒性鼓肠。

3. 门静脉高压

表现为食管静脉曲张、脾大和腹水,尤以食管静脉曲张最危险。由于曲张静脉的血管壁薄,很易破裂导致消化道大出血。大量水使腹部膨隆,腹壁绷紧发亮,状如蛙腹,患者行走困难,有时膈肌被显著抬高,出现呼吸困难和脐疝。

4. 出血倾向及贫血

肝硬化晚期常有鼻衄、齿龈出血、皮肤瘀斑、胃肠黏膜糜烂出血、鼻腔出血、呕血与黑粪,女性常有月经过多等症状。

5. 内分泌失调

肝硬化晚期时,肝的功能衰退更加明显,直接导致雌性激素的灭活减少,雌激素分泌量上升,血液中含有大量的雌激素,同时伴有雄性激素受到抑制等现象。

(二)体征

1. 皮肤黏膜改变

肝硬化患者常有皮肤黏膜改变,如肝病面容:面色灰暗、黝黑,有黄疸时呈"古铜"色,其机制主要与体内雌激素增加有关。

2. 门脉高压症体征

(1)脾大与脾功能亢进:脾多为轻至中度增大,血吸虫性肝硬化患者可见巨脾。脾大除血管阻力性充血因素外,还伴增生性脾大,脾质地因纤维组织增生而逐渐变硬。后期多并发脾功能亢进,伴有白细胞、红细胞和血小板减少。

(2)侧支循环建立和开放:为门静脉高压症的特征性变化,常见表现有:①食管、胃底静脉曲张,需借助 X 线或胃镜检查发现;曲张静脉破裂时可引起上消化道出血。②腹壁浅静脉曲张,蛇行曲张的皮下静脉以脐周为中心向上及下腹壁延伸;脐周围静脉曲张突起形成水母头状,向四周放射。③痔静脉曲张可形成痔核,破裂时引起便血。

(3)腹水:是失代偿期肝硬化最突出的表现。初期缓慢形成,一般为小至中等量,经适当治疗后可消失。及至晚期,大量腹水形成,虽经正规治疗仍难消失,对利尿药呈抗性,称为难治性腹水,易发展为肝肾综合征。大量腹水致腹内压增高,可发生脐疝或腹疝。部分腹水患者伴有胸腔积液,称为肝性胸腔积液,以右侧胸腔积液多见。

3. 肝体征

早期肝大、表面光滑,后期肝小、质地较硬,可扪及结节。如肝细胞进行性坏死或肝周围炎时,则可有触痛及肝区叩击痛。

(三)并发症

1. 上消化道大出血

上消化道出血为最常见的并发症,以食管胃底静脉曲张破裂出血多见,多突然发生,一般出血量较大,多在 1000ml 以上,很难自行止血。除呕鲜血及血块外,常伴有柏油样便。大出血可致失血性休克。

2. 肝性脑病

肝性脑病是最常见的死亡原因。在肝严重受损时,如有上消化道出血、摄入过多的含氮物质、水及电解质紊乱及酸碱平衡失调、缺氧、感染、便秘及使用催眠镇静药等诱因,易导致肝性脑病。

3. 感染

肝硬化易并发各种感染,常见的是原发性腹膜炎,其他还可出现支气管炎、肺炎、结核性腹膜炎、胆管感染、肠道感染及败血症等。

4. 原发性肝癌

据资料分析,肝癌和肝硬化合并率为 84.6%,显示肝癌与肝硬化关系密切。

5. 肝肾综合征

顽固性腹腔积液患者出现少尿、无尿、氮质血症、低血钠、低尿钠,考虑出现肝肾综合征。国际腹腔积液研究会推荐了诊断标准,主要标准:在没有休克、持续细菌感染、失水和使用肾毒性药物情况下,血清肌酐>132.6μmol/L 或 24 小时肌酐清除率<40ml/min;在停用利尿药和用 1500ml 血浆扩容后,上述二项肾功能指标没有稳定持续的好转。蛋白尿<500mg/d,超声检查未发现梗阻性泌尿道疾病或肾实质疾病。附加标准:①尿量<500ml/d;②尿钠<10mmol/L;③尿渗透压大于血浆渗透压;④尿 RBC<50/HP;⑤血钠<130mmol/L。据此标准可以与急慢性肾衰竭相鉴别。应当注意的是,应与由于利尿药、乳果糖过度使用、非甾体类消炎药、环孢素 A 和氨基糖苷类药物的应用引起的医源性肾衰区分开来。

6. 门静脉血栓形成

血栓形成与门静脉梗阻时门静脉内血流缓慢、门静脉硬化、门静脉内膜炎等因素有关。如血栓缓慢形成,局限于肝外门静脉,且有机化,或侧支循环丰富,则可无明显临床症状,如突然产生完全梗阻,可出现剧烈腹痛、腹胀、便血、呕血、休克等。

7. 肝肺综合征

有上述肝硬化的临床表现,立位呼吸室内空气时动脉氧分压<70mmHg 或肺泡-动脉氧梯度>20mmHg。下述试验提示肺血管扩张有助于做出诊断:①超声心动图气泡造影左心房有延迟出现的微气泡(心搏 4～6 次后);②肺扫描阳性。前者敏感性高,后者特异性高。本综合征应与肺动脉高压相鉴别,后者有进展性呼吸困难,而发绀少见。心前区疼痛,体检肺动脉瓣区第 2 音亢进,杂音向胸骨左缘传导,X 线显示心脏扩大,心脏超声提示右室肥厚,心导管可确诊。

三、辅助检查

(一)实验室检查

1. 反映肝细胞损害的试验

(1)ALT 和 AST:肝细胞受损时,ALT 升高,肝细胞坏死时,AST 升高。肝硬化患者这两种转氨酶不一定升高,但肝硬化活动期时常升高。酒精性肝硬化患者 AST/ALT≥2。

(2)腺苷脱氨酶(ADA):慢性肝病尤其是肝硬化时,ADA 反映病变活动性的敏感性高于转氨酶,肝硬化时 ADA 升高。

(3)γ-谷氨酰转肽酶(γ-GT):90%的肝硬化患者 γ-GT 可升高,尤其以原发性胆汁性肝硬化和酒精性肝硬化时升高更明显,同时提示肝癌的可能。

(4)胆红素代谢:失代偿期可出现结合胆红素和总胆红素升高,胆红素的持续升高是预后不良的重要指标。

(5)蛋白质代谢:白蛋白只在肝合成,在没有蛋白丢失的情况时人血白蛋白反映了肝的储备功能。肝硬化患者常有人血白蛋白降低、球蛋白升高、A/G 倒置。人血白蛋白降至 2.5g/L 以下，往往提示预后不良。

（6）凝血酶原时间（PT）：肝合成主要的凝血因子（Ⅰ、Ⅱ、Ⅲ、Ⅶ、Ⅸ、Ⅹ），因此 PT 也是反映肝储备能力的良好指标。凝血酶原活动度<50%，提示预后不良。

2. 反映肝纤维化的血清学指标

（1）Ⅲ型前胶原氨基端肽（PⅢP）：新合成的前胶原分泌至细胞外，其羟基及氨基端均有一段延长的多肽，需经内切肽酶将此肽切下后，前胶原成为胶原，才能形成纤维沉积于细胞外间质中，因此测定血中的 PⅢP 可间接了解肝胶原的合成代谢。PⅢP 测定是目前应用最广泛的项目之一。纤维化增加时，肝脏Ⅲ型前胶原合成增加，血清中 PⅢP 明显增高，故 PⅢP 主要反映活动性纤维化。

（2）Ⅳ型胶原：有人报道，血清Ⅳ型胶原与肝纤维化的相关系数大于其他指标；Ⅳ型胶原的检测指标有Ⅳ型前胶原羧基端肽（CP-Ⅳ）及氨基端肽（NS-Ⅳ型胶原）。

（3）层粘连蛋白（Ln）：它是基底膜的主要成分，与肝纤维化有良好的相关性；肝硬化患者肝功能越差，其血清浓度越高。

（4）透明质酸（HA）：它是细胞外间质的重要成分，肝硬化患者血清透明质酸升高。

3. 其他相关实验室检查

（1）血常规：可有轻重不等的贫血，脾功能亢进时有血细胞及血小板减少。

（2）尿胆红素及尿胆原：于肝硬化出现的黄疸多为肝性黄疸，尿胆红素阳性、尿胆原增高。

（3）粪便常规：合并上消化道出血时粪便隐血阳性；血吸虫性肝硬化时粪便可查出血吸虫卵。

（4）血清肝炎病毒标志物检测：病毒性肝炎为肝硬化的常见病因，HBV、HCV 及 HDV 血清标志物检测有助于肝硬化病因诊断。

（5）血清甲胎球蛋白（AFP）检查：有助于肝硬化合并原发性肝癌的诊断。

（6）腹水检查：肝硬化腹水为漏出液，腹水合并感染或并发原发性肝癌时可表现为渗出液。

（二）超声检查

根据回声图像可测知肝的大小和形态改变。早期肝硬化时，肝增大，肝实质可呈不规则点状回声。典型肝硬化时可见肝实质回声不均匀地增强，肝表面不光滑，有结节状改变；肝叶比例失调，多呈左叶增大，右叶萎缩，尾叶增大亦较常见。伴随图像可见脾增大、门静脉主干直径增宽（>1.5cm）及脾静脉直径增宽（>1.0cm），存在腹水时可见液性暗区。上述改变有助于肝硬化的诊断，但均为非特异性征象。超声检查的意义主要在于检测肝硬化的并发症，如原发性肝癌。结合彩色多普勒对门静脉系做血流动力学检查，有助于诊断门静脉高压的存在及了解其程度，并有助于排除肝外门脉高压症。

(三)胃镜检查

可直接观察食管和胃静脉曲张的程度及有无红色征、有无门静脉高压性胃病及肝源性胃十二指肠溃疡。

(四)上消化道钡餐造影

上消化道钡餐检查可观察食管和胃静脉曲张的程度,但不如胃镜检查准确,亦无法判断红色征及门静脉高压性胃病。

(五)计算机断层扫描(CT)

肝硬化时可见各叶比例失调,左叶外侧段和尾状叶增大,肝裂增宽。肝表面不平,实质密度不均,可见结节影。可见脾静脉、门静脉曲张。此外,CT 检查还可发现肝占位性病变。

(六)磁共振成像(MRI)

可获得 CT 检查同样的肝形态改变的信息,且对于鉴别肝占位病变能提供比 CT 更多的信息。

(七)肝活检

一秒钟快速穿刺或 B 超引导下肝穿刺,采取肝活组织行病理检查,对肝硬化,特别是早期肝硬化明确诊断及病因有重要价值。

四、诊断与鉴别诊断

(一)诊断

1. 临床诊断

①肝功能损害依据:主要是蛋白代谢异常,人血白蛋白降低及球蛋白增高;凝血酶原时间延长;各种酶学指标增高等。

②门静脉高压表现:腹水、脾大及侧支循环开放。

③肝质地及肝病容:肝变硬或不光滑,肝病容及蜘蛛痣、肝掌。

④病因依据:如有慢性肝炎病史、长期饮酒史、药物史、接触毒物史等。

具有①②项,加上③或④项即可成立诊断。

2. 临床分期

根据临床表现和肝功能情况可分代偿期与失代偿期。

(1)代偿期:临床无明显表现,甚至无明显不适。此期可有不甚明显的食欲缺乏、恶心、腹胀、排便不成形等消化系统症状,也可有肝区痛、消瘦、乏力等一般症状。体格检查可发现蜘蛛痣、肝掌、肝脾大且质较硬。一般无压痛,肝功能检查可在正常范围内或仅有轻度异常,多见于小结节性肝硬化,进度缓慢,最后进入失代偿期出现呕血或腹水等并发症。

(2)失代偿期:表现肝硬化的各种症状和体征。常有各种并发症出现,如腹水、呕血、感染、肝性脑病等。肝功能检查呈明显异常。病变持续进展,而因肝衰竭告终。

3. 肝储备功能诊断

可用 Child-Pugh 分级来评定(表 12-1)。见表 12-1。

表 12-1　肝硬化患者 Child-Pugh 分级标准

临床生化指标	分数		
	1	2	3
肝性脑病(级)	无	1～2	3～4
腹腔积液	无	轻度	中重度
SB(μmol/L)	<34	34～51	>51
白蛋白(g/L)	>35	28～35	<28
凝血酶原时间(INR)	<1.3	1.3～1.5	>1.5
或凝血酶原时间较正常延长(秒)	1～3	4～6	>6

总分:A 级≤6 分;B 级 7～9 分;C 级≥10 分。

(二)鉴别诊断

1. 脾大

需与疟疾、白血病、霍奇金病等进行鉴别,疟疾有反复发作史,血中可查到疟原虫;慢性粒细胞性白血病末梢血白细胞可达 10×10^9/L 以上,分类中有幼稚粒细胞,骨髓检查可确诊;霍奇金病常伴淋巴结增大,依靠淋巴结活检可确诊。

2. 腹水

需与以下疾病鉴别。

(1)结核性腹膜炎:肝硬化腹水初起,且进展较快时,可有腹部胀痛,触诊有压痛,需与结核性腹膜炎鉴别,后者有结核中毒症状,腹部可有柔韧感,压痛及反跳痛,症状及体征持续不退,腹水性质为渗出液,极少数可为血性腹水。

(2)癌性腹膜炎:腹腔脏器的癌瘤可转移至腹膜而产生腹水,年龄在 40 岁以上,起病快发展迅速,腹水可呈血性,腹水中可找到癌细胞。

(3)卵巢癌:特别是假黏液性囊性癌,常以慢性腹水为临床表现,病情进展缓慢,腹水呈漏出液,有时造成诊断困难,妇科及腹腔镜检查有助于诊断。

(4)缩窄性心包炎:可有大量腹水,易误诊为肝硬化,但静脉压升高、颈静脉怒张、肝大明显、有奇脉、心音强、脉压小等表现可资鉴别。

3. 上消化道出血

需与消化性溃疡并出血、出血性胃炎等相鉴别。

(1)消化性溃疡出血:常有溃疡病史,脾不大,无脾功能亢进表现,但与肝硬化同时存在,则鉴别困难。肝硬化患者可因食管静脉曲张破裂出血,也可因溃疡病或胃黏膜病变导致出血,急诊内镜有助诊断。

(2)出血性胃炎:可有诱因(如酗酒、药物等)引起,可有胃痛,与肝硬化合并存在胃黏膜病变时,鉴别困难。可靠的诊断方法是急诊内镜检查。

五、治疗

(一)西医治疗

目前无特效药,不宜滥用药物,否则将加重肝负担而适得其反。

1. 饮食

以易消化、富营养饮食为宜,适当高蛋白、高糖、低脂。有肝性脑病时,应限制蛋白,每日 $0.5\sim1.0g/(kg \cdot d)$。避免食用刺激性及质硬食物,以防止食管静脉曲张破裂出血。有腹水及水肿时,应限钠和水的摄入。

2. 去除病因

发现并去除肝硬化的病因及影响因素是治疗的重要内容,这些内容包括戒酒、停用损肝药物、抗病毒等,有慢性肝炎活动时,必要时予抗病毒治疗,如用干扰素、拉米夫定、恩替卡韦等。

3. 保肝治疗

(1)补充维生素:适当补充维生素 B_1、维生素 B_2、维生素 C、维生素 B_6、烟酸、叶酸、维生素 B_{12}、维生素 A、维生素 D 及维生素 K 等,有助于肝功能恢复。

(2)护肝解毒:葡醛内酯每次 $0.1\sim0.2g$,每日 3 次,或肌内注射、静脉滴注。

(3)抗氧化剂:还原型谷胱甘肽每次 $1.2g$,加入葡萄糖液 250ml 中静脉滴注。

保肝药也要经肝代谢,肝功能本已不好,要防止保肝反伤肝的发生,故不可多用、滥用。

4. 抗肝纤维化药物

因疗效不确切,现临床使用尚少,多应用于动物实验中,如秋水仙碱、D-青霉胺等。另外一些中药,如丹参、冬虫夏草有明显的抗纤维化作用,可酌情选用。

5. 促肝细胞再生

理论上肝细胞再生可减轻肝硬化,恢复肝功能,但临床实际效果有限。可用促肝细胞生长素每次 120mg 加入葡萄糖液 250ml 中静脉点滴,每日 1 次。

6. 降低门脉压力

失代偿期肝硬化常有门静脉压力过高,降低过高的门静脉压力,有利于减轻或避免由此引起的并发症,也可治疗食管胃底静脉曲张破裂出血及预防食管胃底静脉曲张破裂出血。

(1)普萘洛尔:适用于肝硬化 ChildA、B 级,不适用于 C 级。降低门静脉压力,预防门静脉高压引起的静脉曲张出血。剂量和用法:普萘洛尔每日 10mg,分 2 次口服,视情况可以递增剂量,至心率为用药前基础心率的 75%。如用药前心率为

100 次/分,用药后心率减至 75 次/分时,该时的剂量为维持量。一旦发现血氨增高或肝性脑病前期症状出现即停用普萘洛尔。

(2)垂体后叶素:可收缩内脏血管,减少门静脉血流量,降低门静脉压力。适用于门静脉高压相关的胃底、食管静脉曲张出血的治疗。用法:垂体后叶素 0.4U/分,静脉滴注持续 24 小时,血止后持续 24 小时。不良反应是引起血压升高,可与降压药联合应用以抵消此不良反应。

(3)生长抑素:直接收缩内脏血管平滑肌,增加食管下段括约肌张力,使食管下段静脉丛收缩,静脉血流减少;减少肝动脉血流量,从而降低肝内血管阻力。适用于门脉高压相关的胃底、食管静脉曲张出血的治疗。

奥曲肽注射液:先以 0.1μg 缓慢推注约 4 分钟,随后以 0.025μg/h 维持静脉滴注(12～14 滴/分钟静脉滴注,建议使用输液泵),出血停止后再维持 48～72 小时。在 2 次输液给药间隔 3～5 分钟的情况下,应重新静脉推注 0.1μg 奥曲肽注射液,以确保给药的连续性。

7. 腹水的治疗

(1)限制钠和水的摄入:每日摄入氯化钠不超过 2g 为宜,每日水的摄入量应不超过 1000ml。

(2)利尿药:单独使用或联合应用。首选螺内酯,螺内酯系抗醛固酮保钾利尿药,60～100mg/d。常用的利尿药还有氢氯噻嗪,50～100mg/d;氨苯蝶啶 100～200mg/d;呋塞米 40～160mg/d,口服或肌内注射或缓慢静脉滴注。也可用依他尼酸 50mg 与 5% 葡萄糖溶液 20～40ml 静脉滴注。

应用利尿药应排钾与保钾联合使用,交替和间断应用效果较好。

(3)提高血浆胶体渗透压、扩容:人血白蛋白 10～20g 静脉给药,也可输浆或新鲜全血,提高血浆胶体渗透压,增加循环血容量。但扩容不宜过急,因在门脉高压情况下,易引起食管静脉曲张破裂出血。

(4)提高血浆渗透压＋利尿:即提高血浆渗透压与利尿治疗同时进行,适用于有明显低蛋白血症的顽固性腹水。值得注意的是,要考虑患者的心功能,心功能尚可者先扩容,后利尿;反之可先利尿,后扩容,但效果较差。

(5)扩张肾血管,增加肾血流量:肝硬化时肾血流量减少,且分布异常,导致尿量减少,对血压偏低而肾功能尚好者,可用小剂量多巴胺疗法以扩张肾血管,增加肾血流量。一般多巴胺 1～2μg/(kg·min)静脉滴注给药。

(6)放腹水:严重腹水影响心肺功能,腹水压迫肾血管及下腔静脉,腹内压高引起脐疝或股疝时,可考虑放腹水治疗,以解除压迫症状。每次放腹水 2000～3000ml 或更多,每周进行 2 次。该方法可导致大量蛋白(10～20g/L)丢失,且疗效不持久,24 小内有 50% 以上、3 天内 100% 的腹水再回聚于腹腔。并发症也较多,感染、诱发肝性脑病等常见,现已不作为治疗腹水的主要措施。

（7）放腹水加静脉输注白蛋白：在放腹水后约 2 小时输入白蛋白，每次 20～40g，静脉输注。疗效较单纯放腹水治疗持久，比大剂量利尿药治疗效果好。

（8）自身腹水浓缩回输：通过超滤或透析清除部分潴留的钠和水分，回收腹水中的白蛋白等成分通过外周静脉回输给患者。多用于难治性腹水及肝肾综合征者。感染性腹水及疑有癌性腹水、近期上消化道出血、严重心肺功能不全者不宜使用。

（9）分流术治疗：常用的有腹腔-颈静脉分流术、淋巴液引流术、门-腔静脉分流术，此方法能有效降低门静脉压力，减少腹水生成，对难治性腹水有一定效果，但易诱发肝性脑病。

8. 其他并发症治疗

（1）上消化道出血：治疗应是综合性的，包括应重症监护、卧床、禁食、补充凝血因子、及时补充血容量，出血停止后 6 小时内紧急胃镜明确出血原因等。药物包括静脉用垂体后叶素、生长抑素，局部用去甲肾上腺素等；内镜止血包括食管曲张静脉硬化治疗及套结扎治疗。对内科处理出血不能控制的可考虑介入治疗和外科手术。

（2）自发性细菌性腹膜炎：主要致病菌为革兰阴性菌，积极支持治疗，早期、足量和联合应用抗菌药物。行腹水细菌培养，根据药敏试验选择合理的抗生素。

（3）肝性脑病：应采取综合治疗，包括去除诱因、减少肠内毒物的生成和吸收、促进有毒物质的代谢与清除、纠正氨基酸代谢的紊乱、纠正假性神经递质等。

（4）肝肾综合征：治疗原则是增加动脉有效血容量和降低门静脉压力。迅速控制诱发因素，严格控制输液量，纠正水、电解质失衡，扩容基础上应用利尿药，使用血管活性药如多巴胺等，避免强烈利尿、单纯大量放腹水及服用损害肾功能的药物等。

（5）原发性肝癌：可通过手术、介入、免疫治疗等。

9. 肝移植

近年来，在国内外已取得迅速发展，目前已认为对进行性不可逆性终末期肝脏疾患，现有治疗无效，将在 1 年内死亡者，进行肝移植术将是积极可取的措施之一。

（1）适应证：各种原因引起的终末期肝硬化患者包括难治性腹水，药物、内镜或外科分流术无效的胃食管静脉曲张出血，肝肾综合征和已发生过自发性细菌性腹膜炎或肝性脑病者，均可成为肝移植候选。

（2）禁忌证：①难以控制的全身性感染如 HIV 阳性。②肝外有难以根治的恶性肿瘤。③酗酒、吸毒、不能依赖术后免疫抑制药者。

（二）中医治疗

1. 辨证治疗

（1）代偿期肝硬化辨证治疗

①肝郁脾虚证

主症:右胁胀痛,按之明显,纳差,腹胀便溏,四肢倦怠乏力,面浮而色晦黄,入暮足胫微肿,舌质黯红不泽,舌体较胖,或边有齿痕,脉虚弦,重按无力。

治法:疏肝健脾,活血消癥。

方药:逍遥散[55](《太平惠民和剂局方》)合异功散[34](《小儿药证直诀》)加减。柴胡 10g,当归 15g,白芍 10g,党参 15g,黄芪 15g,白术 15g,莪术 9g,炙甘草 6g,陈皮 10g,茯苓 10g,三棱 9g,鳖甲(先煎)9g。

加减:胁肋胀痛者,加郁金 10g,延胡索 10g,川楝子 6g;大便溏泻者,加白扁豆 10g,炒薏苡仁 30g,山药 15g;腹胀者,加厚朴 10g,莱菔子 10g。

②肝胆湿热证

主症:胁痛脘痞,或黄疸,黄色鲜明,头眩口苦,纳差腹胀,心烦易怒,小便短而黄,大便秘结或溏滞不爽,舌黄厚腻,脉弦数。

治法:清肝利胆,泄热渗湿。

方药:龙胆泻肝汤[19](《医方集解》)合茵陈蒿汤[46](《伤寒论》)加减。龙胆草 10g,茵陈 20g,栀子 10g,柴胡 6g,当归 10g,黄芩 10g,大黄 10g,泽泻 10g,虎杖 15g,金钱草 15g,车前子(包煎)20g,甘草 6g,丹参 10g,鳖甲(先煎)10g。

加减:肝区窜痛者,加延胡索 10g,川楝子 9g;肝脾大者,加莪术 9g,浙贝母 20g;恶心重者,加竹茹 10g,姜半夏 9g。

③肝肾阴虚证

主症:胁肋隐痛,劳累加重,腰痛或腰酸腿软,头晕眼花,眼干涩,五心烦热或低热,口干咽燥,耳鸣聋,失眠,小便短赤,大便干结,舌红少苔,脉弦细或弦细数。

治法:滋养肝肾,凉血化瘀。

方药:滋水清肝饮[72](《医宗己任编》)加减。熟地黄 15g,山茱萸 15g,山药 15g,泽泻 10g,茯苓 15g,炒白术 15g,栀子 10g,白芍 15g,牡丹皮 10g,当归 15g,柴胡 9g,水红花子 15g,泽兰 10g,甘草 6g。

加减:兼腰膝酸软者,加杜仲 10g,枸杞子 10g;手足心热者,加知母 10g,地骨皮 10g;兼小便短赤者,加小蓟 10g,白茅根 10g,车前草 10g。

④气虚血瘀证

主症:胁肋不适或胀或痛,面色晦暗或萎黄发青,精神萎靡,疲倦乏力,食欲缺乏,大便溏,舌质暗淡或有瘀斑,舌下静脉曲张,脉细涩。

治法:益气活血,化瘀通络。

方药:四君子汤[22](《太平惠民和剂局方》)合膈下逐瘀汤[73](《医林改错》)加减。黄芪 30g,白术 15g,茯苓 15g,桃仁 10g,赤芍 15g,乌药 6g,当归 10g,川芎 9g,五灵脂(包煎)10g,红花 10g,枳壳 10g,香附 10g,土鳖虫 6g,牡丹皮 10g,延胡索 10g,甘草 6g。

加减:疲倦乏力者,可加红景天 15g,山药 15g;兼黄疸者,加茵陈 30g,苍术 9g;食欲缺乏者,加焦三仙各 15g,鸡内金 15g。

(2)肝硬化腹水辨证治疗

①气滞水停证

主症:腹大坚满,叩之如鼓,两胁胀满,胁痛走窜不定,饮食减少,食后作胀,嗳气不适,小便短少,舌质淡红,苔白腻,脉弦。

治法:疏肝理气,行水利水。

方药:柴胡疏肝散[54](《景岳全书》)合胃苓汤[49](《丹溪心法》)加减。柴胡 10g,枳壳 10g,芍药 15g,香附 10g,川芎 6g,茯苓 30g,苍术 15g,陈皮 10g,白术 15g,肉桂 5g,厚朴 15g,泽泻 10g,猪苓 15g,生姜 10g,大枣 10g,甘草 6g。

加减:腹胀明显者,加大腹皮 30g,莱菔子 15g,木香 10g;两胁胀满疼痛者,加郁金 10g,延胡索 10g,苏木 9g。

②脾虚水停证

主症:腹大胀满,按之如囊裹水,乏力,食欲缺乏,面色萎黄,颜面、下肢水肿,小便短少,大便溏薄,舌苔白滑或白腻,脉缓。

治法:健脾温中,行气利水。

方药:四君子汤[22](《太平惠民和剂局方》)合实脾饮[44](《济生方》)。党参 15g,白术 15g,茯苓 15g,炙甘草 6g,附子(先煎)10g,干姜 10g,厚朴 10g,木香 10g,草果 10g,槟榔 10g,木瓜 10g,泽泻 10g。

加减:湿浊中阻,恶心呕吐者,加陈皮 10g,竹茹 10g;肢体沉困,小便短少者,加车前子(包煎)30g;气虚乏力明显者,加黄芪 15g。

③湿热水停证

主症:腹大坚满,脘腹撑急,腹痛拒按,身目发黄,口干,口苦,渴不欲饮,小便短黄,大便秘结或溏垢,舌质红,苔黄腻,脉弦滑或数。

治法:清热利湿,攻下逐水。

方药:中满分消丸[9](《兰室秘藏》)合茵陈蒿汤[46](《伤寒论》)加减。茵陈 30g,大黄 6g,栀子 10g,黄芩 10g,黄连 10g,知母 15g,厚朴 10g,枳实 10g,清半夏 9g,陈皮 10g,茯苓 30g,猪苓 15g,泽泻 15g,姜黄 10g,党参 12g,白术 15g。

加减:小便赤涩不利者,加滑石(包煎)10g,通草 3g;下肢水肿明显者,加车前草 15g,赤小豆 30g;大便秘结者,改生白术 30,加虎杖 15g。

④血瘀水停证

主症:腹大如鼓,腹壁青筋暴露,胁肋刺痛,固定不移,面色黯黑,面颈、胸臂有丝状血痣,肌肤甲错,渴不欲饮,舌质紫红或有瘀斑,苔白润,脉细涩。

治法:活血化瘀,行气利水。

方药:调营饮[58](《证治准绳》)加减。赤芍 30g,川芎 9g,当归 12g,莪术 9g,延胡索 10g,槟榔 10g,瞿麦 10g,葶苈子 12g,桑白皮 12g,大黄 10g,陈皮 10g,赤茯苓 30g,大腹皮 15g,泽泻 10g。

加减:胁下痞块,刺痛明显者,加丹参 15g,鳖甲(先煎)15g;腹水顽固不消者,可加益母草 10g,泽兰 10g,水红花子 10g;如水胀满过甚,脉弦数有利,体质尚好,可任攻逐者,可暂用舟车丸、十枣汤以攻逐水气,水气减乃治其瘀,但须时时注意脾胃之气,不可攻伐太过,攻后虽有瘀实之证,宜缓缓消之,或攻补兼施,不能强求速效。

⑤脾肾阳虚水停证

主症:腹大胀满,形似蛙腹,腹胀早轻暮重,形寒肢冷,面色㿠白,肢体水肿,腰膝酸软,腹中冷痛,舌质淡胖,或有齿痕,苔薄白润,脉沉弦。

治法:温补脾肾,化气利水。

方药:附子理中丸[38](《伤寒论》)合五苓散[7](《伤寒论》)加减。制附片(先煎)9g,党参 15g,白术 15g,干姜 9g,茯苓 30g,泽泻 15g,肉桂 5g,猪苓 15g,车前子(包煎)15g。

加减:大便溏泄者,加山药 30g,扁豆 10g,砂仁(后下)6g;腹中冷痛者,加乌药 6g,小茴香 9g,荔枝核 10g;大腹胀急者,加乌药 12g,炒莱菔子 30g;下肢水肿者,加黑豆 30g,防己 9g。

⑥肝肾阴虚水停证

主症:腹大胀急,腰膝酸软,目睛干涩,面色晦暗,牙龈出血,口燥咽干,五心烦热,舌红绛少津,苔少或花剥,脉弦细数。

治法:滋养肝肾,化瘀利水。

方药:一贯煎[1](《柳州医话》)合猪苓汤[68](《伤寒论》)。生地黄 15g,沙参 10g,麦冬 15g,当归 10g,枸杞子 10g,川楝子 6g,猪苓 30g,茯苓 30g,泽泻 15g,阿胶(烊化)10g,泽兰 10g,水红花子 10g。

加减:鼻衄、齿衄,阴虚内热者,加女贞子 10g,墨旱莲 10g,茜草 10g,仙鹤草 15g;津伤口干者,加石斛 10g,天花粉 10g,芦根 15g,知母 10g。

2. 中成药治疗

(1)代偿期肝硬化中成药治疗

①复方鳖甲软肝片:每片 0.5g。每次 4 片,每日 3 次,口服。软坚散结,化瘀解毒,益气养血,用于肝硬化由于瘀血阻络、气血亏虚兼热毒未尽证者。症见胁肋隐痛或胁下痞块,面色晦暗,脘腹胀满,纳差便溏,神疲乏力,口干且苦,赤缕红丝,舌暗红,苔薄白或黄,脉弦细涩。

②扶正化瘀片:每片 0.4g。每次 4 片,每日 3 次,口服。活血祛瘀,益精养肝,用于肝硬化由于瘀血阻络、肝肾不足者。症见胁下痞块,胁肋疼痛,面色晦暗,或见赤缕红斑,腰膝酸软,疲倦乏力,头晕目涩,舌质暗红或有瘀斑,苔薄或微黄,脉弦细。

③鳖甲煎丸：水蜜丸，每瓶装 50g。每次 3g，每日 2～3 次，口服。活血化瘀，软坚散结，用于肝硬化由于瘀血阻络所致者。症见胁下癥块，胀痛，消瘦，面色青黑，赤缕红丝，舌暗红或有瘀斑，苔薄白，脉弦涩。

④大黄蟅虫丸：水蜜丸，每 100 粒重 10g。每次 3g，每日 1～2 次，口服。活血破瘀，通经消癥，用于肝硬化由于瘀血内停所致者。症见肌肤甲错，面色黧黑，潮热赢瘦，胁下痞块，疼痛，夜间痛甚，女性月经量少或闭经，舌暗红有瘀斑，脉弦涩。

⑤安络化纤丸：浓缩丸，每袋装 6g。每次 6g，每日 2 次，口服。健脾养肝，凉血活血，软坚散结，用于肝硬化由于肝脾两虚、瘀热互结所致者。症见胁肋疼痛，脘腹胀满，神疲乏力，口干咽燥，纳食减少，便溏不爽，小便黄，舌红苔腻，脉弦涩。

⑥和络舒肝胶囊：每粒相当于总药材 0.93g。每次 5 粒，每日 3 次，口服。疏肝理气，清化湿热，活血化瘀，滋养肝肾，用于肝硬化由于湿热瘀阻、肝肾亏虚所致者。症见胁痛脘痞或胁下痞块，唇青面黑，肌肤甲错，腰酸尿黄，腹胀纳差，舌黄腻或瘀斑，脉弦或细涩。

⑦肝脾康胶囊：每粒 0.35g。每次 5 粒，每日 3 次，餐前半小时口服。疏肝健脾，活血清热，用于肝硬化由于肝郁脾虚、余热未清所致者。症见胁肋胀痛，疼痛每因情志变化而增减，胸脘痞闷，食少纳呆，神疲乏力，面色晦暗，胁下积块，疼痛拒按，苔多薄白或少苔，脉沉弦或弦涩。

⑧护肝片：每片 0.35g。每次 4 片，每日 3 次，口服。疏肝理气，健脾消食，用于肝硬化由于肝失疏泄、湿热内蕴所致者。症见胁肋胀痛，身目发黄，情志抑郁，腹胀纳差，舌红苔腻，脉弦或滑数。

⑨中华肝灵胶囊：每粒 0.3g。每次 7～8 粒，每日 3 次，口服。疏肝健脾，理气止痛，活血化瘀，软坚散结，用于肝硬化由于肝郁气滞血阻证所致者。症见两胁胀痛或胁下积块，或刺痛，情志抑郁易怒，善太息，嗳气，食少便溏，舌有瘀斑，脉弦或沉涩无力。

⑩肝喜乐片：每片含齐墩果酸 10mg。每次 4 片，每日 3 次，口服。有降低丙氨酸氨基转移酶，保护及促进肝细胞再生功能，用于肝硬化由于肝肾不足所致者。症见胁肋隐痛，痞块，疲乏，腰膝酸软，舌红少苔，脉弦细。

⑪肝爽颗粒：每袋装 3g。每次 3g，每日 3 次，口服。疏肝健脾，消热散瘀，保肝护肝，软坚散结，用于肝硬化由于肝郁脾虚、湿热瘀阻者。症见两胁胀痛或胁下积块，或刺痛，情志抑郁易怒，善太息，口干口苦，食少便溏，舌暗红有瘀斑，苔黄腻，脉弦涩无力。

⑫肝复康丸：水蜜丸，每 10 粒重 1g。每次 6～9g，每日 3 次，口服。收敛益气，解毒降酶，用于肝硬化由于气虚毒恋所致者。症见疲乏，胁下痞块，胁肋隐痛，舌红苔薄黄，脉细。

⑬肾肝宁胶囊：每粒装 0.45g。每次 3～5 粒，每日 3 次，口服。补益肝肾，扶正

固本,具有同化蛋白,促进新陈代谢和增强免疫等功能,用于肝硬化属于肝肾不足所致者。症见疲乏,胁下痞块,胁肋隐痛,腰膝酸软,舌淡红苔薄,脉细。

⑭强肝片:每片重0.5g。每次4片,每日2次,口服。每服六日停一日,八周为1个疗程。停1周再进行第2个疗程。清热利湿,补脾养血,益气解郁,用于肝硬化由于肝郁脾虚、气血不足、湿热内蕴所致者。症见面色萎黄,胁肋胀痛,善太息,疲乏倦怠,口干口苦,小便黄,大便溏或黏滞,舌淡红苔薄黄,齿痕,脉弦细。

(2)肝硬化腹水中成药治疗

①臌症丸:每10粒1.3g。每次10粒,每日3次,饭前服。利水消肿,除湿健脾,用于肝硬化腹水脾虚湿盛者。症见胸腹胀满,四肢水肿,大便秘结,小便短赤,舌淡红胖大有齿痕,脉弦滑。

②济生肾气丸:每丸9g,每次1丸,每日2～3次,口服。温肾化气,利水消肿,用于肝硬化腹水肾阳不足、水湿内停者。症见腹大胀满,形似蛙腹,形寒肢冷,肢体水肿,腰膝酸软,舌质淡胖,或有齿痕,苔薄白润,脉沉弦。

③中满分消丸:每瓶装6g。每次6g,每日2次,口服。健脾行气,利湿清热,用于肝硬化腹水脾虚气滞、湿热水停者。症见腹大坚满,脘腹撑胀,腹痛拒按,身目发黄,口干口苦,渴不欲饮,小便短黄,大便秘结或溏垢,舌质红,苔黄腻,脉弦滑或数。

3. 针灸治疗

(1)针刺治疗

取穴:肝俞,足三里,三阴交,阳陵泉,太冲,行间,血海,地机,章门。

方法:每次取3～5穴,行平补平泻手法,留针30分钟,每日1次,12次为1个疗程,疗程间休息3日,共治疗2个疗程。治疗期间忌生冷、油腻、辛辣、不易消化的食物,注意调节情志,保持心情舒畅。

(2)灸法治疗

取穴:章门、丰隆、足三里、三阴交,阳陵泉,肝俞,公孙,太冲。

方法:每次取3～4穴,艾条温和灸。每穴艾灸5～10分钟,至穴位皮肤潮红为度。隔日1次,10次为1个疗程,疗程间隔5～7日。亦可用温针灸。

(3)耳针治疗

取穴:肝、胆、脾、皮质下、内分泌、肾、神门、交感。

方法:每次选4～6穴。耳针常规方法操作,急性期每日1次,留针30～40分钟,亦可采用埋针方法。缓解期2～3日1次,可用王不留行贴压,每日按压3～5次。两耳交替针刺,10次为1个疗程。

六、预防与调护

1. 预防

(1)去除肝损伤病因,对于乙型肝炎和丙型肝炎来说就是积极、有效、持续的抗病毒治疗。

(2)注意饮食卫生,不吃生食,并忌酒。

(3)肝与精神情志的关系非常密切,注意保持情绪稳定。

(4)定期检查是肝病管理中的重要环节,发现早期肝硬化,早期干预治疗,以防恶化。

2. **预后**

肝硬化是慢性、进展性疾病,可以缓慢进展,其预后与病因、病变类型、肝功能代偿程度及有无并发症等有关。血吸虫病性肝硬化、酒精性肝硬化、继发性胆汁性肝硬化及循环障碍等引起的肝硬化,如未进展至失代偿期,在积极治疗原发病消除病因后,病变可趋停止,预后较病毒肝炎性肝硬化为好。有一部分小结节性或再生结节不明显的肝硬化,可终身处于代偿期;但大结节性和混合性肝硬化往往在短期内因进行性肝衰竭而死亡。失代偿患者,黄疸持续不退,凝血酶原时间持续延长,以及出现并发症者,预后均较差。死亡原因常为肝性脑病、上消化出血与继发感染等。

3. **调护**

(1)进食高蛋白、高热能、富含维生素、易消化的食物,少食多餐,忌酒,避免进食粗糙、坚硬、油炸、辛辣刺激性食物。有肝性脑病者,应限制蛋白质的摄入。

(2)保持良好的心态,避免精神紧张。

(3)注意休息,保证充足的睡眠。病情允许者,可参加轻松的活动,但要避免过度劳累。

(4)注意患者意识状态的变化,以便及时发现有无肝性脑病的发生。观察患者粪便的颜色和性质,如出现黑粪应及时送检。

(5)对于有腹水和下肢水肿的患者,应指导其穿宽松的衣服,避免皮肤破溃。

七、典型病例

患者耿××,男,58岁,2015年6月16日初诊。患者4个月前无明显诱因出现腹部胀大伴腹痛,部位位于剑突下、两侧季肋区、左右下腹部,以右季肋部严重,性质为胀痛,排气及排便后症状可略缓解,伴纳差,乏力,双下肢水肿,就诊于当地医院诊断为肝硬化失代偿期,脾功能亢进,腹水。经保肝、补充白蛋白、利尿等治疗后症状好转,此后常反复出现腹水。刻下:腹胀大,腹痛,纳差,乏力,双下肢水肿,时有反酸烧灼感,胸闷气短,夜间严重,口干口苦,无发热,无恶心呕吐,食欲差,睡眠欠佳,小便量多,大便干,无柏油样便,1~2日一行,体重无明显变化,舌红有裂纹,苔白腻,脉弦滑。腹部超声:肝弥散性病变,胆囊壁增厚,脾大,腹腔积液。血常规:WBC $3.07×10^9$/L,NEUT% 78.5%,RBC $3.43×10^{12}$/L,HGB 133.0 g/L,PLT $77.0×10^9$/L;CRP 21.56 mg/L;ESR 24 mm/h;ALT 37 U/L,AST 99

U/L，TBIL 50.2 μmol/L，DBIL 17.0 μmol/L，IDBIL 33.2 μmol/L，TBA 23.2 μmol/L，PA 4.5 mg/dl，ALB 30.10 g/L。西医诊断：肝硬化失代偿期，门静脉高压，脾大，脾功能亢进，低蛋白血症，腹腔积液。中医诊断：臌胀，肝气郁滞，脾虚湿阻。治法：疏肝理气，健脾利水。处方：柴胡 10g，炒枳壳 15g，厚朴 10g，香附 10g，白芍 20g，茯苓皮 20g，大腹皮 15g，泽泻 20g，泽兰 20g，车前子（包煎）30g，生薏苡仁 30g，鸡内金 20g，炒麦芽 20g，炒白术 15g，楮实子 10g。7 剂，水煎服。2015 年 6 月 21 日二诊：患者仍腹胀大，诉腹胀减轻，无明显腹痛，纳食尚可，乏力较前改善，时有反酸烧灼感，口干口苦缓解，下肢水肿较前减轻，下肢可见新发皮下出血点，无瘙痒，睡眠欠佳，小便调，舌暗红，苔白腻，脉弦滑。原方加赤芍 15g，生地黄 15g，三七粉（冲服）3g。14 剂，水煎服。2015 年 7 月 5 日三诊：患者腹胀大明显减轻，下肢水肿消退，下肢出血点消散，未见新发皮下出血点，余症已明显好转，舌红，苔薄白，脉弦滑。原方继续加减调治，共 4 周有余，腹水基本消退。

按：患者以腹胀大为主诉，故中医诊断为臌胀，乃情志不畅，肝气不舒，脾虚湿阻所致。肝郁犯脾，脾虚推动不利，则有乏力，脾主运化失司，水湿停滞，水湿泛溢，水停腹中则成臌胀，水溢四肢则下肢水肿。证属肝气郁滞 脾虚湿阻。治宜疏肝理气，健脾利水。方中柴胡、炒枳壳、香附、白芍、茯苓、炒白术、鸡内金、炒麦芽健运脾胃，厚朴、大腹皮、楮实子理气，生薏苡仁理气化湿，泽兰、泽泻、车前子化瘀利水。二诊时症状缓解，但出现下肢新发皮下出血点，乃血分有热所致，故原方加赤芍、生地黄、三七粉以凉血化瘀。

第13章

肝性脑病

肝性脑病又称肝性昏迷,是由严重肝病引起的,以代谢紊乱为基础的中枢神经系统功能失调综合征。主要表现为意识障碍、行为失常和昏迷。本病可以由各种慢性肝病、急性肝衰竭、经肝内静脉门体分流术(TIPS)、原发性肝癌等引起。

中医无肝性脑病这一病名,可按"神昏""癫狂""痴呆"等进行辨治。

一、病因病机

(一)病因

1. 外感六淫

风、寒、暑、湿、燥、火之邪,尤其是湿热疫毒之邪,正虚邪盛,湿热内结,邪热炽盛,内犯心营,扰乱神明;或邪毒内蕴脏腑,郁久化热,灼伤阴津,肝阴内耗,致肝火上炎,肝风内动,上扰心神,从而继发神昏谵语、躁扰不宁等肝性脑病的表现。

2. 饮食不节

饮食不洁、过食肥甘厚腻、长期饮酒无度、长期饥饱失常、过食生冷(如带菌或虫的淡水生鱼片),导致脾胃损伤,运化失职,湿浊内生,郁而化热,湿热熏蒸,上蒙清窍,则发为本病。

3. 情志因素

本病亦可因喜、怒、思、悲、惊、恐等情志因素引发。中医认为,过怒伤肝,忧思伤脾,惊亦伤肝,致使肝气郁结,气郁化火,导致肝的疏泄失常,加上湿热之邪内蕴,引发为肝病,肝病及脑,发为本病。

(二)病机

本病的病位在脑,与脾、胃、肝、肾等脏腑有关,病性多为虚实夹杂,本虚标实。其基本病机为在各种致病因素的作用下,肝脾俱损,肝失疏泄,脾失运化,湿热痰浊,瘀血内盛,郁而成毒,热毒内陷心包;或痰浊上蒙清窍;或肝阴内耗,肝火上炎,肝风内动,上扰心神;或肝病日久,久病及肾,脏腑俱虚,阴阳离决,神明被扰。

二、临床表现

1. 症状

临床表现取决于原有肝病的性质、细胞损害的轻重缓急及诱因的不同而很不一致,主要有以下表现。

(1)性格改变:常是本病最早出现的症状,主要是原属外向型性格者表现为抑郁,而原属内向型性格者表现为欣快多语。

(2)行为改变:最初可能仅限于一些"不拘小节"的行为,如乱写乱画,乱洒水,乱吐痰,乱扔纸屑、烟头,乱摸乱寻,随地便溺,房间内桌椅的随意乱拖、乱放等毫无意义的动作。

(3)睡眠习惯改变:常表现为睡眠倒错,表现为白天睡觉,晚上不睡觉。此现象有人发现与患者血清褪黑激素分泌时相紊乱有关,提示患者中枢神经系统的兴奋与抑制处于紊乱状态,常预示肝性脑病即将来临。

(4)智能障碍:随着病情的进展,患者的智能发生改变,表现为对时间、空间概念不清,人物概念模糊,吐字不清,颠三倒四,书写困难,计算、计数能力下降,数字连接错误,也是早期鉴别肝性脑病简单、可靠的方法。

(5)意识障碍:继智能障碍后即出现比较明显的意识障碍,由嗜睡、昏睡逐渐进入昏迷状态,各种反应、反射均消失。

2. 体征

肝性脑病在不同阶段有不同的体征,以下是比较典型的体征。

(1)原发肝病相关体征,如肝大、脾大、腹壁静脉曲张等。

(2)病理性神经体征,如扑翼样震颤、踝阵挛、锥体束征阳性。

(3)肝臭。

(4)严重者出现精神错乱及昏迷。

3. 并发症

肝性脑病常伴有脑水肿,出现颅内压增高的临床表现。肝功能损害严重者常有明显的黄疸、出血倾向和肝臭,易并发肝肾综合征、水电解质酸碱平衡失调及各种感染,使病情更加复杂。

三、辅助检查

1. 反映肝细胞损害的检查

(1)丙氨酸氨基转移酶(ALT)和门冬氨酸氨基转移酶(AST):肝细胞受损时,ALT升高,肝细胞坏死时,AST升高。肝硬化患者这两种转氨酶不一定升高,但肝硬化活动期时常升高。酒精性肝硬化患者AST/ALT≥2。

(2)腺苷脱氨酶(ADA)升高。慢性肝病尤其是肝硬化时,ADA反映病变活动性的敏感性高于转氨酶,肝硬化时 ADA 升高。

(3)γ-谷氨酰转肽酶(γ-GT):90％的肝硬化患者 γ-GT 可升高,尤其以原发性胆汁性肝硬化和酒精性肝硬化时升高更明显,同时提示肝癌的可能。

(4)胆红素代谢:失代偿期可出现结合胆红素和总胆红素升高,胆红素的持续升高是预后不良的重要指标。

(5)蛋白质代谢:白蛋白只在肝合成,在没有蛋白丢失的情况时,人血清白蛋白反映了肝的储备功能。肝硬化患者常有人血白蛋白降低、球蛋白升高、A/G 倒置。人血白蛋白降至 2.5g/L 以下,往往提示预后不良。

(6)凝血酶原时间(PT):肝合成主要的凝血因子(Ⅰ、Ⅱ、Ⅲ、Ⅶ、Ⅸ、Ⅹ),因此 PT 也是反映肝储备能力的良好指标。肝性脑病时 PT 明显延长。

2. 肝影像检查

(1)超声检查:根据回声图像可测知肝的大小和形态改变。早期肝硬化时,肝增大,肝实质可呈不规则点状回声。典型肝硬化时可见肝实质回声不均匀地增强,肝表面不光滑,有结节状改变;肝叶比例失调,多呈左叶增大,右叶萎缩,尾叶增大亦较常见。伴随图像可见脾增大、门静脉主干直径增宽(>1.5cm)及脾静脉直径增宽(>1.0cm),存在腹水时可见液性暗区。上述改变有助于肝硬化的诊断,但均为非特异性征象。超声检查的意义主要在于检测肝硬化的并发症,如原发性肝癌。结合彩色多普勒对门静脉系做血流动力学检查,有助于诊断门静脉高压的存在及了解其程度,并有助于排除肝外门静脉高压症。

(2)计算机断层扫描(CT):肝硬化时可见各叶比例失调,左叶外侧段和尾状叶增大,肝裂增宽。肝表面不平,肝实质密度不均,可见结节影。可见脾静脉、门静脉曲张。此外,CT 检查还可发现肝占位性病变。

(3)磁共振成像(MRI):可获得 CT 检查同样的肝形态改变的信息,且对于鉴别肝占位病变能提供比 CT 更多的信息。

3. 反映肝性脑病检查

(1)血氨测定:慢性肝性脑病多有血氨增高,急性多正常。

(2)脑电图检查:节律变慢,每秒 4～7 次的 θ 波或三相波,也有每秒 1～3 次的 δ 波。

(3)脑电诱发电位:包括听觉诱发电位(BAEP)、视觉诱发电位(VEP)、体感诱发电位(SEP)、内源性事件相关电位(ERPs)等,对于诊断轻微型肝性脑病价值较大。

(4)特殊智力定量检查:包括数字连接试验(NCT)、韦氏成人智力测验[WAIS,具体包括数字符号试验(DST)和木块图试验(BDT)]、连续反应时间(CRT)、线追踪试验(LTT)、威斯康辛卡片分类试验(WCST)、画钟试验(CDT)、临界频率闪烁仪(CF)。

四、诊断与鉴别诊断

(一)诊断

1. 症状性肝性脑病

(1)诊断依据：①有严重肝病史和(或)广泛门体侧支循环分流；②出现精神紊乱、昏睡或昏迷；③有常见的诱因；④存在明显的肝功能损害或血氨增高；⑤扑翼样震颤和典型的脑电图或诱发电位的改变有重要参考价值。

(2)临床分期：根据意识障碍程度，神经系统表现和脑电图改变，将肝性脑病自轻微的精神改变到深昏迷分为四期。

①一期(前驱期)：轻度性格、情绪和行为的改变，通常表现冷漠不语或欣快激动、衣冠不整、随地便溺、注意力不集中，以及反应迟钝、应答尚能准确，但吐字不清且较缓慢。无明显的神经和精神异常，多无扑翼样震颤，脑电图多数正常。此期历时数日至数周，有时症状不明显，易被忽视。

②二期(昏迷前期)：以意识错乱、行为失常、睡眠障碍为主要表现。最早表现为理解力与近事记忆的迟钝或减退，继之出现睡眠障碍和精神失常，一般概念混乱，不能完成简单计算，言语不清或语无伦次，举止反常，如违拗、向隅哭泣、喃喃自语，甚至有幻觉、恐惧、狂躁、抑郁或目光呆滞、表情茫然、答非所问、步态蹒跚，或呈木僵状态等。睡眠障碍最初表现为嗜睡或失眠，继之出现睡眠时间倒错，昼睡夜醒。同时，常有腱反射亢进、肌张力增高等神经体征，还可出现踝阵挛及锥体束征。此期存在扑翼样震颤，脑电图出现异常。

③三期(昏睡期)：以昏睡和严重精神错乱表现为主。患者由嗜睡逐渐进入昏睡状态，但可以唤醒。对疼痛等刺激尚有反应，偶尔出现短暂的躁动或幻觉；扑翼样震颤尚可引出，肌张力增加，锥体束征常呈阳性，脑电图异常。

④四期(昏迷期)：意识完全丧失。浅昏迷时对外界刺激尚有反应；深昏迷时，则各种反射均消失，肌张力降低，瞳孔可散大，对光反射减弱或消失，可出现阵发惊厥、高热、踝阵挛。

2. 轻微肝性脑病

轻微肝性脑病(MHE)过去被称为亚临床型肝性脑病(SHE)，是指临床上无明显肝性脑病相关症状和生化异常，但用精细的智力试验或神经电生理检查可见智力、神经、精神的异常而诊断的肝性脑病。目前对轻微肝性脑病的诊断尚无统一标准，从实用性出发推荐的诊断标准：①有导致 MHE 的基础疾病存在；②临床检查精神状态无异常；③通过特殊的检查发现神经损害；④排除引起神经损害的其他病因或紊乱。

(二)鉴别诊断

1. 以精神症状为主要表现

以精神症状为唯一突出表现的肝性脑病易被误诊为精神病，因此凡遇精神错乱患者,应警惕肝性脑病的可能性。

2. 肝性脑病

还应与糖尿病、低血糖、尿毒症、脑血管意外、脑部感染所引起的昏迷和镇静药过量等相鉴别。进一步追问肝病病史,检查肝脾大小、肝功能、血氨、脑电图、血糖、肾功能等项将有助于诊断与鉴别诊断。

五、治疗

(一)西医治疗

1. 消除诱因

某些因素可以诱发或加重肝性脑病,对肝性脑病的诱发因素,如消化道出血、感染、代谢紊乱、便秘、大量腹水、高蛋白饮食等应积极避免或治疗。治疗诱因,避免肝性脑病的发生和发展是最基本的策略。

2. 减少氨的产生

(1)限制蛋白质的摄入:肝性脑病患者应限制或禁食蛋白质,多以糖类为主要食物,并适当补充多种维生素。昏迷者可鼻饲或通过静脉输液补充热能。禁食蛋白质;随着病情改善,可给少量蛋白质食物,以维持患者基本的正氮平衡。植物蛋白优于动物蛋白,因为植物蛋白产氨少。

(2)灌肠或导泻:以清除肠内积食或积血,减少细菌分解产氨及氨的吸收。常用生理盐水或弱酸性溶液(如米醋等)灌肠。以改变肠腔内 pH,在酸性环境下促使非游离氨(NH_3)变为游离铵(NH_4^+),减少氨的吸收。反之,碱性环境有利于氨吸收,故应禁用肥皂水等碱性物灌肠。口服或鼻饲 50% 硫酸镁 30~60ml 可导泻。

(3)抑制肠道细菌:一般常用新霉素、甲硝唑、万古霉素等抑制产尿素酶的细菌,减少氨的生成。

(4)应用乳果糖:乳果糖口服后在小肠内不被吸收,进入结肠被细菌分解为乳酸和醋酸,降低肠内 pH,使肠道呈酸性,从而减少氨的形成与吸收;同时并有轻泻作用从而有助于肠内含氮毒性物质的排出。近年发现,乳梨醇也是一种类似的双糖,其作用机制与乳果糖相似。

3. 降氨药物的应用

(1)谷氨酸钠、谷氨酸钾:谷氨酸钠、谷氨酸钾与血中过多的氨结合成为无害的谷酰胺,由尿排出,因此可减轻肝性脑病症状。

(2)精氨酸:参与体内鸟氨酸循环,促进尿素生成而降低血氨。用于肝性脑病时,每次 15~20g,以 5% 葡萄糖注射液 500~1000ml 稀释后缓慢静脉滴注,至少滴注 4 小时。

(3)鸟氨酸门冬氨酸:本药通过加速鸟氨酸循环来加强肝细胞的解毒功能,能迅速降低过高的血氨。治疗肝性脑病:第 1 日的第 1 个 6 小时内用 20g,第 2 个 6

小时内分 2 次给药,每次 10g,静脉滴注。

(4)苯甲酸钠:苯甲酸钠与氨结合为马尿酸从肾排出,可使血氨降低。每次 2g,每日 2 次,口服。

4. 纠正氨基酸代谢失衡

口服或静脉滴注以支链氨基酸为主的氨基酸溶液,从理论上可纠正氨基酸代谢不平衡,提供能量,抑制大脑中假神经递质的形成,但对门体分流性脑病的疗效尚有争议。支链氨基酸 3H 注射液,每日 250～500ml 加入 5%～10%葡萄糖注射液混合后缓慢静脉滴注。

5. 改善神经递质的传递

左旋多巴可透过血脑屏障,经多巴脱羧酶的作用,生成多巴胺,以补充正常神经递质,竞争性地排斥假性递质,从而使神经功能恢复正常。维生素 B_6 是多巴脱羧酶的辅酶,在周围神经促使右旋多巴更多地代谢,以致减少了中枢神经系统神经递质的补充,故应用左旋多巴时不宜并用维生素 B_6。

6. 人工肝支持系统

人工肝用分子吸附剂再循环系统(MARS),血液灌流、血液透析等方法可清除血液中血氨和其他毒性物质,对于急、慢性肝性脑病均有一定疗效。

7. 微生态制剂

微生态制剂可改变肠道内菌群分布,减少内毒素和氨的产生、吸收,可长期服用,对降低血氨有辅助治疗作用。枯草杆菌肠球菌二联活菌肠溶胶囊每次 1～2 粒,每日 3 次,口服。双歧杆菌三联活菌胶囊每次 3 粒,每日 2～3 次,口服。双歧杆菌四联活菌胶囊每次 1.5g,每日 3 次,口服。

8. 肝细胞移植

肝细胞移植是治疗各种终末期肝病的有效手段,是严重和顽固性肝性脑病的指征。细胞移植是用人的肝细胞通过门静脉或肝内移植;也可做脾内移植,移植的肝细胞可存活,并有合成功能,但也需要大量肝细胞,故目前尚不能广泛用于临床。

9. 肝移植

对于许多目前尚无其他满意治疗方法可以逆转的慢性肝性脑病,可考虑进行肝移植。

(二)中医治疗

1. 辨证治疗

(1)痰浊蒙蔽证

主症:精神呆滞,言语不清,意识蒙眬,甚者神昏嗜睡,面色晦暗,脘腹胀满,泛恶纳呆,喉间痰鸣,舌质暗红,舌苔白腻,脉沉滑。

治法:涤痰开窍。

方药:涤痰汤[59]（《奇效良方》)加减合苏合香丸(《太平惠民和剂局方》)或玉枢

丹(《百一选方》)送服。法半夏 9g,胆南星 5g,橘红 10g,枳实 10g,石菖蒲 12g,人参 15g,竹沥 12g,郁金 15g,竹茹 15g,茯苓 15g,甘草 6g。

加减:湿盛者,加苍术 12g,薏苡仁 30g;大便秘结者,加生大黄(后下)10g;腹胀尿少者,加马鞭草 10g。

(2)痰热扰神证

主症:发热面赤,烦躁谵语,渐至昏迷,呼吸气促,或腹部胀满,黄疸,小便短赤,大便秘结,舌暗红苔黄,脉滑数。

治法:清热化痰,开窍醒神。

方药:黄连温胆汤[63](《六因条辨》)加减合安宫牛黄丸。黄连 10g,胆南星 5g,瓜蒌 20g,清半夏 9g,竹茹 12g,枳实 15g,陈皮 15g,茯苓 20g,连翘 10g,甘草 6g。

加减:四肢抽搐者,加紫雪丹;大便不通者,加大黄(后下)10g,芒硝(冲服)6g;黄疸者,加茵陈 30g,虎杖 15g。

(3)毒火炽盛证

主症:壮热烦躁,口唇干裂,神昏谵语,面赤气粗,或有抽搐,身目黄染,腹部胀大,或呕血衄血,大便秘结,小便短赤,舌质红绛,舌苔黄燥,脉洪数有力。

治法:清热解毒,凉血开窍。

方药:犀角地黄汤[71](《备急千金要方》)加味。水牛角(先煎)30g,生地黄 20g,牡丹皮 12g,赤芍 15g,栀子 10g,生大黄(后下)10g,石菖蒲 12g,郁金 15g。

加减:热盛动风者,加钩藤(后下)15g,石决明(先煎)30g,地龙 10g,全蝎 6g;吐血、衄血者,加白茅根 30g,三七粉(冲服)3g。

(4)阴虚阳亢证

主症:循衣摸床,躁动不安,言语错乱,两手颤动或抽搐,甚者昏迷不醒,口干唇燥,面色潮红,舌质红绛,舌苔干燥,脉弦细。

治法:滋阴潜阳,平肝息风。

方药:镇肝熄风汤[75](《医学衷中参西录》)加减。代赭石(先煎)30g,牛膝 20g,龙骨(先煎)30g,牡蛎(先煎)30g,龟甲(先煎)15g,玄参 15g,白芍 15g,麦冬 15g,川楝子 9g,麦芽 15g,茵陈 20g,甘草 5g。

加减:腹部胀大、小便不利者,加大腹皮 12g,泽泻 15g;昏迷不醒者,送服紫雪丹或至宝丹。

(5)阴阳两竭证

主症:昏迷不醒,两手颤抖,面色苍白,呼吸微弱,大汗淋漓,四肢厥冷,少尿或无尿,大便失禁,腹大如鼓,舌质红绛,无苔,脉细微欲绝。

治法:滋阴扶阳、益气固脱。

方药:参附龙牡汤[45](《世医得效方》)加减。红参(另煎)9g,制附子(先煎)10g,熟地黄 12g,石菖蒲 15g,煅龙骨(先煎)30g,煅牡蛎(先煎)30g,黄芪 30g,生地黄 12g。

加减：兼阴精耗竭者，加山茱萸 12g，阿胶（烊化）15g，龟甲（先煎）15g；兼四肢厥冷者，加干姜 6g，肉桂 3g。

2. 中成药治疗

（1）安宫牛黄丸：每丸重 3g。每次 1 丸，每日 1 次，口服。清热解毒，镇惊开窍，用于肝性脑病邪入心包者。症见壮热烦躁，口唇干裂，神昏谵语，面赤气粗，或有抽搐，大便秘结，小便短赤，舌质红绛，舌苔黄燥，脉洪数有力。

（2）紫雪丹：每瓶装 1.5g。每次 1～2 瓶，每日 2 次，口服。清热开窍，止痉安神，用于肝性脑病热邪内陷心包者。症见高热，神昏，谵语，烦躁，抽搐，面色暗红或紫瘀，呼吸气促，唇红焦燥，口臭口干，小便短黄，大便闭结，舌质红绛，苔干黄，脉数而有力或弦。

（3）局方至宝丹：每丸重 3g。每次 1 丸，口服。清热解毒、开窍镇惊，用于肝性脑病温邪逆传心包者。症见神昏谵语，身热烦躁，痰盛气粗，舌绛，苔黄垢腻，脉滑数。

（4）神犀丹：每丸重 3g。每次 1 丸，每日 2 次，口服。清热开窍，凉血解毒，用于肝性脑病热邪入营血者。症见高热昏谵，神昏谵语，烦躁抽搐，面色暗红或紫瘀，斑疹色紫，口咽糜烂，目赤烦躁，舌紫绛，苔黄干，脉数而有力或弦。

（5）苏合香丸：每丸重 3g。每次 1 丸，每日 1～2 次，口服。芳香开窍，行气止痛，用于肝性脑病痰迷心窍者。症见精神呆滞，言语不清，意识蒙眬，甚者神昏嗜睡，面色晦暗，脘腹胀满，泛恶纳呆，喉间痰鸣，舌质暗红，舌苔白腻，脉沉滑。

3. 针灸治疗

（1）针刺治疗

取穴：涌泉，水沟，丰隆，足三里，命门，食窦，肝俞，胆俞，期门，百会。

方法：每次取 3～5 穴，行平补平泻手法，留针 30 分钟，每日 1 次，12 次为 1 个疗程，疗程间休息 3 日，共治疗 2 个疗程。治疗期间忌生冷、油腻、辛辣、不易消化的食物，注意调节情志，保持心情舒畅。

（2）灸法治疗

取穴：涌泉，水沟，命门，食窦，肝俞，胆俞，期门，百会，丰隆，公孙，太冲，行间。

方法：每次取 3～4 穴，艾条温和灸。每穴艾灸 5～10 分钟，至穴位皮肤潮红为度。隔日 1 次，10 次为 1 个疗程，疗程间隔 5～7 日。亦可用温针灸。

（3）耳针治疗

取穴：肝，胆，脾，胃，皮质下，内分泌，心，肾，神门，交感。

方法：每次选 4～6 穴。耳针常规方法操作，急性期每日 1 次，留针 30～40 分钟，亦可采用埋针方法。缓解期 2～3 日 1 次，可用王不留行贴压，每日按压 3～5 次。两耳交替针刺，10 次为 1 个疗程。

4. 中药保留灌肠治疗

中药保留灌肠对肝性脑病患者能起到消除与抑制肠道毒性物质的产生与吸收的作用,是一种有效、简便易行、经济安全的临床治疗方法。现代研究也证实,采用不同的中药灌肠能起抑菌和减少毒素生成,保护肠道黏膜,阻止毒素吸收,利胆退黄,保护肝细胞,增强肝的解毒功能等作用。泻下、酸化肠腔可以减少毒素生成、聚集及吸收,达到"通腑保肝,通腑开窍"的目的,对肝性脑病具有显著的治疗作用。

六、预防与调护

1. 预防

积极防治肝病。肝病患者应避免诱发肝性脑病的一切因素。密切观察肝病患者,及时发现肝性脑病的前驱期和昏迷期的表现,并进行适当治疗。

2. 预后

诱因明确且容易消除者预后较好;肝功能较好,做过分流手术,由于进食高蛋白而引起的门体分流性脑病预后较好;有腹水、黄疸、出血倾向的患者提示肝功能较差,其预后也差;暴发性肝衰竭所致的肝性脑病预后最差。

3. 调护

(1)消除病因,及时止血,避免诱因。

(2)慎用镇静药,避免用肝代谢药物,并随时观察呼吸和神经反射。

(3)注意患者安全,防止发生意外。

(4)减少氨的吸收,可选用3%食醋保留灌肠。

(5)合理饮食,足够的热能、维生素、糖类。在补液中补足各种维生素。开始数日暂停蛋白质饮食,待病情好转,神志清醒后可逐渐恢复,宜从小量开始使用。

(6)注意水、电解质的平衡,除肾功能障碍者,应补足钾,但钠的摄入应限制,正确记录出入量,监测电解质水平。

(7)严密观察病情,及早发现肝性脑病先兆;及时判断意识程度;及时发现并发症。

七、典型病例

董××,男,56岁,ID号:142228,2011年5月13日初诊。患者因间断腹胀4月余,伴神志不清3天而来就诊。患者4个月前无明显诱因出现腹胀,未予重视,后腹胀加重伴神志模糊,于2011年3月28日就诊在当地医院住院治疗,诊断:①肝性脑病。②酒精性肝硬化 失代偿期(腹水形成)。③低蛋白血症。治疗上予维生素、复方氨基酸、还原型谷胱甘肽保肝,精氨酸减少血氨,乳酸菌素片调整胃肠菌群,乳果糖通便,补充人血白蛋白,利尿,奥美拉唑抑酸,对症治疗后病情好转出院。3天前患者食鱼后出现神志不清,躁动,反应迟缓,言语流利,腹胀,无恶心呕吐,无反酸烧灼感,无胸闷喘憋,双下肢无水肿,偶有咳嗽,眠可,排便每日 1 次,小便调。嗜酒史 40 余年,每日 250ml。查体见精神差,反应迟缓,胸部可见蜘蛛痣,巩膜轻度黄染,心肺正常。腹部无压痛及无反跳痛,墨菲征(-),麦氏点无压痛,肝脾触诊不满意,肝肾区无叩击痛,肠鸣音 4～5 次/分。舌淡红,苔薄白,脉细滑。辅助检查:ALT:19U/L,AST:55U/L,TP:57.6g/L,ALB:25.0g/L,TBIL:28.4μmol/L,DBIL:12.4μmol/L,血氨:76μmol/L;DIC 初筛:PT:14.2s,APTT:39.4s,FIB:1.3g/L,PT%:56.4%,AT-Ⅲ:40.9%。血常规:WBC:3.45×10^9/L,RBC:2.81×10^{12}/L,HGB:89.0g/L,PLT:85×10^9/L,NEUT%:52.8%,LYMTH%:34.2%。腹部 B 超及 CT:肝硬化改变。西医诊断:酒精性肝硬化失代偿期,肝性脑病,低蛋白血症,门静脉高压,脾大。中医诊断:昏聩,辨证:气虚肝郁,痰浊内蕴。以益气疏肝、祛痰化浊为法。方药:生黄芪 20g,党参 15g,生白术 20g,炒枳实 20g,紫苏梗 15g,藿香梗 15g,大腹皮 15g,虎杖 15g,柴胡 10g,水红花子 20g,泽兰 15g,茵陈 30g,金钱草 30g,郁金 15g,山慈姑 9g,生牡蛎 30g。7 剂,水煎服,每日 1 剂。同时配合还原型谷胱甘肽、多烯磷脂酰胆碱保肝治疗。2011 年 5 月 19 日二诊:神志转清,言语流利,反应稍迟钝,腹胀,纳少,乏力,舌淡红,苔薄白,脉细滑。药已对症,继续前法治疗,原方加石菖蒲 10g,法半夏 9g,以加强祛痰开窍之力。前后治疗 2 周,患者神志基本恢复正常,复查血氨:26μmol/L。

按:患者有大量饮酒史,本次住院影像及肝功能检查明确为酒精性肝硬化失代偿期,其有神志改变,并且血氨增高,存在肝性脑病。根据症状及舌脉,中医辨证为气虚肝郁,痰浊内蕴,故以益气疏肝、祛痰化浊为治法。方中生黄芪、党参、白术益气健脾,柴胡、郁金疏肝理气,茵陈、金钱草利胆清湿热,紫苏梗、藿香梗、大腹皮理气化湿,炒枳实、虎杖理气通腑,水红花子、泽兰、山慈姑、生牡蛎化瘀解毒散结。二诊时加石菖蒲、法半夏以加强祛痰开窍之力。值得注意的是,肝性脑病是临床重症,应中西结合治疗,才能取得较好的疗效。

第 14 章

慢性胆囊炎

慢性胆囊炎是胆囊的慢性炎症性病变,是胆囊的一种常见疾病。本病大多为慢性起病,可由结石、慢性感染、化学刺激引起,也可因急性胆囊炎反复发作而成,平时可无明显表现,或只有轻微右上腹及上腹不适或疼痛,常放射至右肩背,进油腻食物症状加剧。慢性胆囊炎日久迁延难愈,可致胆囊萎缩。

中医虽无慢性胆囊炎的病名,但早在《内经》便有相关论述。如《灵枢·五邪》曰:"邪在肝,则两胁中痛。"《素问·缪刺论》曰:"邪客于足少阳之络,令人胁痛不得息。"《灵枢·本藏》谓:"胆胀者,胁下满而痛引小腹。"根据临床表现,慢性胆囊炎可归于"胁痛""胆胀"范畴。

一、病因病机

(一)病因

1. 饮食失节

嗜食肥甘醇酒辛辣,损伤脾胃,脾失健运,生湿蕴热,内外之湿热,均可蕴结于肝胆,导致肝胆疏泄不利,气机阻滞,不通则痛,而成胁痛。

2. 情志不畅

若情志不舒,或抑郁,或暴怒气逆,均可导致肝脉不畅,肝气郁结,气机阻滞,不通则痛,发为胁痛。如《金匮翼·胁痛统论》说:"肝郁胁痛者,悲哀恼怒,郁伤肝气。"《杂病源流犀烛·肝病源流》又说:"气郁,由大怒气逆,或谋虑不决,皆令肝火动甚,以致胁肋痛。"

3. 外感湿热

湿热侵袭肝胆,蕴结于肝胆,导致肝胆疏泄不利,气机阻滞,不通则痛,而成胁痛。《素问·刺热论篇》言:"肝热病者……胁满痛。"

4. 虫石阻滞

砂石、虫体阻滞胆管,致气机郁结,不通则痛,而成胁痛。

(二)病机

情志不遂、饮食失节、感受外邪、虫石阻滞均可致胆腑不通,发病多为实证。本病病位在胆腑,与肝失疏泄、脾失健运、胃失和降密切相关。其基本病机为气滞、血瘀、湿热蕴结致肝胆疏泄不利，不通则痛。其病机转化较为复杂，日久不愈，反复发作，邪伤正气，肝脾受损，可出现肝阴不足、肝郁脾虚之虚证或虚实夹杂证；也可气滞及血，又可血瘀阻气，以致气血同病。

二、临床表现

1. 症状

许多慢性胆囊炎患者可持续多年而毫无症状，大多数患者有胆绞痛或急性胆囊炎的发作史，发作间歇期无症状。

（1）上腹痛：反复发作性上腹部疼痛，多发生在右上腹或中上腹部，并向右肩胛下区放射。腹痛常发生于餐后，但亦可与饮食无关，疼痛常呈持续性。可伴有反射性恶心，少有呕吐及发热、黄疸等症状。可伴有反酸、嗳气等消化不良症状，并于进油腻食物后加重。在急性发作或结石嵌顿在胆管时可有急性胆囊炎或胆绞痛的典型症状。

（2）消化不良症状群：可表现为上腹不适、饱胀、嗳气、厌食油腻食物等消化不良症状群。

2. 体征

体检多无阳性体征，部分病例右上腹可有轻度压痛，发生急性胆囊炎时，可有胆囊触痛及 Murphy 征阳性。有胆囊积液者可扪及增大的胆囊。

3. 并发症

可并发胆囊结石、胆囊癌等，而有相应的临床症状。

三、辅助检查

1. 影像检查

超声、CT、MRI 检查对本病诊断率较高，是诊断慢性结石性胆囊炎的重要手段，可显示胆囊结石、胆囊壁增厚、胆囊萎缩；胆囊积液者可显示胆囊增大。

2. 放射学检查

腹部 X 线平片可显示阳性结石、胆囊钙化及胆囊膨胀的征象。

3. 胆囊造影

（1）口服法胆囊造影：①胆囊不显影；②胆囊显影浅淡、延迟，胆囊缩小或增大，是诊断慢性胆囊炎较为可靠的依据；③胆囊收缩功能不良，但对诊断价值有限。

（2）直接经皮经肝胆管造影、逆行胰胆管造影：可显示胆管分支发现胆总管结石，同时可行肝胰壶腹括约肌切开取石及放置胆管导管引流。

四、诊断与鉴别诊断

1. 诊断要点

反复发作性右上腹不适或疼痛，向右肩胛下区放射，伴有恶心、呕吐、纳差、腹胀等症状,经 B 超检查显示有胆囊壁增厚、胆囊结石及胆囊萎缩等征象,可确诊为慢性胆囊炎。

(1)反复出现右上腹钝痛或不适感,或伴有右肩胛区疼痛。

(2)有恶心、嗳气、反酸、腹胀和胃部灼热等消化不良症状,进食油腻食物后加重。

(3)病程长,病情经过有急性发作和缓解交替的特点。

(4)胆囊区可有轻度压痛和叩击痛。

(5)影像检查可见胆囊结石,胆囊壁增厚,胆囊缩小或变形。

(6)胆囊造影可见胆结石,胆囊缩小或变形,胆囊收缩功能不良,或胆囊显影淡薄等。

2. 鉴别诊断

慢性胆囊炎应与慢性胃炎、消化性溃疡、原发性肝癌等鉴别。

(1)慢性胃炎:慢性胃炎的症状与慢性胆囊炎有相似之处,两者均有上腹不适或疼痛,且伴有嗳气、食少等消化不良症状,纤维胃镜检查是诊断慢性胃炎的重要方法,而 B 超检查则能发现慢性胆囊炎。

(2)消化性溃疡:症状不典型的消化性溃疡与慢性胆囊炎容易混淆,除仔细询问病史外,胃镜检查及 B 超检查有助于两者鉴别。

(3)原发性肝癌:早期肝癌多无自觉症状,进展中常有右上腹不适或疼痛症状,易与慢性胆囊炎混淆。腹部影像学检查如 B 超或 CT 检查可以鉴别。

五、治疗

(一)西医治疗

1. 饮食

(1)慢性胆囊炎的膳食,应根据病情给予低脂肪、低胆固醇的半流质食物或低脂肪、低胆固醇的软食。低脂肪:指脂肪总量以每日 20～30g 为宜,并把这些脂肪总量分在各餐中。低胆固醇:指忌食用含胆固醇较高的食物,如蛋黄、脑、肝、肾及鱼子等。

(2)多量饮水,保持每日 1500～2000ml 水量的摄入,以利于胆汁的稀释,减少胆汁滞积。

(3)忌食用刺激性食物或浓烈的调味品。

(4)避免便秘发生,因其能影响胆汁的排出,所以适当食用些含粗纤维的蔬菜和水果。

2. 解痉

当发生胆绞痛时,可用解痉镇痛药物。复方颠茄片每次 1～2 片,每日 3 次,口服;或山莨菪碱,每次 10mg,肌内注射;或阿托品每次 1mg,肌内注射。

3. 利胆

以下药物有利胆作用,可选用:50％硫酸镁 10ml,每日 3 次;或胆酸钠 0.2g,每日 3 次;或曲匹布通每次 40mg,每日 3 次,口服;或羟甲烟胺 1.0g,每日 3 次,口服。

4. 助消化

由于慢性胆囊炎常伴有消化不良,可加用助消化药物,以下药物可供选择:多酶片每次 2 片,每日 3～4 次,口服。乳酸菌素每次 4 片,每日 3 次,口服。酵母片每次 3g,每日 3 次,口服。复方阿嗪米特肠溶片,每次 2 片,每日 3 次,饭后用水吞服。该药为复合消化酶,含有阿嗪米特、淀粉酶、蛋白酶、脂肪酶、纤维素酶、二甲硅油,能促进胆汁分泌,增加胆汁的液体量,增加胆汁中固体成分的分泌。

5. 治疗结石

溶石疗法仅适用胆固醇结石患者,要求结石无钙化且<1cm、胆囊管通畅、胆囊收缩功能正常。熊去氧胆酸 10mg/(kg·d),口服。急性胆系感染、胆管梗阻、孕妇及哺乳期妇女忌用。

6. 手术治疗

反复发作的胆绞痛、胆囊无功能、有急性发作,尤其是伴有结石者,应手术治疗。80％的胆囊癌合并有慢性胆囊炎和胆石症,手术可起到预防胆囊癌的作用。

(二)中医治疗

1. 辨证治疗

慢性胆囊炎的治疗按照"急则治标,缓则治本"的原则,以疏肝利胆为治疗大法。实证宜疏肝利胆通腑,根据病情的不同,分别合用理气、化瘀、清热、利湿、排石等法;虚证宜补中疏通,根据虚损的差异,合用滋阴或益气等法,以扶正祛邪。治疗的关键是疏肝利胆,理气解郁,使胆汁能顺利通降,达到通则不痛的治疗目的。

(1)肝气郁结证

主症:右侧胁肋胀痛,走窜不定,甚则连及胸肩背,每遇情志不舒时疼痛加剧或发作,胸闷,善太息,得嗳气则舒,伴有纳呆,脘腹胀满,舌淡红,苔薄白,脉弦。

治法:疏肝解郁,理气止痛。

方药:柴胡疏肝散[54](《景岳全书》)加减。柴胡 10g,陈皮 10g,川芎 6g,香附 10g,枳壳 10g,芍药 15g,郁金 15g,延胡索 10g,炙甘草 6g。

加减:气滞瘀血,胁痛重者,酌加川楝子 6g,青皮 6g,三七粉(冲服)3g;兼见心烦急躁、口干口苦、尿黄便干、舌红苔黄、脉弦数,加栀子 6g,黄芩 6g,胆草 6g;伴胁痛、肠鸣、腹泻者,为肝气横逆,脾失健运之证,加白术 15g,茯苓 15g,泽泻 10g,薏苡仁 15g;伴有恶心呕吐者,是为肝胃不和,胃失和降,加姜半夏 6g,藿香(后下)6g,生姜 6g。

(2)肝胆湿热证

主症:胁肋胀痛,触痛明显而拒按,或引及肩背,伴有脘闷纳呆,恶心呕吐,厌食油腻,口干口苦,腹胀尿少,或有黄疸,舌苔黄腻,脉弦滑。

治法:清热利湿,理气通络。

方药:龙胆泻肝汤(《医方集解》)加减。龙胆草 6g,黄芩 10g,栀子 10g,泽泻 10g,柴胡 10g,当归 10g,生地黄 20g,车前子(包煎)20g,牡丹皮 10g,枳壳子 10g,赤芍 15g,生甘草 6g。

加减:胁痛明显者,加延胡索 10g,三七粉(冲服)6g;便秘、腹胀满者,加大黄(后下)6g,芒硝(冲服)12g;白睛发黄、尿黄、发热口渴者,加茵陈 15g,黄柏 6g,金钱草 15g;久延不愈者,加三棱 6g,莪术 6g,丹参 12g。

(3)瘀血阻络证

主症:胁肋刺痛,痛处固定而拒按,疼痛持续不已,入夜尤甚,或胁下有积块,或面色晦暗,舌质紫暗,脉沉弦。

治法:活血化瘀,理气通络。

方药:膈下逐瘀汤[73](《医林改错》)加减。桃仁 10g,川楝子 9g,红花 6g,大黄 6g,当归 15g,川芎 10g,茵陈 15g,赤芍 15g,乌药 15g,香附 12g,甘草 6g。

加减:疼痛较甚者,加乳香 9g,没药 9g,延胡索 9g,三七粉(冲服)6g;气滞甚者,加香附 10g,青皮 10g,郁金 10g。

(4)肝郁脾虚证

主症:右胁胀痛,情志不舒,腹胀便溏,倦怠乏力,腹痛欲泻,善太息,纳食减少,舌质淡胖,苔白,脉弦或弦细。

治法:疏肝健脾,柔肝利胆。

方药:逍遥散[55](《太平惠民和剂局方》)加减。柴胡 10g,当归 10g,白芍 10g,枳壳 10g,茯苓 15g,白术 15g,陈皮 10g,郁金 15g,甘草 6g。

加减:胁痛重者,加川楝子 6g,郁金 10g,香附 10g;腹胀明显者,加莱菔子 10g;厌油腻饮食、纳少者,加焦三仙各 12g。

(5)肝阴不足证

主症:胁肋隐痛,绵绵不已,遇劳加重,口干咽燥,两目干涩,心中烦热,头晕目眩,舌红少苔,脉弦细数。

治法:养阴柔肝,佐以理气通络。

方药:一贯煎[1](《柳州医话》)加减。沙参 10g,麦冬 10g,当归 10g,生地黄 18g,枸杞子 15g,川楝子 6g,白芍 15g,炙甘草 6g。

加减:若两目干涩、视物昏花,可加草决明 12g,女贞子 12g;头晕目眩甚者,加钩藤 15g,天麻 10g,菊花 10g;心中烦热、口苦甚者,加栀子 9g,丹参 15g。

2. 中成药治疗

(1)胆宁片:每片 0.36g。每次 5 片,每日 3 次,饭后服用。疏肝利胆,清热通下,用于慢性胆囊炎辨证属肝郁气滞、湿热未清者。症见右上腹隐隐作痛,口不干,食入作胀,胃纳不香,嗳气,便秘,舌苔薄腻,脉平或弦。

(2)胆乐胶囊:每粒0.3g。每次4粒,每日3次,口服。理气止痛,利胆排石,用于慢性胆囊炎由于肝郁气滞证所致者。症见胁肋胀痛,食少纳呆,口苦,厌食油腻,尿黄,善太息,舌质淡红苔腻,脉弦。

(3)金龙疏胆颗粒:每袋20g。每次1袋,每日3次,开水冲服,2周为1个疗程,可连服1~2个疗程。清热利胆,疏肝理气,用于慢性胆囊炎湿热证或湿热兼气滞证者。症见两胁胀痛,触痛明显而拒按,可牵及肩背,口干口苦,纳呆,恶心呕吐,厌油腻,苔黄腻,脉弦数。

(4)乌军治胆片:每片0.32g。每次4片,每日3次,口服。疏肝解郁,利胆排石,泄热止痛,用于慢性胆囊炎由于肝胆湿热证所致者。症见胁肋或右胁胀痛,厌食油腻,善太息,发热,尿黄,舌苔黄腻,脉弦滑数。

(5)益胆片:每片0.55g。每次3片,每日2次,口服。行气散结,清热通淋,用于慢性胆囊炎由于湿热蕴结所致者。症见身目发黄,口干口苦,胁肋胀痛,小便黄赤,灼热涩痛,舌苔黄腻,脉滑数。

(6)复方胆通胶囊:每盒24粒。每次2粒,每日3次,口服。清热利胆,解痉止痛,用于慢性胆囊炎由于肝胆湿热证所致者。症见胁肋或右胁胀痛,厌食油腻,善太息,发热,尿黄,舌苔黄腻,脉弦滑数。

(7)舒胆胶囊:每粒0.3g。每次4粒,每日4次,口服。疏肝利胆止痛,清热解毒排石,用于慢性胆囊炎属于湿热蕴结、肝胆气滞所致者。症见胁肋胀痛或窜痛,口干口苦,善太息,小便黄,大便黏滞或干,舌红苔黄腻,脉弦滑。

(8)胆舒软胶囊:每粒装0.3g。每次1~2粒,每日3次,口服。疏肝理气利胆,用于慢性胆囊炎属于肝胆郁结,湿热胃滞证所致者。症见胁肋胀痛或窜痛,善太息,胃脘灼痛,反酸,小便黄,大便黏滞,舌红苔黄腻,脉弦滑。

(9)利胆止痛胶囊:每粒0.4g。每次3粒,每日3次,口服。清热利胆,理气止痛,用于慢性胆囊炎由于肝胆湿热所致者。症见胁肋或右胁胀痛,厌食油腻,善太息,发热,尿黄,舌苔黄腻,脉弦滑数。

(10)八味狼牙菜丸:每10丸重2.4g。每次4~5丸,每日2~3次,嚼碎药丸,用温开水送服或将药丸用温开水化服。清热消炎,用于慢性胆囊炎属于湿热蕴结所致者。症见胁肋灼痛,口干口苦,小便黄,大便黏滞,舌红苔黄腻,脉弦滑。

(11)消炎利胆片:每片0.26g。每次6片,每日3次,口服。清热祛湿利胆,用于慢性胆囊炎肝胆湿热证者。症见胁肋灼痛,口干口苦,小便黄,大便黏滞,舌红苔黄腻,脉弦滑。

(12)龙胆泻肝丸:每袋6g。每次6g,每日2次,口服。清肝胆,利湿热,用于胆囊炎肝胆湿热证。症见胁肋灼痛,口干口苦,小便黄,大便黏滞,舌红苔黄腻,脉弦滑。

(13)利胆片:每片 0.3g。每次 6 片,每日 3 次,口服。疏肝止痛,清热利湿,用于慢性胆囊炎肝胆湿热证者。症见胁肋灼痛,口干口苦,小便黄,大便黏滞,舌红苔黄腻,脉弦滑。

(14)金胆片:每片 0.32g。每次 5 片,每日 3 次,口服。清利肝胆湿热,用于慢性胆囊炎肝胆湿热证者。症见胁肋灼痛,口干口苦,小便黄,大便黏滞,舌红苔黄腻,脉弦滑。

(15)胆康胶囊:每片 0.38g。每次 4 粒,每日 3 次,口服。疏肝利胆,清热解毒,理气止痛,用于慢性胆囊炎肝胆湿热证者。症见胁肋灼痛,口干口苦,小便黄,大便黏滞,舌红苔黄腻,脉弦滑。

(16)柴胡舒肝丸:大蜜丸,每丸重 10g。每次 1 丸,每日 2 次,口服。疏肝理气,消胀止痛,用于慢性胆囊炎肝胆气滞证者。症见胁肋胀痛,食少纳呆,口苦,厌食油腻,善太息,舌质淡红,苔薄白,脉弦。

3. 针灸治疗

(1)针刺疗法

主穴:常用穴有胆俞、胆囊、阳陵泉、期门、足三里。

辨证配穴:肝郁气滞者,加太冲,疏肝理气;瘀血阻络者,加膈俞,化瘀止痛;肝胆湿热者,加行间,疏泄肝胆;肝阴不足者,加肝俞、肾俞,补益肝肾。

方法:采用捻转强刺激手法,每隔 3～5 分钟行针 1 次,每次留针时间为 20～30 分钟。也可采用电刺激圈。

(2)灸法治疗

取穴:肝俞,肾俞,胆俞,阳陵泉,期门,足三里,太冲,胆囊穴(胆囊点)。

方法:每次取 3～4 穴,艾条温和灸。每穴艾灸 5～10 分钟,至穴位皮肤潮红为度。隔日 1 次,10 次为 1 个疗程,疗程间隔 5～7 日。亦可用温针灸。

(3)耳针疗法

取穴:胰胆,肝,神门,交感,十二指肠,内分泌,三焦,胃穴,脾穴,皮质下。

方法:一般采用针刺或用王不留行贴压。常规消毒后用胶布将王不留行固定于耳穴上,每日按 5～7 遍,每次每穴按压 15～20 次。每次贴压单侧耳穴 3 日,两侧交替使用。换贴 10 次为 1 个疗程,一般治疗 3～5 个疗程。

六、预防与调护

1. 预防

(1)饮食以清淡为宜,少食油腻和炸、烤食物,戒烟、限酒。

(2)保持心情舒畅,避免情绪激动,忌恼怒忧思。

(3)保持大便通畅。

(4)要改变静坐生活方式,多走动,多运动。

(5)讲究卫生,养成良好的卫生习惯,饭前便后要洗手,生吃瓜果必须洗净,搞好环境卫生等,是预防蛔虫病的有效措施,因而对预防胆色素结石也很有帮助。

(6)定期体检,发现结石应积极治疗。

2. 预后

慢性胆囊炎如能积极治疗,大部分患者的病情能够得到控制。部分患者因治疗不彻底或机体抵抗力降低,可引起反复发作。少数长期慢性胆囊炎及合并胆管结石阻塞的患者,可引起急性胰腺炎或胆汁性肝硬化的发生。慢性胆囊炎治疗后预后良好,少数患者反复发作有恶变可能。

3. 调护

(1)发病期间更应以清淡饮食为主,吃流食或半流食,忌油腻食物。

(2)急性发作时,应密切观察患者的腹痛、体温、呼吸和血压等变化,如有皮肤及巩膜黄染,应及时去医院诊治。

(3)急性发作期卧床休息是必要的。慢性期可根据病情的轻重适当参加体育活动或工作,但不可过劳。

七、典型病例

病例 1

贾××,男,58 岁,ID:101568435,2017 年 4 月 13 日就诊。患者因右上腹痛 1 年而来就诊。常有右上腹隐痛,右后背肩胛疼痛,每于饮食不慎时发作,口苦,纳可,眠差,大便正常,舌淡红,苔微黄腻,脉滑。胃腹无压痛。2017 年 3 月胃镜:浅表性胃炎。腹部 B 超:慢性胆囊炎。西医诊断:慢性胆囊炎,慢性胃炎。中医诊断:胁痛。辨证:肝胆湿热证。治法:清肝胆湿热。处方:茵陈 30g,香附 10g,海螵蛸 15g,炒白术 15g,木香 10g,浙贝母 10g,甘草 10g,蒲公英 15g,白芍 15g,炒枳实 10g,虎杖 15g,鸡内金 30g,延胡索 10g,柴胡 10g。7 剂,水煎服。2017 年 5 月 22 日二诊:右上腹隐痛减轻,引右后背肩胛疼痛,口干口苦,纳可,眠差,畏凉,疲倦乏力,偶耳鸣,大便正常,舌淡红,苔微黄腻,脉滑。处方:茵陈 30g,香附 10g,海螵蛸 15g,炒白术 15g,木香 10g,浙贝母 10g,甘草 10g,赤芍 15g,虎杖 15g,炒枳实 10g,延胡索 10g,柴胡 10g。14 剂,水煎服。2017 年 6 月 12 日三诊:右上腹隐痛已无,夜间口干口苦,纳可,眠差,畏凉,大便正常,舌淡红,苔薄白,脉滑。湿热已除,疏肝健脾调治。处方:柴胡 10g,茵陈 30g,炒白术 15g,香附 10g,甘草 10g,白芍 15g,防风 10g,赤芍 15g,浙贝母 10g,海螵蛸 15g,延胡索 10g,川芎 6g,虎杖 15g,炒枳实 10g,郁金 15g,木香 10g。14 剂,水煎服。

按:患者经腹部 B 超明确诊断为慢性胆囊炎,又以右上腹隐痛为主,故中医诊断为胁痛。辨证为肝胆湿热证,治宜清肝胆湿热。方中茵陈、虎杖以清肝胆湿热,柴胡、枳实、木香、白芍疏肝利胆,香附、延胡索理气止痛,海螵蛸、浙贝母、炒白术、鸡内金健脾和胃。如张仲景所言:"见肝之病,知肝传脾,当先实脾。"二诊时加川芎、郁金、赤芍加强疏肝止痛之力,三诊时胁痛已止,肝胆湿热已除,故以疏肝健脾善后。

病例 2

孙××,女,61 岁,ID:113660241,2017 年 9 月 25 日初诊。患者因右上腹痛 1 年来诊。诉时有右腹痛,引上腹部不适,每于生气及饮食不慎时出现,伴有腹胀、嗳气反酸,食少,大便干,2~3 日一行,舌淡胖,苔薄白,脉细滑。腹部 B 超:慢性胆囊炎。西医诊断:慢性胆囊炎。中医诊断:胁痛。辨证:脾虚肝郁气滞。治法:健脾疏肝理气。处方:炒白术 15g,柴胡 10g,香附 10g,甘草 10g,白芍 15g,郁金 15g,炒枳实 10g,虎杖 15g,鸡内金 30g,川芎 6g,延胡索 10g,三七粉(冲服)6g,木香 10g。14 剂,水煎服。2017 年 10 月 9 日二诊:右腹痛减轻,引上腹部不适,饮食不慎后加重,嗳气反酸,偶口干苦,大便不干,每日 1~2 行,无腹胀,舌淡,苔薄黄,脉细滑。处方:炒白术 15g,甘草 10g,白芍 15g,柴胡 10g,木香 10g,茵陈 15g,三七粉(冲服)6g,延胡索 10g,川芎 6g,鸡内金 30g,虎杖 15g,炒枳实 10g,金钱草 15g,郁金 15g,香附 10g。14 剂,水煎服。2017 年 10 月 25 日三诊:右腹痛不明显,嗳气,偶反酸,偶口干苦,大便干,2~3 日一行,无腹胀,舌淡,苔薄白,脉细。处方:浙贝母 10g,三七粉(冲服)6g,延胡索 10g,川芎 6g,虎杖 15g,炒枳实 10g,郁金 15g,白芍 15g,香附 10g,柴胡 10g,炒白术 15g,木香 10g,茵陈 15g,蜜甘草 6g,海螵蛸 15g。

按:患者每于生气之后出现右上腹痛,伴有腹胀、嗳气反酸等症状,乃肝郁气滞所致,食少、舌淡胖、脉细为脾虚之表现,四诊合参,辨证为脾虚肝郁气滞,以健脾疏肝理气为治法。方中炒白术、鸡内金健脾助运,柴胡、香附、白芍、郁金疏肝解郁,木香、川芎、延胡索、三七粉理气化瘀止痛,炒枳实、虎杖理气通腑。二诊时,症状减轻,而舌苔微黄,有化热之表现,故原方加茵陈以清利肝胆湿热。三诊时加海螵蛸、浙贝母在于护胃,乃善后之法也。

第15章

胆 石 症

胆石症是指胆管系统(包括胆囊和胆管)任何部位发生结石的疾病,是一种常见病和多发病。女性好发,患病率随年龄递增,大部分患者无症状。结石可发生于胆囊、肝内胆管、胆总管,临床表现取决于结石是否引起胆管感染、胆管梗阻及梗阻的部位与程度。患者可出现胆绞痛、胆囊炎、胆管炎、胰腺炎等临床表现和并发症,严重者可出现胆囊坏疽和穿孔等严重并发症。

胆石症可归属于中医学"胁痛""胆胀""痞证"的范畴。

一、病因病机

(一)病因

1. 饮食不节

饥饱无常,过食肥甘厚味、辛辣醇酒等,致使脾胃运化功能失常,湿浊内生,阻碍气机,郁而化热,郁热和湿浊相蕴蒸,胆腑失于通降而发病。

2. 蛔虫上扰

蛔虫上扰,使肝胆气郁,疏泄失职,胆汁排泄不畅,久而化热,湿热蕴蒸,形成胆石。

3. 情志失调

肝主疏泄,性喜条达,疏利气机,使胆汁的分泌、输送、贮存、排泄正常进行,以助脾胃纳化水谷。过度忧思郁怒、情志不畅,致使肝气郁结,疏泄失常,从而使胆汁化生、输送、排泄失常而致病。

(二)病机

病因多为肝郁气滞、痰湿困脾、中焦湿热、瘀血阻滞、虫积等。肝郁气滞,湿热熏蒸,血行不畅,影响肝胆疏泄和胆腑的通降功能,使胆汁排泄不畅,胆汁淤结,日积月累,久经煎熬,结成砂石。本病主要病机为胆腑不通,病位在胆腑及其少阳经脉,与肝失疏泄、脾失健运、胃失和降密切相关。

二、临床表现

1. 症状

（1）胆绞痛：约 1/3 胆石症患者有症状，其中 70%～80% 诉胆绞痛，系结石从胆囊底、体部移动至颈部，堵塞胆囊管引起胆囊张力性疼挛性痛。胆绞痛的特征为骤然发作的中、重度疼痛，多位于中上腹或右上腹。可由进食大量食物，特别是油腻食物引发，也可无诱因发生。疼痛可持续加重，其强度多在 15～60 分钟达到顶点，持续约 1 小时后逐渐减弱。疼痛多向右肩胛间区、后背及右肩放射。一般一旦发生胆绞痛，则再次发作的危险性很大，2 次发作间隔期不定，可能为数周、数月或数年。

（2）其他症状：可有右上腹部不适感、恶心呕吐、厌食油腻等。

2. 体征

轻的或无并发症的胆石症患者可无任何体征。胆囊大时常可触及增大的胆囊，并有触痛。并发胆囊炎时，可出现墨菲征阳性。

3. 并发症

（1）急性胆囊炎：当结石嵌顿较长时间仍不能复位时，胆囊因出口梗阻引发淤胆肿胀，临床上可有急性胆囊炎的表现。若每次胆绞痛发作时间持续 6 小时仍不缓解，便有可能继发急性胆囊炎。

（2）胆总管结石和胆管炎：通常认为，胆总管结石多数由胆囊或肝内胆管结石排出引起，只有少数为原发性。小的胆囊结石可从胆囊经过胆总管进入十二指肠，较大的结石可滞留在胆总管引起并发症。部分患者可在一段时间内（数月或数年内）无明显症状，亦无肝功能异常。仅当结石每次排出较多或嵌顿在下端，引起胆管机械性梗阻或急性胆囊炎时才出现明显的临床症状，表现为腹痛、寒战、高热和梗阻性黄疸。往往呈持续数小时的严重腹痛，若结石经胆管直接进入十二指肠或结石从胆管的嵌顿处退出而暂时嵌顿梗阻缓解时，则腹痛症状可很快缓解。反之，若结石继续存在于胆管中，则梗阻近端的胆管内压升高，胆管扩张、感染的胆汁反流入血，便导致急性胆管炎典型的 Charcot 三联征，表现为持续性腹痛、黄疸、寒战高热，还可伴有乏力、尿黄、大便呈陶土样改变及皮肤瘙痒等。可有肝区叩击痛及局部压痛及反跳痛。随着梗阻时间延长及炎症加重，患者在三联征的基础上还可因内毒素血症的加剧而表现为休克及神志迟钝，又称为 Reynold 五联征，成为急性梗阻性化脓性胆管炎，或称急性重症胆管炎，此病的死亡率极高。

（3）胰腺炎：胆结石或胆泥经过胆总管进入胰管，可引起急性胰腺炎。

三、辅助检查

1. 超声检查

检查方便、无创伤性，可反复多次，是诊断胆石症的首选方法。在 B 超声像图上结石主要表现是胆囊或胆管内实性强回声光团及后方伴有声影，能较准确判断结石的有无及其三维结构，直径<0.2cm的结石有时难以产生明确的声影，可结合胆囊造影及B超复查随访。

2. X线片

单纯胆固醇结石和胆色素结石在X线片上不能显影（称阴性结石），只有含钙的混合性结石在X线片上才能显影（称阳性结石），这种含钙结石在X线片上可呈现为多边或圆形钙环线影。

3. 口服胆囊造影

不但可显示透X线的隐性结石，还能了解胆囊排空功能情况。

4. CT扫描

对于胆石发现不如B超，不作首选手段。高度怀疑胆总管或肝内胆管结石，或者当原因不明的肝内外胆管梗阻、经B超检查又未能明确诊断时，可做CT检查。与B超检查比较，CT对明确胆管梗阻的部位及引起梗阻的原因则明显优于B超。

5. 经皮经肝胆管造影（PTC）

PTC能清楚显示肝内外整个胆管系统，对肝胆管结石及肝外胆管结石的定位、胆管有无梗阻的判断均有重要诊断价值。适用于梗阻性黄疸合并肝内胆管扩张者。

6. 胆管镜检查

在胆管手术中及术后，从探查胆总管的切口或T形管引流口处插入纤维胆管镜，可观察胆总管及肝内胆管有无结石等病变，并可行取石治疗。由于胆管镜有直接窥视肝内胆管全貌的特点，能了解胆管内结石、肿瘤、狭窄、炎症、出血等情况，无论在胆管残石的诊断或治疗都是其他方法不能替代的。

7. 磁共振胆胰管成像（MRCP）

磁共振胆胰管成像是一种非侵入性的胆胰管疾病检查方法，能直观显示胆胰管树，可全面立体观察梗阻部位的形态、范围、程度及胆胰管有无充盈缺损影。对于胆管结石的诊断准确率很高可达93%～97%，并且能直观显示结石的位置、形态、大小、数目。

8. 内镜下逆行胰胆管造影（ERCP）

ERCP是诊断胆胰疾病的重要手段，特别是胰胆管病变诊断的金标准，ERCP造影可以清楚地显示胆总管结石、肝内胆管结石形态、部位及胆管本身病变，并在注入造影剂时可动态观察。ERCP不仅能诊断，也可在内镜下行乳头肌切开取石术（EST）。

四、诊断与鉴别诊断

1. 诊断要点

胆管疾病的临床症状与体征无高度特异性，应仔细根据患者病史、体格检查、实验室检查进行诊断。临床拟诊胆绞痛应经影像学检查证实,其中 B 超、PTC、ERCP 及 MRCP 对胆石症有确诊价值。超声检查对诊断胆结石具有很高的特异性和敏感性,表现为强回声伴声影。

2. 鉴别诊断

(1)消化性溃疡穿孔:上腹部剧痛并迅速遍及全腹,体检发现腹肌板样强直,全腹有压痛与反跳痛,肝浊音界缩小或消失,X 线透视或 X 线片可发现膈下游离气体,结合既往有溃疡病史等诊断不难确定。

(2)心绞痛或急性心肌梗死:少数心绞痛或急性心肌梗死患者可表现为上腹剑突下剧痛,且疼痛可向左上腹和右上腹放射,严重时常有烦躁不安,出冷汗,有恐惧感或濒死感,心电图检查可发现深而宽的 Q 波,ST 段抬高及 T 波倒置等改变,血清肌酸磷酸激酶(CPK),谷草转氨酶(AST),乳酸脱氢酶(LDH)及肌钙蛋白,肌红蛋白升高等对诊断极有帮助。

(3)胆道蛔虫症:单纯的胆道蛔虫症多见于青少年,常表现为突然发作的剑突下绞痛或呈钻顶样痛,少数患者采取膝胸卧位时疼痛可有所减轻,疼痛常阵发性发作,缓解期与常人一样可无症状,多数患者伴有呕吐,甚至有呕吐出胆汁者,也有呕吐出蛔虫者,疼痛发作期症状虽很重,但腹部常缺乏体征,这是胆道蛔虫症的特点,如行 B 超检查,有时在胆管内可发现虫体影像,一般而言,根据疼痛特点及 B 超检查,本病的确诊率可达 90% 以上。

(4)急性胰腺炎:疼痛常在暴饮暴食后诱发,疼痛多呈持续性上腹部剧痛,有时呈刀割样痛,常向左腰部放射,呈束带状牵引痛,患者血、尿淀粉酶常明显升高;B 型超声波检查可见胰腺呈弥散性或局限性肿大;CT 或 MRI 检查也可发现胰腺肿大等对诊断均有重要价值,如患者出现休克,腹腔穿刺抽出血性腹水,其中淀粉酶含量显著升高时,则可诊断为急性出血坏死性胰腺炎。必须指出,有时胆总管结石可诱发急性胰腺炎(称胆源性胰腺炎),此时两者的症状可发生混淆,故应加以警惕。

五、治疗

(一)西医治疗

对于有症状的胆石症患者,手术是迄今主要的治疗手段。除手术外还有各种非手术疗法,因疗效欠佳,故目前多作为辅助治疗方法以巩固手术的疗效和预防复发。

1. 胆囊结石的治疗

(1)胆囊切除术:即开腹手术治疗,这是对有症状的胆囊结石患者的主要治疗方法,若同时合并急性胆囊炎,可在控制炎症的同时早期手术。

(2)腹腔镜胆囊切除术:优点是创伤小、愈合快、住院期短,但其隐患是医源性胆管、血管的损伤率较开腹手术为高。

（3）体外震波碎石：体外震波碎石（ESWL）对透过 X 线的阴性结石、直径＜25mm 的单个或＜15mm 的 2～3 个结石且胆囊收缩功能良好者有效，一般很安全，但妊娠者禁忌。其效果远不如该法对治疗肾结石的效果好，故尚未被普遍推广。应用时可配合 UDCA 或 CDCA 或其他中西医结合疗法，以加强疗效。如何提高非手术排石治疗的疗效，仍有待进一步研究。

（4）药物溶石治疗：常用的口服药物有鹅去氧胆酸（chenodeoxycholic acid，CD-CA），或熊去氧胆酸（ursodeoxycholic acid，UDCA）。其机制是 CDCA 能抑制合成胆固醇所必需的酶（HMGCoAR）和刺激合成胆酸的限速酶（7α 羟化酶），因此能提高胆汁酸含量和降低胆固醇的饱和度；CDCA 还能降低小肠对胆固醇的重吸收，减少向胆汁的分泌，最终产生溶石的效果。UDCA 则主要减少胆固醇的分泌并促使它与磷脂形成泡的能力，故溶石能力更强。本类药物主要适用于胆固醇结石，尤其直径＜1.5cm 者；以及胆囊显影有收缩功能者和非孕妇、肥胖及肝病患者。本类药物疗效尚不能令人满意，该治疗因停药后胆固醇饱和度可恢复至原水平，故结石常复发。50％的患者 5 年内复发。

2. 胆总管结石的治疗

（1）非外科手术治疗：近年来，通过十二指肠镜做乳头括约肌切开（EST）取石术治疗胆管结石，尤其适用于胆囊已切除的胆总管复发结石或残余结石，以及年老体弱手术风险大或不愿手术者。对胆总管大结石（直径＞2cm），可通过内镜做机械碎石、液电碎石、激光碎石或药物溶石等方法解决。当发生胆总管结石梗阻，引起化脓性胆管炎、急性胆源性胰腺炎等严重并发症时，可行紧急 EST 并置入内引流或鼻胆引流管减轻胆总管压力，从而迅速控制病情发展。

（2）外科手术治疗：当非外科手术治疗不成功或有内镜治疗的禁忌证时，应行外科手术治疗。手术为胆总管探查或切开取石及 T 形管引流，手术时要力求将结石取尽，故术中应做胆管造影及胆管镜检查。术后残余结石可通过 T 管窦道处理或 EST 取石。如术后发生残余结石又不能用非手术方式取出时，需再次手术者，或手术发现为泥沙样色素性结石者，一般都加做胆管肠道内引流术，以让胆石顺畅地排入肠腔。

3. 肝内胆管结石的治疗

肝内胆管结石以手术治疗为主。手术原则：①尽量取尽结石和解除胆管梗阻；②在矫正胆管狭窄和解除梗阻的基础上做胆肠内引流术（一般为肝管、肝胆管或胆总管与空肠的 Roux-en-Y 吻合术），以扩大胆管流出道；③如病变局限在左侧肝叶，可做肝叶切除以根治病灶。术后对残余结石可通过 T 管窦道放入胆管镜至胆管内，在直视下用取石篮取出结石，也可结合进行各种碎石、溶石术。

由于肝内胆管结石手术治疗很难彻底，故手术后常需长期用中西利胆药物，这对保证胆管引流通畅,促使残余结石的排出和减少结石复发有重要作用。

(二)中医治疗

1. 辨证治疗

胆石症急性发作期以"通"为用,通降为顺,而疏肝利胆、通里攻下、清热利湿及活血化瘀解毒均属"通"法之广义范畴。而在静止期应"消""补"并举,以清痰化饮、消瘀散结、消痞化积和健脾和胃、益气养阴、养阴柔肝等多法联用,使有形之邪得以渐消缓散。

(1)肝郁气滞证

主症:右胁胀满疼痛,痛引右肩,遇怒加重,胸闷脘胀,善太息,嗳气频作,吞酸嗳腐,苔白腻,脉弦。

治法:疏肝利胆,理气通降。

方药:柴胡疏肝散[54](《景岳全书》)加减。柴胡 10g,陈皮 10g,川芎 6g,香附 10g,枳壳 10g,芍药 15g,鸡内金 30g,枳实 10g,虎杖 15g,炙甘草 6g。

加减:口干苦、苔黄、脉弦数,气郁化火者,加牡丹皮 10g,栀子 10g;头晕、失眠,气郁化火伤阴者,加制何首乌 15g,枸杞子 15g,白芍 15g;胁下刺痛、固定不移、面青、舌紫有血瘀者,加延胡索 10g,丹参 15g,莪术 9g;精神困倦,大便溏,舌质淡体胖、苔白腻,脉缓者,加干姜 9g,砂仁(后下)6g。

(2)瘀血阻络证

主症:右胁刺痛较剧,痛有定处而拒按,面色晦暗,口干口苦,舌质紫暗或舌边有瘀斑,脉弦细涩。

治法:疏肝利胆,理气活血。

方药:血府逐瘀汤[32](《医林改错》)加减。桃仁 12g,红花 9g,当归 9g,生地黄 15g,牛膝 9g,川芎 10g,赤芍 6g,虎杖 15g,枳壳 10g,甘草 6g,柴胡 10g,枳实 10g。

加减:疼痛明显者,加郁金 10g,延胡索 10g,川楝子 6g;口苦心烦者,加龙胆草 6g,黄芩 10g;脘腹胀甚者,加枳壳 10g,木香 10g;恶心呕吐者,加半夏 9g,竹茹 10g。

(3)胆腑郁热证

主症:右胁灼热疼痛,口苦咽干,面红目赤,大便秘结,小便短赤,心烦失眠易怒,舌红,苔黄厚而干,脉弦数。

治法:清泻肝胆之火,解郁通腑。

方药:大柴胡汤[4](《伤寒论》)合茵陈蒿汤[46](《伤寒论》)加减。柴胡 15g,黄芩 10g,大黄(后下)6g,枳实 10g,赤芍 15g,半夏 9g,厚朴 10g,鸡内金 15g,茵陈 30g,栀子 10g,金钱草 30g,海金沙(包煎)15g,郁金 12g。

加减:胁痛剧烈者,加川楝子 9g,延胡索 10g;血瘀者,加五灵脂 10g,川芎 10g;湿热重者,加重茵陈、金钱草用量可至 60g;热毒盛者,加金银花 20g,连翘 20g;纳差者,加焦三仙各 12g。

(4)肝胆湿热证

主症:右胁胀满疼痛,胸闷纳呆,恶心呕吐,口苦心烦,大便黏滞,或见黄疸,舌红苔黄腻,脉弦滑。

治法:清热利湿,疏肝利胆。

方药:龙胆泻肝汤[19](《医方集解》)合茵陈蒿汤[46](《伤寒论》)加减。龙胆草6g,黄芩10g,栀子10g,泽泻10g,车前子(包煎)10g,当归10g,生地黄20g,柴胡10g,茵陈30g,栀子10g,大黄10g,生甘草6g。

加减:热盛者,加黄连6g,葛根9g,知母6g,黄柏6g;湿盛者,加藿香(后下)6g,苍术12g,厚朴9g,佩兰(后下)6g;黄疸者,加金钱草15g,虎杖15g,玉米须15g;呕吐黄苦水者,加苏叶10g,黄连6g,半夏6g,竹茹10g,吴茱萸3g;痛甚者,加木香6g,香附10g。

(5)肝郁脾虚证

主症:右胁胀痛,情志不舒,腹胀便溏,倦怠乏力,腹痛欲泻,善太息,纳食减少,舌质淡胖,苔白,脉弦或弦细。

治法:疏肝健脾,柔肝利胆

方药:逍遥散[55](《太平惠民和剂局方》)加减。柴胡10g,枳壳10g,白芍12g,川芎8g,甘草5g,郁金10g,青皮10g,麦芽30g。

加减:胁痛甚者,加川楝子6g,延胡索10g;心烦急躁、口干口苦者,加栀子10g,黄芩10g,龙胆草6g;肠鸣腹泻者,加炒白术12g,茯苓12g,泽泻10g,薏苡仁15g。

(6)阴虚郁滞证

主症:右胁隐隐作痛,或略有灼热感,口燥咽干,急躁易怒,胸中烦热,头晕目眩,午后低热,舌红少苔,脉细数。

治法:养阴柔肝,疏肝利胆。

方药:一贯煎[1](《柳州医话》)合逍遥散[55](《太平惠民和剂局方》)加减。北沙参10g,麦冬10g,当归10g,生地黄18g,枸杞子18g,川楝子6g,白芍15g,炙甘草6g,炒白术15g,茯苓15g,陈皮10g。

加减:心烦失眠者,加柏子仁9g,夜交藤15g,酸枣仁15g;大便干者,加生白术30g,火麻仁20g;急躁易怒者,加栀子9g,青皮6g,珍珠母(先煎)30g;胀痛者,加佛手9g,香橼9g。

2. 中成药治疗

(1)利胆排石片:每片0.3g。每次6～10片,每日2次,口服。清热利湿,利胆排石,用于胆石症由于湿热蕴毒、腑气不通所致者。症见胁肋胀痛,发热,口苦口黏,小便黄,大便不通,舌红苔黄腻,脉弦滑。

(2)结石清胶囊:每粒0.5g。每次4～6粒,每日3次,饭前服用。利胆排石,活血止痛,用于胆石症由于肝胆湿热蕴结所致者。症见发热,胁肋胀痛,口苦口黏,小便黄,大便黏滞不爽,舌红苔黄腻,脉弦滑。

(3)胆石片:每片0.5g。每次6片,每日3次,口服,3个月为1个疗程。疏肝利胆,行气止痛,用于胆石症由于气滞所致者。症见胁痛腹胀,阵发绞痛,痛引肩背,胃脘痞满,厌食油腻,大便不畅,舌红苔白,脉弦。

(4)十味蒂达胶囊:每粒0.45g。每次2粒,每日3次,口服。疏肝理气,清热解毒,利胆溶石,用于胆石症由于肝胆湿热所致者。症见右上腹钝痛或绞痛,口苦,恶心,嗳气,反酸,腹胀,小便黄,大便黏滞不爽,舌红苔黄腻,脉弦滑。

(5)消石利胆胶囊:每粒0.4g。每次3粒,每日3次,口服。疏肝利胆,行气止痛,用于胆石症由于肝郁湿热所致者。症见胁痛腹胀,痛引肩背,胃脘痞满,厌食油腻,小便黄,大便干,舌红苔黄腻,脉弦滑。

(6)胆石利通片:每片0.45g。每次6片,每日3次,口服。理气解郁,化瘀散结,利胆排石,用于胆石症由于气滞证所致者。症见右上腹胀满疼痛,痛引肩背,胃脘痞满,厌食油腻,舌苔白腻,脉弦滑。

(7)胆石通胶囊:每粒0.65g。每次4~6粒,每日3次,口服。清热利湿,利胆排石,用于胆石症由于肝胆湿热所致者。症见右胁胀痛,痞满呕吐,尿黄口苦,舌红苔黄腻,脉弦滑。

(8)十五味赛尔斗丸:藏药,水丸,每丸重0.5g。每次3丸,每日3次,嚼碎吞服。清利肝胆、排石退黄,用于胆石症由于肝胆湿热所致者。症见右胁胀痛,呕吐,尿黄口苦,大便干,舌红苔黄腻,脉弦滑。

(9)排石通淋口服液:每支10ml。每日5支,早起空腹服2支,午、晚餐前半小时各服1支,睡前服1支,口服。清热利胆,通淋排石,用于胆石症由于湿热蕴结证所致者。症见右肋疼痛,发热黄疸,口苦,小便黄赤,大便干,舌苔黄腻,脉弦滑。

3. 针灸治疗

(1)针刺疗法

主穴:胆俞,胆囊,肝俞,期门,阳陵泉,足三里。

辨证配穴:肝郁气滞者,加太冲,疏肝理气;瘀血阻络者,加膈俞,化瘀止痛;肝胆湿热者,加行间,疏泄肝胆;肝阴不足者,加肝俞、肾俞,补益肝肾。

方法:采用捻转强刺激手法,每隔3~5分钟行针1次,每次留针时间为20~30分钟。也可采用电刺激圈。

(2)灸法治疗

取穴:肝俞,胆俞,阳陵泉,期门,足三里,太冲,胆囊穴(胆囊点)。

方法:每次取3~4穴,艾条温和灸。每穴艾灸5~10分钟,至穴位皮肤潮红为度。隔日1次,10次为1个疗程,疗程间隔5~7日。亦可用温针灸。

(3)耳针疗法

取穴:胰胆,肝,神门,交感,十二指肠,内分泌,三焦,胃穴,皮质下。

方法:一般采用针刺或用王不留行贴压。常规消毒后用胶布将王不留行固定于耳穴上,每日按 5～7 遍,每次每穴按压 15～20 下。每次贴压单侧耳穴 3 天,两侧交替使用。换贴 10 次为 1 个疗程,一般治疗 3～5 个疗程。

六、预防与调护

1. 预防

(1)有规律的进食,每日三餐要定时,尤其要吃早餐。因为未进食时胆囊中充满了胆汁,胆囊黏膜吸收水分使胆汁变浓。此时胆固醇-卵磷脂大泡容易形成,胆汁的黏稠度亦增加,易形成胆泥。

(2)食物以清淡为宜,少食油腻和炸、烤食物。

(3)保持大便通畅。

(4)要改变静坐生活方式,多走动,多运动。

(5)保持心理健康,长期家庭不和睦,心情不畅的人可引发或加重胆石症,要做到心胸宽阔,心情舒畅。

2. 预后

胆石症虽为良性疾病,但各种治疗方法的效果至今仍不能令人满意。非手术治疗虽然能短期内将患者已形成的结石部分或完全溶化、排出或取净,排出或取净,但成功率较小,且代价较大(如不良反应、并发症及价格昂贵等)。再者,不能根本解决结石的复发,尤其对胆红素类肝内外胆管结石。而手术治疗虽然能够较彻底地清除结石本身及其发源地,但手术的并发症仍较高(如术中胆管损伤、胆囊切除术后综合征、结石残留和复发等)。此外,结石长期滞留在胆管内还可继发引起胰腺及肝损害等,预后远不如胆囊结石。

3. 调护

(1)患者应养成良好的饮食习惯,少食多餐,进食低脂、易消化的食物。忌油炸食物、辛辣以及含脂肪多的食物、动物内脏、蟹黄等含胆固醇高的食物。

(2)尽量穿宽松的衣服,避免提举重物及过度活动。

(3)若出现腹痛、肝区不适、黄疸等异常症状时,应及时就诊。

七、典型病例

王××,女,42 岁,2018 年 5 月 19 日初诊。患者因右上腹隐痛半年而来就诊。经常右上腹隐痛,常因饮食不慎引发,食后腹胀,嗳气,口干口苦,乏力,纳可,大便正常,舌淡胖,苔薄微黄,脉弦细。腹部 B 超:胆囊结石。西医诊断:胆囊结石。中医诊断:胁痛。辨证:肝经郁热,脾胃虚弱。治疗:疏肝清胆,健脾和胃。处方:木香10g,郁金 15g,金钱草 15g,枳实 10g,虎杖 15g,黄芪 15g,炒白术 15g,鸡内金 30g,香附 10g,川芎 6g,炒白芍 15g,茵陈 15g,延胡索 10g,柴胡 10g,甘草 6g。7 剂,水煎服。2018年5月26日二诊:右上腹痛减轻,时腹胀,乏力,纳可,大便正常,舌淡暗,苔薄白,脉细弱。热已清,脾虚肝郁明显,健脾和胃,疏肝利胆。处方:黄芪15g,炒白术15g,木香10g,郁金15g,金钱草15g,枳实10g,虎杖15g,鸡内金30g,香附10g,炒白芍15g,茯苓15g,陈皮10g,柴胡10g,甘草6g。7剂,水煎服。2018年6月2日三诊:已无明显右上腹痛,无腹胀,仍乏力,纳可,大便正常,舌淡暗,苔薄白,脉细弱。健脾胃,疏肝利胆,原方去木香、郁金、金钱草,加党参15g,7剂,水煎服,以加强健脾之功。2018年6月9日四诊:本周无右上腹隐痛,时有受凉后胃腹不适,仍乏力,纳可,大便正常,舌淡暗,苔薄白,脉细弱。仍属脾虚肝郁,原方稍作调整,7剂,水煎服,以善其后。

按:患者经腹部B超已明确诊断为胆囊结石,又以右上腹隐痛为主,故中医诊断为胁痛。腹胀、嗳气、口干口苦、苔黄、脉弦,为肝经有热;乏力、纳少、舌淡胖、脉细,为脾胃虚弱,四诊合参,辨证为肝经郁热、脾胃虚弱,治宜疏肝清胆、健脾和胃。方中:柴胡、木香、郁金、金钱草、茵陈疏肝利胆,枳实、虎杖理气通腑,黄芪、炒白术、鸡内金益气健脾,鸡内金还可化结石,香附、川芎、炒白芍、延胡索、甘草理气缓急止痛。二诊时热已除,而脾虚肝郁明显,故加党参以加强健脾益气之功能。

第 16 章

急性胰腺炎

急性胰腺炎是指胰腺及其周围组织被胰腺分泌的消化酶自身消化的急性化学性炎症。临床上以急性腹痛、恶心、呕吐、发热、血清胰酶增高为特点。急性胰腺炎病理上分为水肿型和出血坏死型两型。由于临床上对急性胰腺炎患者很少行病理学检查,因此目前认为根据急性胰腺炎的临床病情的严重程度,将其分为轻型和重型比较合适。轻型急性胰腺炎(MAP)临床上多见,占急性胰腺炎的 70%～80%,病情较轻,病程多在 1～2 周,预后良好,病死率低;重型急性胰腺炎(SAP),占20%～30%,病情危重,并发症多,病死率高。

急性胰腺炎属中医学"腹痛""呕吐"等范畴。

一、病因病机

(一)病因

1. 外感六淫

风、寒、暑、湿、燥、火六淫之邪均可诱发急性胰腺炎,其中尤以湿邪和火邪为多见。

2. 情志因素

抑郁恼怒,肝失条达,气机不畅;或忧思伤脾,或肝郁克脾,肝脾不和,气机不利,均可引起脏腑经络气血郁滞,引起腹痛。如《证治汇补·腹痛》谓:"暴触怒气,则两胁先痛而后入腹。"若气滞日久,还可致血行不畅,形成气滞血瘀腹痛。

3. 饮食因素

饮食不节,暴饮暴食,损伤脾胃,饮食停滞;恣食肥甘厚腻辛辣,酿生湿热,蕴蓄肠胃;误食馊腐,饮食不洁,或过食生冷,致寒湿内停;或饮酒过度,均可损伤脾胃,腑气通降不利,气机阻滞,而发生腹痛。如《素问·痹论篇》曰:"饮食自倍,肠胃乃伤。"

(二)病机

本病的发生与脾、胃、肝、胆关系密切。脾胃主升清降浊,运化腐熟水谷;肝胆主疏泄,胆汁的正常疏泄使脾运健旺,四者共同调节人体的气机。外感六淫之邪入里化热,热郁于里可形成中焦实热;情志不畅,肝胆失于条达,肝逆犯胃,则肝脾不和;暴饮暴食,食积不化,则气机郁滞;饮食不节,脾胃郁火骤生,充斥阳明,壅塞腑气;蛔虫内扰,上入胆胰之窍,胆汁疏泄受阻,则气血逆乱;素有胆管疾患,则湿热内蕴肝胆。总之,各种原因影响了肝、胆、脾、胃的疏泄、运化功能,均可导致急性胰腺炎的发生。正如《古今医鉴》云:"夫胃脘心脾痛者,或因身受寒邪,口食冷物,内有郁热,素有顽痰死血,或因恼怒气滞,虫动作痛,种种不同……"这里的胃脘心脾痛也包括了急性胰腺炎在内。

二、临床表现

1. 症状

急性胰腺炎由于发病时间、机体的状况亦可表现有较大的差异。

(1)腹痛:腹痛为本病最主要表现,疼痛常在中上腹或略偏左,呈持续性或阵发性加剧,常向左侧腰背部或肩背部放射,呈刀割样痛或束带样钝痛,一般解痉镇痛药难于缓解,有时取俯卧位或胸膝位以减轻疼痛。

(2)发热:多为中等程度发热,少数为高热,一般持续 3～5 天。发热不退则要注意是否有继发感染存在。

(3)恶心、呕吐:在疼痛的同时几乎都有恶心呕吐,呕吐物为胃内容物,甚则呕吐胆汁、血性物,呕吐后患者无舒适感。

(4)腹胀:多数患者可出现腹胀,与胰液外渗引起肠麻痹有关,且腹胀的程度与病情呈正相关。

2. 体征

(1)腹部压痛:常在中上腹偏左有局限性深压痛,重者有局限性轻度反跳痛和肌紧张,如伴腹膜炎者则出现肌紧张、压痛、反跳痛三联征。

(2)黄疸:少数病例可出现轻至中度黄疸,常由于胆源性急性胰腺炎,胆管感染、胆石症引起胆总管梗阻及肿大的胰头压迫胆总管、胰腺脓肿或囊肿压迫胆总管、合并肝损害引起。

(3)包块:10%～20%的患者可在上腹部触及包块。包块为胰腺脓肿或囊肿,常在发病后 4 周出现。

(4)假性肠梗阻:部分患者有持续 1～4 日的假性肠梗阻。

(5)Grey-Turner 征和 Cullen 征:重症急性胰腺炎可出现皮下青紫表现,出现在两胁部者称 Grey-Turner 征;出现在脐部者称 Cullen 征。

(6)低血压、休克:主要发生在重症胰腺炎患者。

3. 并发症

(1)局部并发症

①胰腺脓肿:指胰腺周围的包裹性积脓,由胰腺组织坏死液化继发感染形成。常于起病 2～3 周后出现,此时患者高热伴中毒症状,腹痛加重,可扪及上腹部肿

块,白细胞计数明显升高。穿刺液为脓性,培养有细菌生长。

②胰腺假性囊肿:胰腺周围液体积聚未被吸收,被纤维组织包裹形成假囊肿。多在起病3～4周后形成,体检常可扪及上腹部肿块,大的囊肿可压迫邻近组织产生相应症状。

(2)全身并发症:全身并发症常出现在急性期,包括全身炎症反应综合征、急性呼吸衰竭、急性肾衰竭、心力衰竭与心律失常、消化道出血、胰性脑病、细菌感染及败血症、真菌感染、多器官功能衰竭。还可出现代谢紊乱,出现低钙血症、高脂血症、高糖血症。

三、辅助检查

1. 胰酶测定

(1)淀粉酶:血清淀粉酶是诊断急性胰腺炎最重要的实验室指标,血清淀粉酶超过正常值上限的3倍结合临床可诊断本病。血清淀粉酶于起病后6～12小时开始升高,48小时后高峰下降,持续3～5日。应注意血清淀粉酶增高提示胰腺炎,但仅凭此不能确诊胰腺炎,淀粉酶增高的患者仅50%是胰腺疾病。其他急腹症如急性胆管感染、胆石症、消化道穿孔、急性腹膜炎、肠梗阻及肠系膜血管栓塞等均可有血清淀粉酶轻度升高,但一般不超过正常值3倍。当血淀粉酶升高,而尿淀粉酶正常,应考虑巨淀粉酶血症。

血淀粉酶活性高低与病情不呈相关性。患者是否开放饮食或病情程度的判断不能单纯依赖血清淀粉酶是否降至正常,而应综合判断。

(2)尿淀粉酶:检测的意义同血清淀粉酶,但其升高与下降时间比血淀粉酶略迟。

(3)血清脂肪酶:血清脂肪酶升高晚于血清淀粉酶,一般在发病后24～72小时开始,持续7～10日。其敏感性、特异性与淀粉酶基本相同,但在血清淀粉酶已经下降至正常,或其他原因引起血清淀粉酶活性增高时,脂肪酶测定有互补作用。

(4)淀粉酶内生肌酐清除率比值:急性胰腺炎时可能由于血管活性物质增加,使肾小球的通透性增加,肾对淀粉酶清除增加而对肌酐清除未变。

2. 血清标志物

推荐使用C反应蛋白(CRP),发病72小时后CRP>150 mg/L提示胰腺组织坏死。动态测定血清白细胞介素-6水平,增高提示预后不良。

3. 腹部B超检查

应作为常规初筛检查,可见胰腺增大和胰内及胰周回声异常,有时可见胰管扩张。如发现胆管结石或胆总管扩张,提示胰腺炎可能为胆源性。还可发现腹水、胰腺假性囊肿等。B超检查受肠胀气影响较大,诊断价值有限。

4.CT 扫描

对评估胰腺炎的严重程度和确诊胰腺坏死具有重要价值。CT平扫可见胰腺增大、边缘不规则、胰内低密度区、胰周脂肪炎症改变、胰内及胰周积液乃至有气体出现等改变,随胰腺炎严重程度加重相关影像学改变增加。重症急性胰腺炎在起病后 3 天进行 CT 增强扫描对胰腺坏死具有确诊意义,坏死灶在造影剂增强动脉期无增强显影,与周围无坏死胰腺形成鲜明对比。疑有坏死合并感染,可在 CT 引导下进行穿刺检查。CT 检查尚可发现急性胰腺炎后期局部并发症如胰腺脓肿及胰腺假性囊肿。

5. 磁共振(MRI)

与腹部 CT 有同样的诊断作用,但 MR 发现胰腺坏死、液体渗出优于 CT,还可通过胆胰管成像(MRCP)判断有无胆胰管梗阻。

6. 腹部 X 线片

用于排除其他原因的急腹症如胃肠穿孔。"哨兵襻征"及"结肠切割征"为胰腺炎间接征象。还可发现肠麻痹和麻痹性肠梗阻征象。有时可见胆结石影或胰管结石影。

7. 其他

多数病例有白细胞增多及中性粒细胞核左移,可有血糖、血清转氨酶、乳酸脱氢酶升高。少数急性胰腺炎患者有高胆红素血症、人血白蛋白降低、血尿素氮和肌酐升高、血钙<1.75mmol/L、$PaO_2 < 60mmHg$ 及 DIC 指标异常,均提示病情严重,注意重症胰腺炎可能发生。

四、诊断与鉴别诊断

(一)诊断要点

1. 诊断标准

诊断急性胰腺炎一般需以下 3 条中的 2 条。

(1)具有急性胰腺炎特征性腹痛。

(2)血清淀粉酶和(或)脂肪酶≥正常值上限 3 倍。

(3)急性胰腺炎特征性的 CT 表现。

2. 临床分型

(1)轻症急性胰腺炎:以胰腺充血、水肿改变为主,具有较典型的急性胰腺炎的临床表现,无胰腺内外分泌受损的表现,亦无胰腺外脏器受累表现。

(2)重症急性胰腺炎:以胰腺实质性坏死改变为主,除有较典型的急性胰腺炎的临床表现外,可见胰腺内外分泌受损的表现,且出现胰腺外脏器受累。有以下表现者应考虑为重症胰腺炎:①全身炎症反应综合征;②出现器官衰竭;③起病后 72 小时的胰腺 CT 评分≥6分(表 16-1)。

表 16-1　起病后 72 小时的胰腺 CT 评分

积分	未增强 CT	增强 CT
0	胰腺形态正常	无坏死
1	胰腺局部或弥散性增大,形态失常	
2	上述改变＋胰周炎症	坏死＜33％
3	胰内及胰周积液	
4	胰腺内及腹膜后积气	坏死 33％～50％
6		坏死≥50％

注:CT 严重指数＝未增强＋增强 CT 积分,最高 10 分,≥6 分为重症。

(二)鉴别诊断

1. 胃、十二指肠穿孔

患者常有消化道溃疡的病史,穿孔前常有溃疡频繁发作史,突然腹痛加剧,呈持续性刀割样中上腹痛,以后迅速波及全腹,腹肌板样强直,有明显的压痛及反跳痛,肝浊音界消失,腹透可见膈下游离气体,腹腔穿刺液内淀粉酶常＜500U,血清淀粉酶中度升高,一般不超过 500U。

2. 急性胆囊炎和胆结石

腹痛常位于右上腹,呈绞痛,向右肩部放射,用解痉药疼痛常能缓解。右上腹有压痛及反跳痛,偶有肌紧张,墨菲征阳性,个别情况下可触到增大的胆囊,常伴有黄疸及高热,B 超、CT、内镜逆行胰胆管造影检查显示胆管结石或胆囊肿大。血、尿淀粉酶可轻度升高,如超过 500U,常提示同时合并急性胰腺炎。

3. 急性肠梗阻

上腹部疼痛呈阵发性加剧,恶心、呕吐、腹胀明显,可见肠型,肠鸣音亢进,有时可闻及气过水音。血、尿淀粉酶可轻度升高。腹部 X 线片显示多个液平。

4. 肠系膜动脉栓塞

多见于老年人,常有冠心病、高血压病史,起病急骤,有腹痛、腹胀、便血、血性腹水、休克、腹膜刺激征。血清和腹水淀粉酶可轻度升高,常在 500U 以下。腹腔动脉造影可发现栓塞的征象。

5. 急性心肌梗死

患者多数有冠心病史,起病突然,表现为心前区疼痛伴压迫感,血、尿淀粉酶正常。有时疼痛位于中上腹,可出现休克,易引起误诊。及时行心电图检查可做出诊断。

6. 左侧肺炎或左侧胸膜炎

有时可出现上腹部疼痛,但血、尿、胸腔积液淀粉酶不增高,胸片可见肺炎及胸膜炎的征象。

7. 其他

诊断急性胰腺炎时,还须排除急性胃肠炎、高位阑尾穿孔、肾绞痛、异位妊娠破裂、腹主动脉瘤破裂、自发性食管破裂等疾病。

五、治疗

(一)西医治疗

1. 严密观察病情

注意腹痛及腹部体征,每日化验一次血、尿淀粉酶及血白细胞计数和分类。对疑有坏死型胰腺炎者还应监测以下指标:体温、脉搏、呼吸、血压、神志、尿量。定期检查血钙、血糖、血肌酐、尿素氮、血清总蛋白及白蛋白、氨基转移酶、胆红素、血电解质、血气分析、DIC有关检查、心电图、X线胸片等。掌握病情进展情况,以便及时治疗。

2. 解痉镇痛

皮下注射阿托品或山莨菪碱。疼痛不止,可联合应用阿托品与哌替啶(50~100 mg),肌内注射。阿托品属抗胆碱能药会加重腹胀,不宜过多使用,对腹胀明显特别是有肠麻痹者或老年人更应慎用。忌用吗啡,因其引起 Oddi 括约肌痉挛,加重病情。

3. 减少胰液分泌

(1)禁食:由于食糜刺激胃窦部和十二指肠而致胰酶分泌,通常要禁食到腹痛减轻。淀粉酶正常后才能进食,否则由于进食过早,而致胰腺炎复发。

(2)胃肠减压:急性胰腺炎时使用鼻胃管减压,不仅可以缓解因麻痹性肠梗阻所导致的腹胀、呕吐,更重要的是可以减少胃液、胃酸对胰酶分泌的刺激作用,对胰腺炎有利。

(3)抑制胃酸分泌:应用 H_2 受体拮抗药,如西咪替丁、雷尼替丁或法莫替丁等。重症者可用奥美拉唑,宜静脉给药。

(4)生长抑素及类似物:奥曲肽(善得定)100μg,每8小时1次,肌内注射;或生长抑素(施他宁)每小时 250μg,持续静脉滴注,连用数日。

4. 抑制胰酶活性

(1)乌司他丁:主要抑制胰蛋白酶,还有稳定溶酶体膜、抑制溶酶体酶的释放、抑制心肌抑制因子的产生和抑制炎性介质的释放。用法:乌司他丁10万U加入500ml液体中静脉滴注,每日1~2次。

(2)抑肽酶:主要抑制肠肽酶,可中断瀑布效应,应早期大量使用。用法:第一天每小时5万U,总量10万~25万U,随后每小时1万~2万U,疗程1~2周。

(3)加贝酯:主要抑制胰蛋白酶、血管舒缓素、磷脂酶 A2,对胰壶腹部 Oddi 括约肌有松弛作用。用法:加贝酯100mg加入250ml液体中静脉滴注,每日3次,症状减轻后改为每日静脉滴注 1 次,疗程 7～10 日。

(4)氟尿嘧啶(5-FU):抑制磷脂酶的活性,以减轻胰实质的坏死;此外,还可抑制胰腺外分泌细胞的蛋白酶合成和分泌胰淀粉酶。用法:氟尿嘧啶 250mg＋0.9％氯化钠溶液 500ml,静脉滴注,隔 1～2 日一次,连用 3～5 次。

(5)前列腺素(PG):前列腺素包括 PGE_1、PGE_2 及其甲基类似物 PGI_2 等,能抑制多种外源性与内源性刺激引起的胰腺分泌,增加胰腺血流量和细胞保护作用。PG 的胰腺保护作用主要是稳定腺泡内的溶酶体膜和抑制细胞内胰酶的激活。用法:PGE_1 20μg 加入 5％葡萄糖盐水 100ml 中静脉滴注,每日 2 次。

5. 抗菌药物

急性胰腺炎属化学性炎症,一般无须使用抗菌药物,对胆源性胰腺炎或坏死型胰腺炎必须使用抗菌药物。原则是及早联合使用足量、有效药物静脉输注。抗菌药物宜选择对常见由肠道易位的细菌(大肠埃希菌、假单胞菌属、肠球菌等)敏感且对胰腺有较好渗透性的广谱抗生素,如亚胺培南、第三代头孢菌素、氧氟沙星、环丙沙星等。一般病例可选用喹诺酮类如环丙沙星,重者可用第三代头孢菌素。甲硝唑有抗厌氧菌作用,可合并使用。疗程为 7～14 日,特殊情况下可延长。

6. 补充血容量和营养,纠正水、电解质及酸碱平衡

由于胰周、浆膜腔及胃肠道大量渗液,加上禁食和胃肠液抽吸,致使有效血容量和营养减少,因此必须给予静脉补充液体和能量并维持水、电解质的平衡。可根据生化检验结果、中心静脉压、尿量变化调整,一般每日静脉输液量 3000～4000ml。病情重者宜及早给予全胃肠道外高营养。

7. 肾上腺皮质激素

重症胰腺炎出现下列情况可考虑应用:①休克;②败血症,中毒症状明显;③成人型呼吸窘迫综合征;④肾上腺皮质功能不足症状明显。采用短程突击疗法,如地塞米松,每日 10～30mg;或用甲泼尼龙,每日 40～80mg,静脉滴注,每日 1～2 次。

8. 治疗并发症

如出现休克、呼吸功能不全、心功能不全、肾功能不全、DIC 等并发症时,应参考相关内容进行救治。

9. 钙通道阻断药

随着对急性胰腺炎发病机制的研究深入,发现急性胰腺炎患者胰腺细胞膜稳定性的破坏和钙离子内流有关。而钙拮抗药可以显著阻止胰腺细胞内钙离子超负荷,稳定细胞内钙离子的微环境,减轻细胞损伤、减轻胰腺水肿,对胰腺细胞有保护作用,并有抑制平滑肌收缩、缓解因胆管及胰腺管阻塞引起的疼痛及减少胰腺分泌等作用。维拉帕米、硝苯地平等钙通道阻断药具有扩张血管、改善胰腺血供,防止胰腺腺泡细胞钙超载而起细胞保护作用。钙通道阻滞药可以阻止急性胰腺炎由轻型向重症的发展,限制胰腺坏死,改善急性胰腺炎的预后。

10. **腹腔灌洗**

重症胰腺炎腹腔有积液,积液中有大量的血管活性物质及毒性细胞因子,这些物质对胰腺炎的恶化及全身生理病理变化的影响较大,在腹腔镜下行腹腔灌洗,清除这些有害物质,对病情有利。

11. **内镜治疗**

内镜治疗作为一种非手术疗法,用于胆管紧急减压、引流和去除梗阻,能起到治疗和预防胰腺炎发展的作用。对重症胆源性胰腺炎早期内镜治疗达成共识,对壶腹部结石嵌顿所致的胆源性胰腺炎具有良好疗效。内镜治疗相对于外科手术,具有并发症少、病死率低、可重复进行等优点,其长期疗效还有待大规模临床应用观察。

12. **手术治疗**

坏死型胰腺炎经内科积极治疗无好转,应及早进行手术治疗。手术指征:①积极内科治疗 36 小时以上病情仍无好转;②有明显黄疸、高热、白细胞增多和核左移,可能有胆管结石、胆道蛔虫或急性化脓性梗阻性胆管炎;③并发全腹膜炎、肠麻痹、有血性腹水者,或有中毒性休克或呼吸衰竭者;④并发胰腺脓肿或假性囊肿(后者视吸收情况可延期手术);⑤未能除外其他外科急腹症。

(二)中医治疗

1. **辨证治疗**

(1)肝胆湿热证

主症:上腹部胀痛拒按,胁痛,或呃逆,发热,倦怠,大便不畅或干结,小便短赤,目黄身黄,舌质红,苔薄黄或黄腻,脉弦数。

治法:清利肝胆湿热。

方药:茵陈蒿汤[46](《伤寒论》)合龙胆泻肝汤[18](《兰室秘藏》)加减。茵陈30g,栀子15g,生大黄(后下)9g,龙胆草9g,黄柏10g,枳实15g,泽泻15g,延胡索10g,柴胡12g,木香9g,黄芩15g,车前子(包煎)10g。

加减:呕吐甚者,加旋覆花(包煎)10g,代赭石(先煎)30g,竹茹10g;肝郁气滞,腹胀明显者,加香附10g,郁金10g,厚朴10g;大便秘结者,加枳实15g,虎杖15g;尿短少,赤涩不畅者,加竹叶10g,赤小豆15g。

(2)胃肠热结证

主症:腹痛剧烈,由上腹至脐腹部,甚者从心下至少腹满痛不可近,有痞满燥实坚征象,伴有腹胀,恶心呕吐,口干渴,尿短赤,日晡潮热,舌红,苔黄厚腻或燥,脉洪数或弦数。

治法:清热通腑攻下。

方药:大承气汤[3](《伤寒论》)加减。

生大黄(后下)9g,厚朴20g,枳实15g,芒硝(冲服)9g,栀子12g,延胡索10g,生地黄 20g,赤芍 15g。

加减:痞满燥结,大便秘结不通者,可同时用大承气汤灌肠;热甚者,加金银花15g,野菊花 15g,蒲公英 30g;阴伤者,加玄参 20g;腹胀甚者,加槟榔 10g,莱菔子10g;呕吐甚者,加姜竹茹 10g。

(3)肝脾失调证

主症:上腹部不适或上腹部、胁部胀满,进食后明显,纳谷欠馨,或轻微恶心,大便质黏或溏,舌苔白或白腻,脉弦缓。

治法:疏肝健脾,和胃化湿。

方药:柴芍六君子汤[53](《医宗金鉴》)加减。柴胡 10g,白芍 12g,党参 15g,炒白术 15g,茯苓 15g,法半夏 9g,陈皮 6g,木香 10g,香附 15g,当归 10g,郁金 15g,焦三仙(各)30g。

加减:肝气郁滞明显者,加佛手 10g;胁胀、胁痛明显者,加川楝子 9g,延胡索10g;恶心较著者,加竹茹 10g,姜半夏 9g;大便稀溏明显者,加苍术 15g,砂仁(后下)6g。

(4)瘀热互结证

主症:腹部刺痛拒按,痛有定处,或有包块,或皮肤青紫有瘀斑,发热夜甚,口干不渴,小便短赤,大便燥结,舌质红或有瘀斑,脉弦数或涩。

治法:清热泻火,祛瘀通腑。

方药:泻心汤[41](《金匮要略》)合膈下逐瘀汤[73](《医林改错》)加减。黄连 9g,黄芩 10g,大黄(后下)10g,水牛角(先煎)30g,牡丹皮 15g,赤芍 15g,生地黄 15g,川芎 10g,延胡索 10g,厚朴 10g,桃仁 12g,丹参 15g,红花 10g。

加减:腹部有包块者,加皂角刺 12g 或三棱 15g,莪术 9g;腹痛明显者,加延胡索 10g,三七粉(冲服)6g;热重者,加金银花 12g,连翘 10g,蒲公英 30g;腹胀者,加枳实 12g,厚朴 10g。

(5)腑闭血瘀证

主症:脘腹疼痛如锥如割,呕吐剧烈,高热不退,或兼黄疸,腹水,小便如茶,大便秘结,舌质绛或紫,苔黄燥或灰黑,脉弦数而微涩。

治法:清热通腑,化瘀导滞。

方药:大承气汤[3](《伤寒论》)合清营汤[67](《温病条辨》)加减。生大黄(后下)9g,厚朴 20g,枳实 15g,芒硝(冲服)9g,水牛角(先煎)30g,生地黄 15g,金银花 20g,连翘 15g,玄参 30g,黄连 10g,竹叶 10g,丹参 15g,麦冬 10g。

加减:腹痛剧烈者,加延胡索 10g,三七粉(冲服)6g。②瘀血较著,舌暗紫、有瘀斑者,加桃仁 10g,土鳖虫 6g;黄疸明显者,加茵陈 20g,郁金 15g;兼腹水者,加商陆 10g,大腹皮 15g。

(6)气阴两虚证

主症:精神疲倦,少气懒言,纳呆食少,口干,或饥而不欲食,脘痞不舒,大便干,舌淡红少苔或无苔,脉沉细数。

治法:益气生津,养阴和胃。

方药:四君子汤[22](《太平惠民和剂局方》)合益胃汤[57](《温病条辨》)加减。太子参 30g,黄芪 15g,北沙参 20g,生地黄 20g,麦冬 15g,玉竹 15g,炒白术 15g,天花粉 12g,山楂 12g,知母 6g,炙甘草 6g。

加减:虚热较著者,加地骨皮 15g;脘痞不舒者,加陈皮 10g,法半夏 9g;大便干结艰行者,加火麻仁 30g,炒枳实 10g;气虚乏力者,加太子参 30g,黄芪 15g。

2. 中成药治疗

(1)柴胡舒肝丸:大蜜丸,每丸重 10g。每次 1 丸,每日 2 次,口服。疏肝理气,消胀止痛,用于急性胰腺炎辨证为肝脾失调、肝气郁滞者。症见上腹部、胁部胀满疼痛,进食后明显,纳谷不香,恶心欲吐,舌淡红,苔薄白,脉弦。

(2)大柴胡颗粒:每袋重 8g,每次 1 袋,每日 3 次,开水冲服。和解少阳、内泻热结,用于急性胰腺炎因肝胆湿热证所致者。症见上腹部胀痛拒按,胁痛,或呃逆,发热,倦怠,排便不畅或干结,小便短赤,目黄身黄,或伴口苦、恶心、呕吐,舌质红,苔薄黄或黄腻,脉弦数。

(3)龙胆泻肝丸:水丸剂,每 30 粒重 6g。每次 3～6g,每日 2 次,口服。清肝胆、利湿热,用于急性胰腺炎辨证为肝胆湿热证者。症见上腹部胀痛拒按,胁痛,或呃逆,发热,倦怠,排便不畅或干结,小便短赤,目黄身黄,舌质红,苔薄黄或黄腻,脉弦数。

(4)六味安消胶囊:每粒 0.5g。每次 3～6 粒,每日 2～3 次,口服。和胃健脾,导滞消积,活血止痛,用于急性胰腺炎湿热证。症见腹痛,腹胀,恶心呕吐,口干渴,尿短赤,便秘,舌红,苔黄厚腻或燥,脉数。

(5)清胰利胆颗粒:每袋重 10g。每次 10g,每日 2～3 次,开水冲服。行气解郁、活血止痛,疏肝利胆、解毒通便,用于急性胰腺炎瘀热互结证、腑闭血瘀证、肝脾失调证。症见胁肋、腹部疼痛,腹胀,恶心呕吐,口干渴,尿短赤,便秘,舌红,苔黄厚腻或燥,脉数。

(6)四逆散:每袋 9g,每次 9g,每日 2 次,开水冲服。透邪解郁、疏肝理脾,用于急性胰腺炎辨证为肝脾失调证者。症见手足不温,或腹痛,或上腹部不适,或上腹部、胁部胀满,进食后明显,纳谷欠馨,或泄利下重,或便溏,舌淡红,苔薄白,脉弦。

(7)小柴胡片:每片 0.4g。每次 4～6 片,每日 3 次,口服。解表散热,疏肝和胃,用于急性胰腺炎初起兼有表证者。症见出现恶寒发热,胸胁胀满,腹痛,食欲缺乏,心烦喜呕,口苦咽干,脉弦。

(8)胰胆炎合剂:每瓶装 200ml。每次 20ml,每日 2 次,口服。清泻肝胆湿热,用于急性胰腺炎肝胆湿热证。症见上腹部胀痛拒按,胁痛,或呃逆,发热,倦怠,排便不畅或干结,小便短赤,目黄身黄,舌质红,苔薄黄或黄腻,脉弦数。

3. 针灸治疗

(1)针刺治疗

取穴:期门,足三里,下巨虚,内关,中脘,梁门,内关,阳陵泉,脾俞,胃俞,中脘,太冲。

方法:每次取 3～5 穴,实证用泻法或平补平泻法,虚证用提插捻转补法。留针 15～30 分钟,每日 1 次或隔日 1 次。10～14 次为 1 个疗程,每疗程间隔 3～5 日。

(2)灸法治疗

取穴:期门,足三里,三阴交,内关,中脘,梁门,内关,阳陵泉,脾俞,胃俞,中脘,太冲。

方法:每次取 3～5 个穴位,艾条温和灸。每穴艾灸 5～10 分钟,至穴位皮肤潮红为度。隔日 1 次,10 次为 1 个疗程,疗程间隔 5～7 日。亦可用温针灸。

(3)耳针治疗

取穴:大肠,小肠,脾,胃,胰,神门,交感。

方法:每次选 4～6 穴。耳针常规方法操作,急性期每日 1 次,留针 30～40 分钟,亦可采用埋针方法。缓解期 2～3 日 1 次,可用王不留行贴压,每日按压 3～5 次。两耳交替针刺,每 10 次为 1 个疗程。

六、预防与调护

1. 预防

(1)保持良好的生活习惯,切忌暴饮、暴食,忌酒。

(2)定期检查身体,尤其对胆管系统、胰腺系统的病变应做定期监测,如有胆囊结石、胆管结石、壶腹部病变等,应尽早对症治疗。

2. 预后

临床上,大多数患者的病程呈自限性;换言之,轻型急性胰腺炎的预后较好,有自限性,常在 1 周内恢复,不留后遗症。而重型急性胰腺炎,临床经过凶险。重症急性胰腺炎经积极抢救生还者,其胰腺的解剖及功能均不能完全恢复,多遗留程度不同的胰功能不全;少数累及主胰管或大的分支胰管者可演变为慢性胰腺炎。重型急性胰腺炎的病死率较高,值得临床重视,应积极综合治疗。

3. 调护

(1)严密监测病情:密切监测患者生命体征与尿量变化,记录出入量,每日至少进行 2 次腹部查体,以及早发现并发症。

(2)休息、体位、环境:协助患者采取舒适卧位,以减轻疼痛,如屈膝侧卧位。因剧痛在床上辗转不安者,应注意保护患者,防止坠床。给患者提供安静的环境,促进休息保证睡眠,以减轻胰腺负担和增加脏器血流量,增进组织修复和体力恢复,以改善病情。

（3）饮食护理：急性期应禁食并给予胃肠减压，目的是防止食物及胃液进入十二指肠，刺激胰腺分泌消化酶。腹痛和呕吐基本消失后，可进食少量糖类流食，以后逐步恢复饮食，但忌油脂食品。

（4）口腔护理：禁食期间一般不可以饮水，口渴可含漱或用水湿润口唇。为减轻不适及口腔干燥，应每天为患者做口腔护理。

七、典型病例

谢×，女，53岁，2017年1月8日就诊。患者因腹痛1日余而就诊。一日前因暴饮暴食突发上腹部疼痛，腹痛向脐周及左腹部放射，疼痛持续不缓解，呕吐1次胃内容物，伴汗出，无发热，无头晕头痛，无胸闷胸痛，周身无黄染，无腹泻，眠差，尿量少，大便2日未行，舌暗红，苔薄白，脉沉。腹软，腹部压痛以剑突下为甚，无反跳痛，墨菲征（一），肝脾肋下未触及，双肾区无叩击痛。腹部CT示：胰腺密度减低，考虑胰腺炎。查血RT示：WBC 13.35×10^9/L，RBC 4.6×10^{12}/L，PLT 199×10^9/L，LYMPH% 8.0%，NEUT% 90.2%，NEUT数量 12.02×10^9/L；查急诊生化示：GLU 10.3mmol/L，AST/ALT 1.46，a-AMY 3350U/L，P-LOS1 2990.7U/L，Na^+ 136mmol/L。西医诊断：急性胰腺炎。中医诊断：腹痛。中医辨证：气滞血瘀。治疗：给予禁食、补液、抗感染、抑制胰腺分泌、镇痛等对症治疗。汤药以行气活血、化瘀止痛为法。药物：炒枳实20g，熟大黄6g，茯苓15g，白芍30g，甘草10g，姜厚朴10g，姜半夏9g，柴胡10g，火麻仁20g，桃仁10g，丹参20g。4剂，水煎服。2017年1月12日二诊：患者治疗第4天，诉腹部疼痛减轻，腹胀较为明显，无恶心呕吐症状，大便2日一行，舌暗红，苔白腻，脉弦细。继以行气活血、化瘀止痛为法，原方加瓜蒌30g，炒莱菔子15g以加强行气消胀之力，4剂，水煎服。2017年1月16日三诊：患者诉腹痛已不明显，仍腹胀，恶心欲吐但无呕吐，大便2日一行，舌暗红，苔白腻，脉弦细。行气活血、化瘀消积为法，并加强和胃化湿之力。药物：炒枳实20g，姜半夏9g，柴胡10g，瓜蒌30g，竹茹15g，酒大黄6，茯苓15g，大枣15g，干姜5g，炒麦芽30g，炒谷芽30g，紫苏梗20g，姜厚朴10g，浙贝母15g，凤凰衣10g，焦神曲15g，太子参10g，六一散20g。4剂，水煎服。经治疗及服药2周后，患者腹痛消失，复查WBC 3.34×10^9/L，RBC 4.3×10^{12}/L，PLT 201×10^9/L，NEUT% 35.3%，HCT 33.3%，LYMPH% 55.1%，NEUT数量 1.18×10^9/L；血生化：ALB 39.10g/L，P-LPS1 61.4U/L，BUN 2.0mmol/L，DBIL 3.5μmol/L，AST/ALT 1.96，血脂肪酶、淀粉酶均正常，痊愈出院。

按：该患者急性起病，以持续性腹痛为突出表现，血淀粉酶、脂肪酶增高，影像提示胰腺炎症，故诊断"急性胰腺炎"依据充分。腹痛为主，中医则诊为"腹痛"，辨证为气滞血瘀，故用理气活血、化瘀止痛之法，炒枳实、姜厚朴、柴胡理气，熟大黄、桃仁、丹参活血化瘀、止痛,茯苓、姜半夏和胃,白芍、甘草缓急止痛,火麻仁、熟大黄润肠通腑,导瘀从大便而下。患者伤于食,而病后常影响脾胃功能,易致脾胃功能受损,运化失职,病中出现气滞湿阻之病理,故二诊、三诊时加强了理气通腑、和胃化湿之治疗。

第 17 章

慢性胰腺炎

慢性胰腺炎是由于各种不同原因造成的胰腺组织和(或)功能的持续性损害,特征为胰腺发生广泛纤维化、钙化,并最终导致胰腺内、外分泌组织的破坏致内、外分泌功能障碍。临床上常表现为反复发作的腹痛,内、外分泌功能不全及后期胰石和假性囊肿的形成。

慢性胰腺炎属中医学"腹痛""痞满"等范畴。

一、病因病机

(一)病因

1. 外邪入侵

六淫外邪,侵入腹中,可引起腹痛,尤以伤于寒者多。寒凝气滞,导致脏腑经脉气机阻滞,不通则痛。如《素问·举痛论篇》曰:"寒气客于肠胃,厥逆上出,故痛而呕也。寒气客于小肠,小肠不得成聚,故后泄腹痛矣。"

2. 饮食所伤

饮食不节,暴饮暴食,损伤脾胃,饮食停滞;恣食肥甘厚腻辛辣,酿生湿热,蕴蓄肠胃,或嗜酒过度,均可损伤脾胃,腑气通降不利,气机阻滞,而发生腹痛。如《素问·痹论篇》曰:"饮食自倍,肠胃乃伤。"

3. 情志失调

抑郁恼怒,肝失条达,气机不畅;或忧思伤脾,或肝郁克脾,肝脾不和,气机不利,均可引起脏腑经络气血郁滞,引起腹痛。如《证治汇补·腹痛》谓:"暴触怒气,则两胁先痛而后入腹。"

4. 虫积阻滞

虫积阻滞,导致肝胆失于疏泄,气机不利,致瘀血内阻,而成腹痛。《血证论·瘀血》云:"瘀血在中焦,则腹痛胁痛;瘀血在下焦,则季胁、少腹胀满刺痛,大便色黑。"

(二)病机

本病因长期嗜酒、饮食不节、情志不畅及外邪侵扰等损伤脾胃,引起脾、胃、肝、胆功能失常所致。脾失健运则水湿不化,水湿内停是产生本病的基础。气机失畅,胃失和降是本病的主要病机。热与湿为本病之主要病因,热常与湿结合成湿热而发病。湿热之生多由素嗜酒酪、膏粱厚味,伤及脾胃,蕴久而成;或木郁脾虚日久,生湿化热,湿热内蕴,交阻于中焦而发本病。本病病情反复,病史较长,久病则正气多亏,脾胃虚弱。病久多瘀,多由于湿阻日久,湿热蕴结久留,或肝气郁滞,气机失畅而致气滞血瘀。

二、临床表现

1. 症状

由于病变程度不同,症状表现也有很大差异,轻者可无症状或轻度消化不良症状,重者可有以下症状出现。

(1)腹痛:见于50%～90%的患者。腹痛多位于中上腹部或左上腹,弥散程度可轻可重,多为钝痛,餐后加重,常有夜间痛。疼痛可放射至背部、两肋及前胸等处,坐起、前倾或侧卧屈膝可减轻,平卧位加重。

(2)胰腺外分泌不足的表现:患者可出现食欲减退、腹胀、不耐油腻食物等,排便次数频繁、量多、色淡、有恶臭。长期腹泻致患者消瘦、营养不良及维生素 A、维生素 D、维生素 E、维生素 K 缺乏等症状。

(3)胰腺内分泌不足的表现:患者有显性糖尿病症状,如多饮、多食、多尿、体重减轻等。部分患者发生隐性糖尿病,葡萄糖耐量试验结果异常。

2. 体征

(1)腹部查体:轻度慢性胰腺炎很少有阳性体征,部分病例也只有上腹轻度压痛。若急性发作,则可出现中至重度的上腹压痛和腹肌紧张。当并发假性囊肿或胰腺癌时,腹部可扪及包块。

(2)黄疸:胰头肿胀或假性囊肿压迫胆总管可出现黄疸。

(3)腹水或胸腔积液:少数可出现腹水或胸腔积液,称胰源性胸腹水,可有相应的体征。

(4)消瘦或呈恶病质:因长期营养不良所致。

典型病例可出现五联征:上腹疼痛、胰腺钙化、胰腺假性囊肿、糖尿病和脂肪泻。但临床上常以某一或某些症状为主要特征。

3. 并发症

(1)假性囊肿:假性囊肿的内膜由纤维或肉芽组织构成,因无内皮组织而与胰腺真性囊肿区分开。假性囊肿一般无症状,但可通过机械性压迫产生腹痛或胆管阻塞等症状。当其侵蚀血管时,可引发出血、感染或破溃,导致胰瘘或腹水形成。假性囊肿的诊断可通过 CT 或超声检查明确。

(2)胆管或十二指肠梗阻:主要是由于胰头部炎症或纤维化、假性囊肿所致。十二指肠梗阻主要表现为餐后腹痛和早饱;腹痛和肝功能异常(包括高胆红素血症)常提示有胆管狭窄。ERCP 最常用于胆管梗阻的诊断,MRCP 亦可得到同样质量的胆管显像,并可能最终取代 ERCP。十二指肠梗阻可通过上消化道内镜等检查明确诊断。

(3)急性胰腺炎:慢性胰腺炎可出现胰腺的急性炎症,多为间质性,偶也可表现为坏死性胰腺炎,易致后期胰腺和肝脓肿的发生。

(4)胰腺钙化和胰管结石:是各种原因引发的慢性胰腺炎的一个共同特征。在酒精性胰腺炎中,25%~60%的患者出现胰腺钙化,多在症状出现后 8 年内发生。只有 50%~60%有胰腺钙化的患者合并有脂肪泻或显性糖尿病,故发现胰腺钙化并不表明是终末期慢性胰腺炎。

(5)胰腺癌:慢性胰腺炎是胰腺癌的一个重要危险因素,尤其是酒精性胰腺炎、遗传性胰腺炎。发生率约为 4%。目前尚无有效的监测手段,CA19-9 难以发现早期病变。ERCP、CT 及超声内镜也较难对其做出诊断。当鉴别有困难时,应予手术探查。

(6)胰瘘:包括胰腺外瘘和内瘘。外瘘常发生于胰腺活检、胰腺坏死、外科引流术后、手术中的胰腺损伤或腹部钝伤后。内瘘常发生于慢性胰腺炎主胰管或假性囊肿破裂后,常合并有胰源性胸腔积液、腹水。酒精性胰腺炎易出现内瘘。

三、辅助检查

(一)基本的实验室检查

急性发作、胆管感染时白细胞增高。血胆红素、碱性磷酸酶有助于了解有无胆管梗阻。急性发作时淀粉酶可显著升高,但胰腺外分泌功能不全时无明显变化。

(二)胰腺外分泌功能试验

1. 胰腺功能直接试验

(1)胰酶泌素试验:胰酶泌素试验是判断慢性胰腺炎外分泌功能不全严重程度的有效办法:轻度表示胰酶分泌量的下降;中度表示胰酶分泌量及碳酸氢盐浓度的下降;重度表示胰酶分泌量、碳酸氢盐浓度的下降及粪脂排出增加。缺点是耗时长、价格昂贵及需内镜或透视引导在十二指肠置管。

(2)氨基酸消耗试验:基本方法是静脉注射胰泌素和胆囊收缩素(CCK),或胰泌素和铃蟾肽,或单独用铃蟾肽,测量血浆氨基酸浓度,并与基线浓度进行比较。基本原理是在慢性胰腺炎时,胰腺对血浆氨基酸的摄取减少,故而血浆氨基酸浓度较健康者下降要慢。

(3)Lundh 试验:需透视下在十二指肠远端置管。用标准配方的 Lundh 试餐代替外源性胃肠激素,生理性地刺激胰腺分泌。口服标准试餐后,连续 2 小时收集十二指肠内容物以测量胰蛋白酶及脂肪酶的浓度。该试验的准确性有赖于试餐刺激后十二指肠内、外分泌液激素(如胰泌素和 CCK)的释放。若有黏膜病变,结果易受到影响；另一个缺点是只能测量酶的浓度。该方法的敏感性及特异性均不及胰泌素试验。

2. 胰腺功能间接试验

(1)酶的测定：血胰蛋白酶原浓度降低对中重度慢性胰腺炎的诊断有价值，准确性高。检测粪便中糜蛋白酶和弹性蛋白酶可以了解胰腺外分泌功能，但影响因素多，目前以研究为主。

(2)酶作用的测定

①N-苯甲酰-L-酪氨酰-对氨基苯甲酸（BT-PABA）试验：其原理是口服 BT-PABA 后经肠内糜蛋白酶裂解，释出 PABA 自小肠吸收，并在肝内乙酰化后从尿中排出，连续收集 6 小时尿液以测定其浓度，回收率≥50%则认为正常。该试验在 50%的轻、中度慢性胰腺炎患者中及几乎全部伴有脂肪泻的患者中显示阳性。其浓度间接反映胰腺分泌糜蛋白酶的功能，该试验临床较为常用。

②胰月桂基试验：口服人工合成的月桂酸荧光素后在肠道被胰腺分泌的芳香脂酶分解，生成游离的荧光素，经小肠吸收、肝内结合后从肾排出，测定尿中的荧光素量即反映胰腺的外分泌功能。该试验对中、重度胰腺外分泌功能不全的敏感性和特异性较高，但影响因素多，目前以研究为主。

(三)影像学检查

1. 腹部 X 线片

腹部 X 线片发现胰腺钙化斑或结石是诊断慢性胰腺炎的重要依据。

2. 腹部超声

在慢性胰腺炎，腹部超声可发现钙化、主胰管扩张、实质回声变化及胰腺形状和大小的改变，也可发现假性囊肿及共同胆道的扩张。超声诊断慢性胰腺炎的敏感性为 70%，特异性为 90%。

3. CT 扫描

CT 诊断慢性胰腺炎的敏感性约比超声高 10%~20%，两者特异性相似。表现为局部胰腺增大、实质萎缩、钙化、胰管扩张、假性囊肿，并可发现并发症的存在，如门、脾静脉血栓形成、胃静脉曲张、脾受累、积液形成及胆管扩张等。

4. 磁共振成像(MRI)

近年来，MRI 及其相应的 MRCP 被用于诊断慢性胰腺炎，MRCP 在诊断胰管扩张、胰管狭窄及其充盈缺损方面的价值与 ERCP 相同，缺点是不能清楚地显示钙化点，但可检测胰腺实质及胰管。对于不适宜 ERCP 检查的人群尤为有用。

5. 内镜下逆行胰腺管造影术(ERCP)

ERCP 诊断慢性胰腺炎的敏感性为 75%~95%，特异性在 95%以上。因此，ERCP 是诊断慢性胰腺炎的"金标准"试验。ERCP 主要观察胰导管系统，最初的病变位于分支导管，表现为梗死引起的扩张和狭窄。分支导管随病程进展而逐渐扩张,伴有主胰管的扩张和(或)硬化,最终主胰管可表现为串珠样或完全扩张。ERCP 在发现慢性胰腺炎的并发症中具有很大作用。

6. **超声内镜检查(EUS)**

与常规超声和 CT 相比,EUS 可更详细地显示胰腺结构改变,不仅有助于慢性胰腺炎的诊断,且有助于判断疾病严重程度。除了对轻度胰腺炎外,ERCP 与 EUS 在诊断慢性胰腺炎方面有良好的一致性。

(四)组织病理学及细胞学检查

通过腹部超声、CT 或内镜下做细针穿刺吸取活组织做病理学检查,是慢性胰腺炎和胰腺癌相鉴别的重要资料。

四、诊断与鉴别诊断

1. **诊断要点**

慢性胰腺炎的早期诊断困难,而出现胰腺钙化、胰腺假性囊肿、脂肪性和糖尿病等改变后,结合胰腺外分泌功能测定和影像学检查异常可确诊。不同诊断方法有各自的优缺点,应用时需综合考虑其敏感性、特异性、侵入性和价格等。胰腺组织学检查具特征性改变对诊断有重要价值。当具备下列一项以上者,初步可以建立诊断:①上腹痛反复发作、胰区有压痛或触及包块;②胰腺功能检查存在胰腺内、外分泌功能不足;③胰腺影像学检查有明显的胰腺钙化灶或结石;④有胰腺组织学变化。

2. **鉴别诊断**

(1)慢性复发性胰腺炎和急性复发性胰腺炎:后者在发作期血清淀粉酶显著增高,胰腺分泌功能试验多正常,腹部 X 线片一般阴性,在缓解期后,不遗留组织学或胰腺功能上的改变,预后良好;前者最终可发展为胰腺功能不全,预后较差。

(2)乏特壶腹和其周围病变:慢性胰腺炎压迫胆总管出现梗阻性黄疸时,常与胰头癌、壶腹部肿瘤、胆总管结石等相混淆。逆行胰胆管造影、B 超检查有助于鉴别,但有时需剖腹探查才能明确诊断。

(3)消化性溃疡:慢性胰腺炎反复上腹痛与消化性溃疡的鉴别有赖于病史、胃肠钡透与胃镜检查等。

(4)胰腺的恶性肿瘤:两者均可致胰腺包块及腹痛或无痛性黄疸,采取包括 ERCP、MRCP 及内镜超声在内的检查也难将两者区别开。若 CA19-9＞1000U/ml 时或 CEA 明显升高时,有助于胰腺癌的诊断,但常出现于晚期胰腺癌,也可通过 ERCP 刷检、超声内镜活检及发现邻近淋巴结肿大而确定诊断。若上述检查阴性而无法区别开时,则通过手术取病理活检。

五、治疗

(一)西医治疗

目前尚无一种理想的治疗慢性胰腺炎的方法。慢性胰腺炎的治疗原则是去除病因,缓解症状和防治并发症。

1. 饮食

(1)慢性胰腺炎一般采用高蛋白、低脂肪半流质或高蛋白、低脂肪饮食,其中限制脂肪摄入每日在 20g 以下,蛋白质每日可高达 70g 以上。

(2)选用富含 A、B 族维生素及 C 族维生素的食物,并适当补充维生素制剂。

(3)少量多餐,可在进餐时加用胰酶制剂。不可食用刺激性食物。

(4)严重消化不良者,可应用要素饮食或全肠外营养。

(5)慢性胰腺炎在急性发作时的饮食与急性胰腺炎同。

2. 病因治疗

去除原发病因是治疗慢性胰腺炎的基础。积极治疗胆系疾病;长期嗜酒者须完全戒酒;治疗引起高血钙、高血脂的代谢障碍性疾病。

3. 胰腺外分泌功能不全的替代治疗

胰腺外分泌功能不全主要是胰酶缺乏引起消化不良,尤其是有脂肪泻时,要用足量胰酶制剂替代治疗,以下胰酶制剂可供选择:胰酶片,每次 0.3～0.6g,每日 3次,饭前或进餐时服。复方消化酶胶囊,含有胃蛋白酶、木瓜酶、淀粉酶、熊去氧胆酸、纤维素酶、胰蛋白酶、胰脂肪酶、胰淀粉酶,有助于糖类、脂肪、蛋白、纤维素的消化,每次 1～2 粒,每日 3 次,餐后服。米曲菌胰酶片,含胰酶、脂肪酶、蛋白酶、淀粉酶、纤维素酶,可以替代人体自身的消化酶,每次 2 片,每日 3 次,饭前用水吞服。

4. 胰腺内分泌功能不全的替代治疗

胰腺内分泌功能不全主要是合并糖尿病,患者应用胰岛素补充治疗。

5. 胰性疼痛的治疗

(1)一般治疗:对轻症患者,戒酒、控制饮食便可使疼痛减轻或暂时缓解。

(2)镇痛药物

①非成瘾性镇痛药:对乙酰氨基酚每次 0.3g,每日 2 次,口服;萘丁美酮每次 1.0g,每日 1 次,口服。

②成瘾性镇痛药:宜选择成瘾小者,并从小剂量用起,症状缓解后应及时减量或停药。哌替啶每次 50～100mg,肌内注射,可重复使用,但每次量不超过 150mg,每日量不超过 600mg。美沙酮每日 10～15mg,分 2～3 次口服,极量为每次 10mg,每日 20mg;肌内注射每次 2.5～5mg,每日 10～15mg,极量每次 10mg,每日 20mg。

③吗啡:能使肝胰壶腹部括约肌痉挛,应避免使用。

(3)抑制胰酶分泌以降低胰管内压

①抑制胃酸分泌:应用 H_2 受体拮抗药如西咪替丁、雷尼替丁或法莫替丁等,重症者可用奥美拉唑抑制胃酸分泌,以减少胰酶分泌。

②生长抑素及其类似物:奥曲肽(善得定)100μg,每 8 小时一次,肌内注射;或生长抑素(施他宁)每小时 250μg,持续静脉滴注,连用数日。

(4)神经阻滞:腹腔神经丛阻滞或腹腔镜下内脏神经切除术。

(5)减轻胰实质炎症:如有急性炎症加剧,应按急性胰腺炎处理。

6. 内镜下治疗

经内镜介入的治疗方法有:在胰管狭窄段放置支架以扩张胰管;胰管括约肌或胆管括约肌切开术,以利结石排出;在假囊肿和肠腔间放置支架,使囊肿内液体流入肠道;胆总管放置支架以解除胆总管梗阻。

7. 手术治疗

内科方法治疗 3～6 个月无效者,应考虑手术治疗。手术的目的为缓解疼痛症状、处理并发症、明确诊断、去除病因。

(1)手术适应证:内科治疗不能缓解腹痛,发生营养不良;合并胰腺脓肿或假性囊肿;不能排除胰腺癌;瘘管形成;胰腺肿大压迫胆总管引起阻塞性黄疸;脾静脉血栓形成和门脉高压症引起出血。

(2)手术方法:胰管内引流、胰腺远端切除术、胰十二指肠切除术、全胰切除术、胰腺支配神经切除术及针对病因的有关手术等。手术方法的选择必须充分考虑到胰腺残留内分泌和外分泌功能的储备,以维护胰腺部分功能,保证患者的生活质量。

(二)中医治疗

1. 辨证治疗

(1)脾胃虚弱证

主症:腹痛隐隐,食欲缺乏,倦怠乏力,大便溏薄或便夹油滴,舌淡胖,苔白,脉弱。

治法:健脾益气,升清止泻。

方药:香砂六君子汤[50](《古今名医方论》)加减。党参 15g,炒白术 15g,茯苓 15g,炙甘草 6g,法半夏 9g,陈皮 10g,木香 6g,砂仁(后下)6g,神曲 10g,山药 15g。

加减:脾虚食少者,加鸡内金 15g,炒麦芽 10g;腹中畏凉者,加干姜 6g;腹痛者,加香附 10g,郁金 15g,延胡索 10g;久病,排便频次增多者,加炒薏仁 30g,五味子 6g。

(2)气滞血瘀证

主症:腹痛拒按,痛如针刺,痛处固定,上腹部扪及包块,压痛明显,舌质紫暗或有瘀斑,脉沉涩。

治法：活血化瘀，理气止痛。

方药：膈下逐瘀汤[73]（《医林改错》）加减。牡丹皮 15g，赤芍 15g，五灵脂 10g，川芎 10g，延胡索 10g，当归 10g，乌药 15g，桃仁 10g，红花 10g，香附 10g，甘草 6g。

加减：腹部有包块者，加皂角刺 12g 或三棱 10g，莪术 9g；腹部积块大而坚硬作痛，可合用鳖甲煎丸以化瘀软坚，或吞服三七粉 3g；腹中畏凉者，加炮姜 6g；腹痛明显者，加三七粉（冲服）6g。

（3）肝气郁滞证

主症：脘胁胀满或窜痛，常因情绪激动而发作，纳差，饱胀，嗳气，恶心，呕吐，吐后胀痛不减，大便溏薄，舌质红，苔白，脉弦。

治法：疏肝解郁，理气止痛。

方药：柴胡疏肝散[54]（《景岳全书》）加减。醋柴胡 10g，香附 15g，陈皮 10g，枳壳 10g，白芍 20g，甘草 6g，川芎 6g，郁金 15g，姜半夏 9g，生麦芽 15g。

加减：气郁化热者，加牡丹皮 10g，栀子 10g，蒲公英 15g；腹胀甚者，加槟榔 10g，莱菔子 10g；便溏者，加砂仁（后下）6g，炒薏苡仁 30g；排便艰行者，加生白术 30g，枳实 20g，虎杖 15g。

（4）肝胆湿热证

主症：脘胁胀痛，口干口苦，身热，纳差，乏力，可有黄疸，大便秘结，小便黄少，舌苔黄厚腻，脉弦数。

治法：疏肝利胆，清热利湿。

方药：茵陈蒿汤[46]（《伤寒论》）合龙胆泻肝汤[18]（《兰室秘藏》）加减。茵陈 30g，栀子 15g，龙胆草 6g，生大黄（后下）9g，枳实 15g，延胡索 15g，黄芩 15g，车前子（包煎）10g，柴胡 12g，木香 9g，泽泻 10g，生地黄 15g，甘草 6g。

加减：黄疸重者，加田基黄 20g，金钱草 30g；肝郁气滞者，加香附 10g，郁金 10g，乌药 10g；呕吐甚者，加旋覆花（包煎）10g，代赭石（先煎）30g，竹茹 10g；腹胀者，加大腹皮 15g，厚朴 10g。

2. 中成药治疗

（1）柴胡舒肝丸：大蜜丸，每丸重 10g。每次 1 丸，每日 2 次，口服。疏肝理气，消胀止痛，用于慢性胰腺炎辨证为肝气郁滞者。症见上腹部胀痛，胁部胀满，进食后明显，纳谷不香，嗳气，恶心欲吐，舌淡红，苔薄白，脉弦。

（2）大黄䗪虫丸：每粒 3g，蜡皮封固。每次 1 丸，每日 1～2 次。温开水或酒送服。祛瘀生新，用于慢性胰腺炎辨证为血瘀证者。症见脘腹疼痛如锥如割而拒按，或兼黄疸，腹水，腹满食少，肌肤甲错，两目无神，目眶暗黑，舌质绛或紫，苔黄燥或灰黑，脉涩。

（3）龙胆泻肝丸：水丸剂，每 30 粒重 6g。每次 3～6g，每日 2 次，口服。清肝胆，利湿热，用于慢性胰腺炎辨证为肝胆湿热证者。症见上腹部胀痛拒按，胁痛，或呃逆,发热,倦怠,大便不畅或干结,小便短赤,目黄身黄,舌质红,苔薄黄或黄腻,脉弦数。

(4)参苓白术散:散剂或水丸,每袋 6g。每次 6～9g,每日 2～3 次,口服。补脾胃,益肺气,用于慢性胰腺炎辨证为脾胃虚弱证者。症见食欲缺乏,倦怠乏力,大便溏薄,便夹油滴,舌淡胖,苔白,脉弱。

(5)小柴胡片:每片 0.4g。每次 4～6 片,每日 3 次,口服。解表散热、疏肝和胃,用于慢性胰腺炎辨证为肝胃不和证者。症见胸胁胀满,腹痛,食欲缺乏,心烦喜呕,口苦咽干,脉弦。

(6)血府逐瘀胶囊:每粒 0.4g。每次 6 粒,每日 2 次,口服。活血祛瘀,行气止痛,用于慢性胰腺炎辨证为血瘀证者。症见脘腹疼痛如锥如割,或兼黄疸,内热烦闷,心悸失眠,急躁易怒,舌质绛或紫,苔黄燥或灰黑,脉弦数而微涩。

(7)香砂六君丸:浓缩丸剂,每 8 丸相当于原生药 3g。每次 12 丸,每日 3 次,口服。益气健脾,和胃,用于慢性胰腺炎辨证为脾胃虚弱证者。症见食欲缺乏,或食后腹胀,嗳气食少,倦怠乏力,大便溏薄,舌淡胖,苔白,脉弱。

3. 针灸治疗

(1)针刺治疗

主穴:足三里,下巨虚,内关;中脘,梁门,内关,阳陵泉,地机;脾俞,胃俞,中脘。

配穴:实证配天枢、行间、内庭;虚证配关元、中脘、气海。

方法:每次取一组主穴,与配穴配合使用。虚证用提插捻转补法,实证用泻法或平补平泻法。留针 15～30 分钟,每日 1 次或隔日 1 次。10～14 次为 1 个疗程,每个疗程间隔 3～5 日。

(2)灸法治疗

取穴:中脘,脾俞,胃俞,足三里,梁门,内关,阳陵泉,地机。

方法:每次取 3～5 个穴位,艾条温和灸。每穴艾灸 5～10 分钟,至穴位皮肤潮红为度。隔日 1 次,10 次为 1 个疗程,疗程间隔 5～7 日。亦可用温针灸。

(3)耳针治疗

取穴:大肠,小肠,脾,胃,神门,交感穴。

方法:每次选 4～6 穴。耳针常规方法操作,急性期每日 1 次,留针 30～40 分钟,亦可采用埋针方法。缓解期 2～3 日 1 次,可用王不留行贴压,每日按压 3～5 次。两耳交替针刺,每 10 次为 1 个疗程。

六、预防与调护

1. 预防

(1)积极防治相关疾病:胆系疾病常诱发胰腺炎,积极防治胆系疾病是预防慢性胰腺炎的重要措施。此外,与本病发病有关的疾病,如甲状旁腺功能亢进、高脂血症等也必须积极防治。

（2）积极、彻底地治疗急性胰腺炎：慢性胰腺炎患者中有相当一部分有急性胰腺炎病史，推测本病的发病可能与急性胰腺炎未彻底治愈有关。故此，患有急性胰腺炎者必须积极治疗，彻底治愈，以免留下后患。

（3）不酗酒、少饮酒：长期酗酒之人易引起慢性酒精中毒，酒精中毒是慢性胰腺炎的重要发病原因之一，故从青年开始就应养成不酗酒或只是少量饮酒的良好习惯。如果患有慢性胰腺炎者，为防止病情发展，必须彻底戒酒。

（4）饮食有度：慎饮食，防止暴饮暴食，对预防本病非常重要。同时，老年人饮食宜清淡，少食辛辣肥甘、醇酒厚味，以防肠胃积热引起本病。

（5）怡情节志、心情舒畅：宜避免忧思郁怒等不良的精神刺激，心情愉快，则气机调畅，气血流通，可防本病。

2. 预后

慢性胰腺炎病程个体差异很大，积极治疗可能缓解症状，但不易根治。慢性胰腺炎可出现钙化和内、外分泌功能不全，少数可演变为胰腺癌，并可导致胰腺外癌发生率的增高。晚期则多死于并发症，如衰竭、糖尿病、胆管化脓性感染等，直接由慢性胰腺炎导致死亡者少见。预后差的影响因素有饮酒、吸烟、肝硬化和诊断较晚等。

3. 调护

（1）饮食宜清淡，禁烟、酒，禁吃大肥肉、油煎蛋等油腻饮食。每顿饭不能吃得过饱，吃五六分饱即可。为保证营养供应量，可少食多餐。

（2）注意休息，避免劳累、情绪激动及紧张。

（3）定期复诊，自我监测，一旦出现异常及时就诊。

七、典型病例

文××，男，66岁，2015年11月23日入院。患者因间断上腹部疼痛12年而就诊。患者12年前连续熬夜后出现上腹部隐痛，伴低热，当时诊断为"急性胰腺炎"，予中西药物治疗后，上腹部隐痛消失、体温正常。后患者上腹部隐痛反复发作，发作时静脉滴注抑酸药、抗生素后症状缓解。2006年，于北京某医院行磁共振检查，确诊"慢性胰腺炎"，3年前开始服用胰酶制剂。刻下症：左上腹疼痛，无恶心呕吐，无发热，乏力，怕冷，食欲差，夜寐安，小便频，每日夜尿3次，大便正常，舌质淡，苔白中微黄腻，脉细滑。腹部超声：胰腺回声不均，符合慢性胰腺炎表现。血生化及血、尿淀粉酶检查均正常。西医诊断：慢性胰腺炎。中医诊断：腹痛，脾虚湿热。以健脾清湿热为治法。处方：党参15g，炒白术15g，鸡内金30g，黄连5g，黄芩10g，法半夏9g，炒枳壳15g，紫苏梗15g，延胡索10g，炒白芍15g，陈皮10g，柴胡10g，茵陈15g，甘草6g。14剂，水煎服。2015年12月7日二诊：左上腹时有隐痛，疼痛次数及程度减少,并时有脐周窜痛,乏力,怕冷,食欲差,夜寐安,二便正常,舌淡暗,苔薄微黄,脉细滑。原方加三七粉(冲服)6g,以加强化瘀止痛作用。14剂,水煎服。2015年12月21日三诊:左上腹隐痛已不明显,稍觉乏力,怕冷,食欲差,二便正常,舌淡暗,苔薄白,脉细滑。病情基本稳定,原方稍作调整继服,以巩固疗效。

　　按:患者之病史、临床表现及影像检查明确诊断为慢性胰腺炎,以左上腹痛为主诉,故中医诊断为腹痛,辨证为脾虚湿热,以健脾清湿热为治法。方中党参、炒白术、鸡内金健运脾胃,黄连、黄芩、茵陈清湿热,紫苏梗、法半夏、陈皮理气和胃,柴胡、枳壳、炒白芍疏肝理气,延胡索、三七粉理气化瘀止痛。二诊时细观舌象,淡中有暗,为有血瘀之腹痛,故加三七粉以加强化瘀止痛作用,三诊时腹痛已缓,热象已除,故知有效,原方继续调整使用,以巩固疗效。